Doenças Mamárias para Ginecologistas

Doenças Mamárias para Ginecologistas

Editores

GUILHERME NOVITA

ANDRÉ MATTAR

EVANDRO FALLACI MATEUS

FÁBIO BAGNOLI

LINCON JO MORI

INSTITUTO ONCOCLÍNICAS

Atheneu

Rio de Janeiro • São Paulo

2023

EDITORA ATHENEU

São Paulo — Rua Maria Paula, 123, 13º andar –
Conjuntos 133 e 134
Tel.: (11) 2858-8750
E-mail: atheneu@atheneu.com.br

Rio de Janeiro — Rua Bambina, 74
Tel.: (21) 3094-1295
E-mail: atheneu@atheneu.com.br

Produção editorial: Efe Pê Editoração Ltda.
Capa: FK Estudio
Produção gráfica: Equipe Atheneu

Especificações gráficas: *papel offset 75g, papel cartão 250 g, lombada quadrada, reserva de verniz*

CIP-BRASIL. CATALOGAÇÃO NA PUBLICAÇÃO
SINDICATO NACIONAL DOS EDITORES DE LIVROS, RJ

D672

Doenças mamárias para ginecologistas / editores Guilherme Novita ... [et al.]. - 1. ed. -
Rio de Janeiro : Atheneu, 2023.
il. ; 23 cm.

Inclui bibliografia e índice
ISBN 978-65-5586-771-8

1. Mamas - Doenças. 2. Ginecologia - Manuais, guias, etc. I. Novita, Guilherme.

23-85290 CDD: 618.19
CDU: 618.19

Gabriela Faray Ferreira Lopes - Bibliotecária - CRB-7/6643

26/07/2023 02/08/2023

Novita G, Mattar A, Mateus EF, Bagnoli F, Mori LJ.
Doenças Mamárias para Ginecologistas

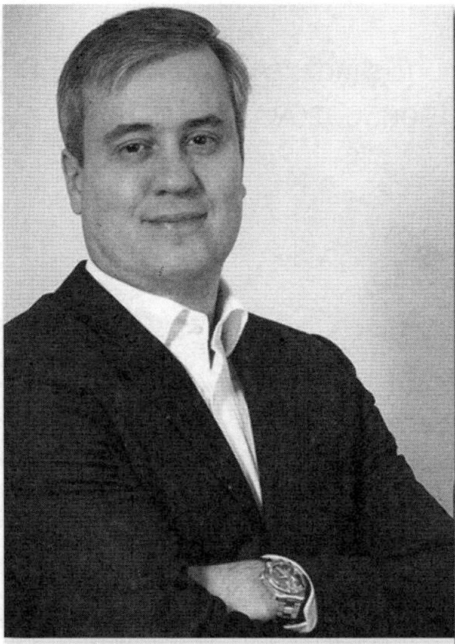

Guilherme Novita

- **Mastologista do Grupo Oncoclínicas**, desde 2022.
- Mastologista do Hospital Israelita Albert Einstein, São Paulo, desde 2020.
- Titular em Mastologia (TEMa) e em Ginecologia e Obstetrícia (TEGO) pela Associação Médica Brasileira (AMB).
- Graduação em Medicina, Faculdade de Medicina da Universidade de São Paulo (FMUSP), 1999.
- Residência médica em Ginecologia e Obstetrícia, Hospital das Clínicas (HC) da FMUSP, 2002.
- Residência médica em Mastologia, HC-FMUSP, 2004.
- Fellow em Mastologia, Instituto Europeu de Oncologia, Milão, Itália, 2005.
- Mestrado pela FMUSP, 2010.
- Médico assistente do Setor de Mastologia no Centro de Referência da Saúde da Mulher – Hospital Pérola Byington, 2008-2013.
- Médico colaborador do Setor de Mastologia do HC-FMUSP/ICESP, 2006-2014.
- Coordenador do Serviço de Mastologia do Hospital Paulistano, São Paulo, 2014-2022.
- Presidente da Comissão do Título de Especialista em Mastologia (TEMa), 2014-2016.
- Tesoureiro da Sociedade Brasileira de Mastologia (SBM) – Regional São Paulo, 2017-2019.
- Presidente da SBM – Regional São Paulo, 2020-2022.
- Diretor da Escola Brasileira de Mastologia, 2023-2025.
- Membro da comissão de Mastologia da Federação Brasileira das Associações de Ginecologia e Obstetrícia (FEBRASGO), 2018-2023.
- Editor do livro *Doenças da mama – Guia prático baseado em evidências* – Editora Atheneu, 2011.

- Editor do livro *Doenças da mama – Guia prático baseado em evidências* – Editora Atheneu, 2013.
- Editor do livro *Doenças da mama – Guia prático baseado em evidências,* 2ª edição – Editora Atheneu, 2016.
- Editor do livro *Doenças da mama – Guia prático baseado em evidências,* 4ª edição – Editora Atheneu, 2022.
- Editor do livro *Breast Diseases – An evidence based pocket guide* – Editora Springer, 2019.
- Coautor de 12 publicações científicas internacionais indexadas em PUBMED.
- Currículo Lattes: http://lattes.cnpq.br/6098354906560258.

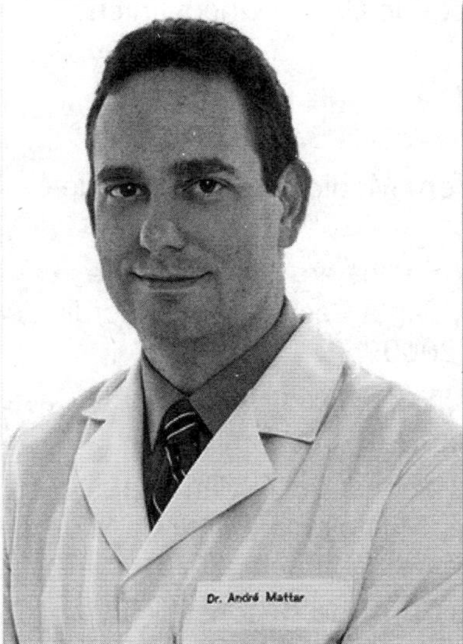

André Mattar

- **Mastologista do Grupo Oncoclínicas**, desde 2022.
- Titular em Mastologia (TEMa) e em Ginecologia e Obstetrícia (TEGO) pela Associação Médica Brasileira (AMB).
- Graduação em Medicina, Escola Paulista de Medicina da Universidade Federal de São Paulo (EPM-Unifesp), 1995-2000.
- Residência em Ginecologia e Obstetrícia na EPM-Unifesp, 2000-2004.
- Residência em Mastologia na EPM-Unifesp, 2004-2006.
- Membro Titular da Sociedade Brasileira de Mastologia (SBM).
- Doutorado pela EPM-Unifesp, 2011.
- Médico do Centro de Referência da Saúde da Mulher – Hospital Pérola Byington, 2005-2022.
- Diretor do núcleo de Oncologia do Centro de Referência da Saúde da Mulher – Hospital Pérola Byington, 2016-2022.
- Líder da Mastologia do Centro de Referência da Saúde da Mulher – Hospital da Mulher, São Paulo, desde 2022.
- Tesoureiro da **Sociedade Brasileira de Mastologia (SBM)** – Regional São Paulo, 2020-2022.
- Currículo Lattes: http://lattes.cnpq.br/8846630791816865.

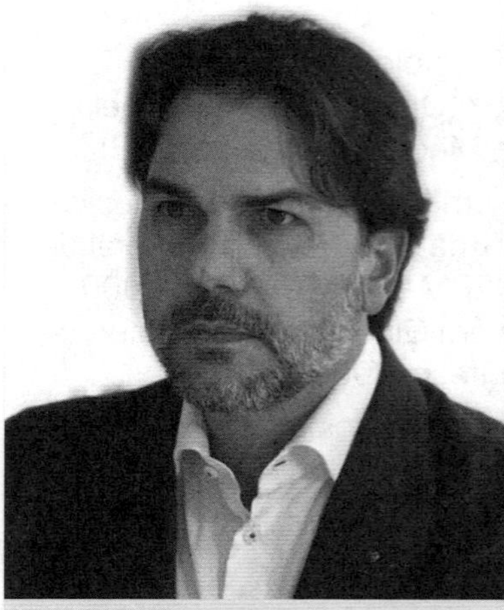

Evandro Fallaci Mateus

- **Mastologista do Grupo Oncoclínicas**, desde 2022.
- Titular em Mastologia (TEMa) pela Associação Médica Brasileira (AMB).
- Graduação em Medicina, Universidade de Mogi das Cruzes, 2004.
- Residência médica em Ginecologia e Obstetrícia, Santa Casa de Misericórdia de São Paulo, 2009.
- Especialização em Mastologia, Santa Casa de Misericórdia de São Paulo, 2011.
- Fellow em Reconstrução Mamária e Oncoplastia, Mastologia, Santa Casa de Misericórdia de São Paulo, 2012.
- Instrutor do Curso de Reconstrução Mamária e Oncoplastia do Centro Paulista de Mastologia e Oncoplastia, São Paulo, 2012-2022.
- Coordenador do Serviço de Mastologia do Grupo Prevent Sênior, 2018-2022.
- Coordenador da Residência Médica em Mastologia do Grupo Prevent Sênior, desde 2020.
- Membro da Comissão de Oncoplastia da Sociedade Brasileira de Mastologia (SBM), 2023-2025.
- Coautor de três publicações científicas internacionais indexadas em PUBMED.
- Currículo Lattes: http://lattes.cnpq.br/3990968546762477.

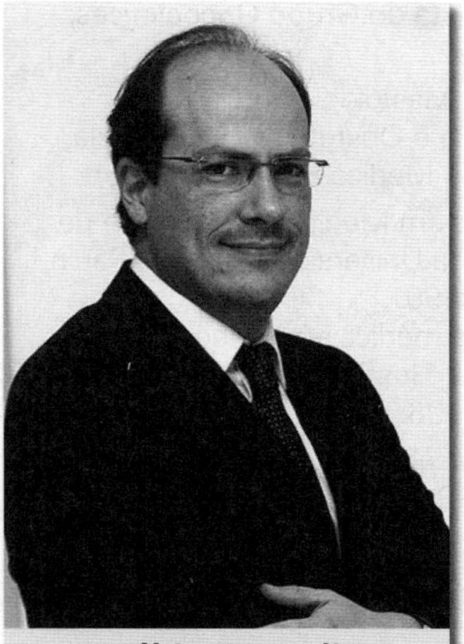

Fábio Bagnoli

- **Mastologista do Grupo Oncoclínicas**, desde 2022.
- Mastologista do Hospital Israelita Albert Einstein, São Paulo, desde 2021.
- Responsável pela reconstrução mamária do Serviço de Mastologia do Hospital Paulistano, São Paulo, desde 2014.
- Médico assistente do setor de Mastologia do Departamento de Obstetrícia e Ginecologia da Santa Casa de Misericórdia de São Paulo, desde 2009.
- Titular em Mastologia (TEMa) e Ginecologia e Obstetrícia (TEGO) pela Associação Médica Brasileira (AMB).
- Graduação em Medicina, Faculdade de Ciências Médicas de Santos (UNILUS), 2004.
- Especialização em Ginecologia e Obstetrícia, Santa Casa de São Paulo, 2006.
- Especialização em Mastologia, Santa Casa de São Paulo, 2008.
- Estágio Teórico e Prático em Cirurgia Mamária, Paris Breast Center/Institut du Sein, Paris, França, 2012.
- Mestrado pela Faculdade de Ciências Médicas da Santa Casa de São Paulo (FCMSCSP), 2010.
- Doutorado pela FCMSCSP, 2014.
- Professor Instrutor da FCMSCSP, desde 2011.
- Membro da Comissão do Título de Especialista em Mastologia (TEMa), 2017-2022.
- Membro da Comissão de Oncoplastia da Sociedade Brasileira de Mastologia (SBM), 2014-2025.
- Vice-presidente da SBM – Regional São Paulo, 2023-2025.
- Presidente do Departamento de Cirurgia da SBM, 2023-2025.
- Tesoureiro Adjunto da SBM – Regional São Paulo, 2020-2022.
- Secretário da SBM – Regional São Paulo, 2017-2019.
- Membro da comissão de Mastologia da Federação Brasileira das Associações de Ginecologia e Obstetrícia (FEBRASGO), 2020-2023.
- Editor de sete livros de Mastologia e autor de capítulos de livros.
- Coautor de 11 publicações científicas internacionais indexadas em PUBMED.
- Currículo Lattes: http://lattes.cnpq.br/2263886454527475.

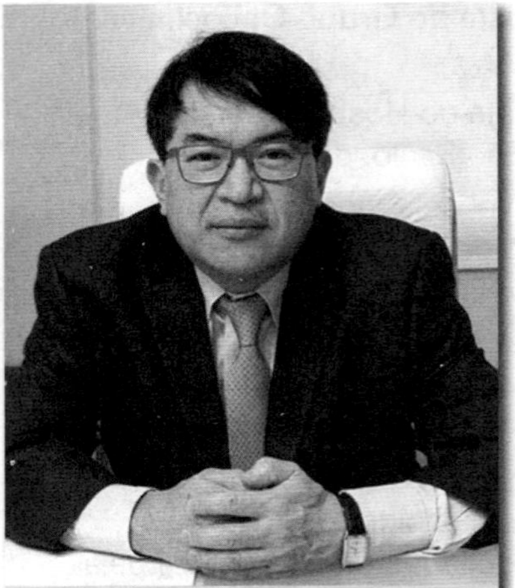

Lincon Jo Mori

- **Mastologista do Grupo Oncoclínicas**, desde 2022.
- Titular em Mastologia (TEMa) e Ginecologia e Obstetrícia (TEGO) pela Associação Médica Brasileira (AMB).
- Graduação em Medicina, Faculdade de Medicina da Universidade de São Paulo (FMUSP), 1991.
- Residência médica em Ginecologia e Obstetrícia, Hospital das Clínicas (HC) da FMUSP, 1996.
- Especialização em Mastologia, HC-FMUSP, 1997-2000.
- Professor Assistente de Mastologia da Disciplina de Ginecologia do HC-FMUSP, 2000-2008.
- Doutorado em Medicina pela FMUSP, 2007.
- Professor Assistente da Residência de Mastologia do Hospital Sírio-Libanês, desde 2008.
- Mastologista do Núcleo de Mastologia do Hospital Sírio-Libanês, desde 2008.
- Coordenador da Comissão de Educação Continuada de Mastologia da Sociedade Brasileira de Mastologia (SBM), São Paulo, 2023-2025.
- Coautor de oito publicações científicas internacionais indexadas em PUBMED.
- Currículo Lattes: http://lattes.cnpq.br/6209345738154917.

Colaboradores

Alfonso Massaguer

- Médico Ginecologista e Obstetra, Especialista em Reprodução Humana.
- Diretor Médico da Clínica MÃE.
- Diretor Médico da Clínica Engravida.

Carolina Valadares

- Doutorado pela Universidade Federal de Minas Gerais (UFMG).
- Mastologista do Hospital Paulistano, São Paulo.
- Membro da Escola Brasileira de Mastologia da Sociedade Brasileira de Mastologia (2023-2025).

Fabiana Coelho

- Mastologista Especializada em Reconstrução Mamária pela Santa Casa de São Paulo.
- Mestranda pela Faculdade de Ciências Médicas da Santa Casa de São Paulo.
- Membro da Comissão de Oncoplastia da Sociedade Brasileira de Mastologia, São Paulo (2023-2025).

Giovanna Araújo Borges

- Mastologista pela Escola Paulista de Medicina da Universidade Federal de São Paulo (EPM-Unifesp).
- Mastologista do Hospital Paulistano, São Paulo.
- Membro da Comissão de Políticas Públicas da Sociedade Brasileira de Mastologia, São Paulo (2023-2025).

João Batista Pereira Júnior

- Médico pela Faculdade de Medicina da Pontifícia Universidade Católica-Campinas (PUC-Campinas, 2013-2018).
- Residência em Ginecologia e Obstetrícia na PUC-Campinas (2019-2022).
- Residência em Mastologia no Hospital Sírio-Libanês (2022-2024).

Lucia Maria Martins Zuliani

- Mastologista pela Disciplina de Ginecologia da Faculdade de Medicina da Universidade de São Paulo (FMUSP).
- Coordenadora do Serviço de Mastologia no Hospital Paulistano, São Paulo.
- Membro da Comissão de Políticas Públicas da Sociedade Brasileira de Mastologia, São Paulo (2023-2025).

Marco Antonio Cupolillo

- Médico Ginecologista e Obstetra pelo Hospital do Servidor Público Municipal de São Paulo (HSPM).
- Mastologista pelo Instituto Prevent Sênior (IPS).
- Especialização em andamento em Oncoplastia e Reconstrução Mamária no Setor de Mastologia da Santa Casa de Misericórdia de São Paulo (2023).

Nathalia Oliveira Lemos

- Mastologista pela Santa Casa de Misericórdia de São Paulo.
- Especialização em Andamento em Oncoplastia e Reconstrução Mamária no Setor de Mastologia da Santa Casa de Misericórdia de São Paulo (2023).

Renata Suzuki Brondi

- Mestre pela Santa Casa de Misericórdia de São Paulo.
- Membro da Comissão de Cirurgia da Sociedade Brasileira de Mastologia (2023-2025).
- Mastologista do Hospital BP, São Paulo.

Uriel Guilherme Pereira

- Médico Ginecologista e Obstetra pela Santa Casa de Misericórdia de Limeira (ISCM).
- Médico Mastologista pelo Instituto Prevent Sênior (IPS).
- Especialização em andamento em Oncoplastia e Reconstrução Mamária no Setor de Mastologia da Santa Casa de Misericórdia de São Paulo (2023).

Vicente Renato Bagnoli

- Professor Associado Livre-Docente da Disciplina de Ginecologia da Faculdade de Medicina da Universidade de São Paulo (FMUSP).

Apresentação

Tenho a grande honra de apresentar o livro *Doenças Mamárias para Ginecologistas*, elaborado por mastologistas do Grupo Oncoclínicas. Este projeto faz parte da série de livros didáticos do Instituto Oncoclínicas.

A disseminação do conhecimento conecta profissionais e especialidades. Nesse sentido, esta obra foi cuidadosamente elaborada para fornecer aos profissionais da Ginecologia uma abordagem prática e didática dos principais problemas que encontram em seu cotidiano de consultório.

As doenças mamárias, principalmente o câncer de mama, representam uma área complexa e desafiadora da Medicina. O objetivo dos autores é simplificar e desmistificar esse campo, fornecendo informações claras e atualizadas.

Ao longo dos capítulos, você encontrará uma série de tópicos abordados de forma concisa e direta, proporcionando aos profissionais da área uma visão abrangente das doenças mamárias mais comuns.

Para facilitar a compreensão e a tomada de decisões, cada capítulo foi estruturado de forma prática e focada na clínica, sempre embasada nas melhores evidências disponíveis.

Outro ponto a ser destacado é que os capítulos incluem fluxogramas de conduta, ferramentas valiosas para orientar o manejo das doenças mamárias em situações específicas.

Este livro não pretende substituir a experiência clínica nem servir como única fonte de referência. Em vez disso, a intenção é fornecer uma ferramenta complementar que possa auxiliar os ginecologistas em sua prática diária, oferecendo suporte no cuidado adequado das pacientes.

Espero que *Doenças Mamárias para Ginecologistas* seja fonte confiável de informações para você, um recurso que o(a) acompanhará em sua jornada profissional.

Boa leitura a todos!

Carlos Gil Ferreira

Oncologista Clínico
Presidente da Sociedade Brasileira de Oncologia Clínica (SBOC), 2022-2023.
Presidente do Instituto Oncoclínicas.
Diretor Médico do Grupo Oncoclínicas.

Prefácio

É com grande satisfação que introduzo o livro *Doenças Mamárias para Ginecologistas*, uma obra essencial e abrangente que traz conhecimentos atualizados sobre as diversas doenças relacionadas à mama.

O Grupo Oncoclínicas é referência em cuidados oncológicos, com uma trajetória marcada pela ética, pelo compromisso e pela busca constante pela excelência. Este livro é um testemunho desse compromisso, um reflexo do profissionalismo e da dedicação de seus membros.

Apesar do foco principal no tratamento do câncer de mama, o Grupo Oncoclínicas entende que esta é apenas uma parte da jornada para a saúde e qualidade de vida das mulheres.

Sendo assim, nosso grupo de mastologistas em São Paulo procurou elaborar uma obra que abrange os principais pontos das doenças mamárias no consultório ginecológico, abordando rastreamento, principais queixas mamárias, prevenção, uso de hormônios e noções de tratamento do câncer.

Este livro, portanto, é uma fonte valiosa de informações que abrange uma ampla gama de condições, desde problemas cotidianos até patologias mais complexas. Os autores oferecem orientações essenciais para ginecologistas e outros profissionais de saúde envolvidos no cuidado das mulheres, por meio de uma abordagem prática e embasada em evidências científicas.

Ao ler estas páginas, você será guiado por um universo complexo, mas fundamental, que é o cuidado das doenças mamárias. Será conduzido por especialistas que não apenas possuem profundo conhecimento técnico, mas também uma sensibilidade única para lidar com as necessidades e as preocupações das pacientes.

Portanto, convido você a explorar este guia abrangente e enriquecedor, repleto de informações que certamente contribuirão para aprimorar o atendimento e melhorar a qualidade de vida das pacientes com doenças mamárias. Que esta obra seja um recurso valioso em seu cotidiano profissional, enriquecendo suas práticas e ajudando a salvar vidas.

Bruno Ferrari
Oncologista Clínico,
Fundador e CEO do Grupo Oncoclínicas.

Sumário

Capítulo 1

Sistema BI-RADS®

Guilherme Novita
Carolina Valadares

O sistema BI-RADS® (Breast Imaging Reporting and Data System) é um método de classificação usado para padronizar a avaliação e o relatório de exames de imagem de mama, como mamografias, ultrassonografias e ressonâncias magnéticas. Ele foi desenvolvido pelo Colégio Americano de Radiologia (ACR) e é amplamente utilizado em todo o mundo.

O principal objetivo do sistema BI-RADS® é fornecer uma linguagem padronizada para comunicar achados radiológicos de mama, ajudando os médicos a avaliar e informar o risco de câncer de mama de forma consistente, assim como definir condutas de seguimento ou biópsia.

O sistema atribui um número de 0 a 6 para categorizar a probabilidade de malignidade dos achados radiológicos e qual a conduta a ser seguida.

As categorias estão descritas na Tabela 1.1.

Os relatórios de imagens de mama utilizando o sistema BI-RADS® fornecem informações importantes para a tomada de decisões clínicas, como a necessidade de realizar biópsias, acompanhamento de lesões ou recomendações para tratamento.

As recomendações sugeridas para cada categoria BI-RADS® podem ser vistas na Tabela 1.2.

É importante ressaltar que o sistema BI-RADS® é uma ferramenta de avaliação radiológica e não determina de forma definitiva se uma lesão é benigna ou maligna, sendo necessários avaliação e acompanhamento clínico para confirmar o diagnóstico.

Tabela 1.1. *Definição das categorias BI-RADS® e riscos de câncer de mama*

BI-RADS®	Significado	Risco de câncer
0	Inconclusivo – necessita imagens adicionais	NA
1	Normal	0
2	Achados benignos	0
3	Achados provavelmente benignos	< 2%
4*	Achados suspeitos	2% a 94%*
5	Achados altamente suspeitos	> 95%
60	Malignidade já conhecida	NA

* A categoria 4 pode ser dividida em 4a, 4b e 4c, e os respectivos riscos de câncer são 2%-10%, 11%-50% e 51%-94%; NA: não se aplica.

Tabela 1.2. *Conduta sugerida de acordo com cada categoria BI-RADS®*

BI-RADS®	Conduta sugerida
0	Realizar as imagens adicionais*
1	Controle normal – seguir periodicidade de rastreamento habitual
2	Controle normal – seguir periodicidade de rastreamento habitual
3	Controlar em 6 meses**
4*	Realizar biópsia
5	Realizar biópsia***
60	Conduta apropriada conforme a doença

* O exame a ser solicitado deve constar no laudo;
** Se houver queixa clínica, recomenda-se orientar que a paciente retorne antes;
*** Em caso de biópsia benigna, discutir necessidade de exérese cirúrgica da lesão.

As pacientes que fazem mais de uma modalidade de exame (mamografia e/ou ultrassonografia e/ou ressonância magnética) devem ter os resultados comparados antes da conclusão.

Outro ponto importante é que nem todas as lesões são visíveis em todos os métodos de imagem disponíveis. Sendo assim, o resultado normal em outro tipo de exame não anula um resultado suspeito anterior, e a investigação deve continuar.

Principais imagens

As principais imagens descritas nos exames do sistema BI-RADS® são nódulos, calcificações, assimetrias, distorções e realces. O último achado é exclusivo da ressonância magnética.

Em uma visão resumida, descrevem-se nas **Figuras 1.1** e **1.2** as principais alterações com sua respectiva categoria BI-RADS®.

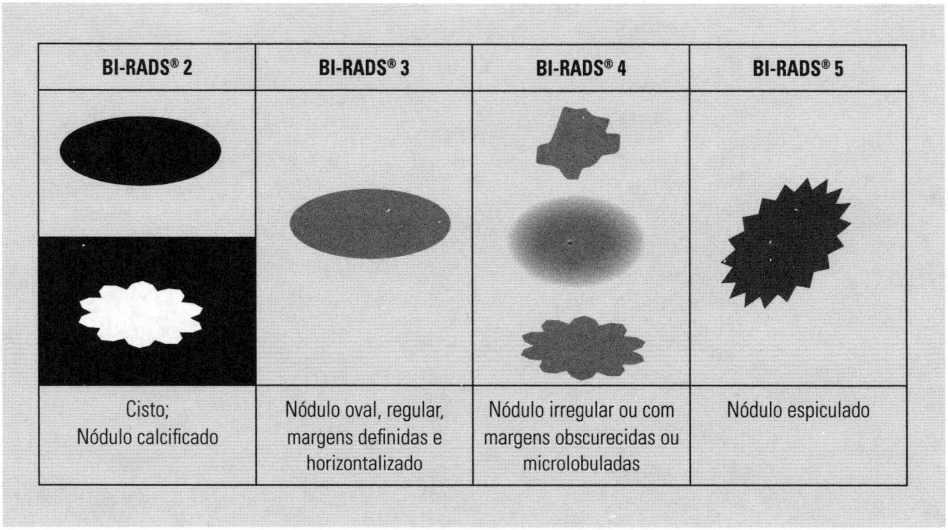

Figura 1.1. *Principais aspectos de nódulos e suas respectivas classificações no sistema BI-RADS®.*

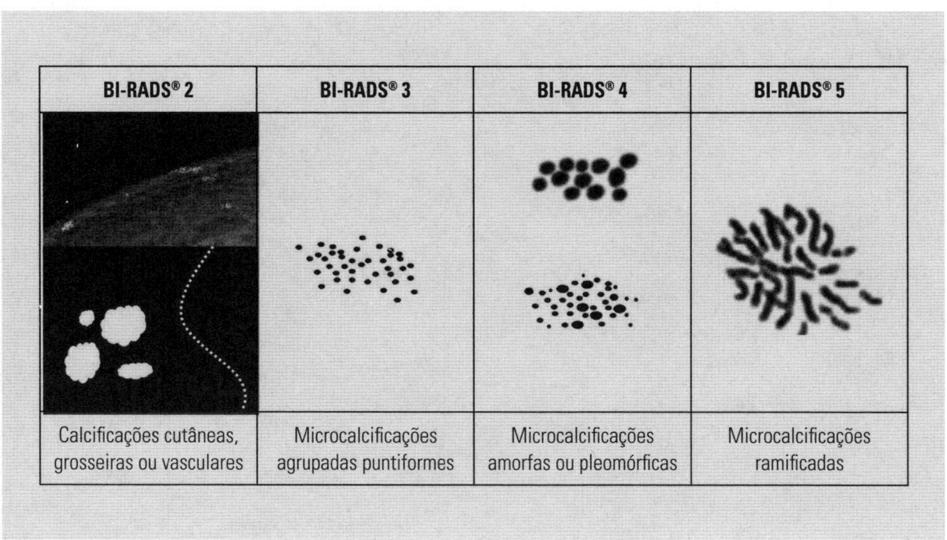

Figura 1.2. *Principais aspectos de calcificações e suas respectivas classificações no sistema BI-RADS®.*

Leitura sugerida

- D'Orsi CJ, Sickles EA, Mendelson EB, Morris EA, et al. ACR BI-RADS® Atlas, Breast Imaging Reporting and Data System, 5th ed. Reston, VA: American College of Radiology; 2013.

Capítulo 2

Rastreamento do câncer de mama na população geral

Guilherme Novita

Fábio Bagnoli

O rastreamento consiste na realização de exames de imagem em mulheres assintomáticas da população geral com o objetivo de detectar lesões subclínicas.

A detecção do câncer de mama em tamanhos menores permite maiores chances de cura e menor tratamento medicamentoso.

Apesar disso, existem efeitos colaterais que também devem ser compartilhados com as pacientes.

Histórico

O primeiro tratamento efetivo do câncer de mama foi descrito em 1894, com a mastectomia radical. Entre 1900 e 1950 não surgiram novos tratamentos para a doença, mas mesmo assim observou-se uma diminuição relevante na taxa de mortalidade (80% → 50%), que ocorreu devido ao fato de as pacientes procurarem tratamento com doenças menores, validando o conceito de que o câncer tem mais chances de cura quando detectado em fases iniciais.

Apesar dessa afirmação, as campanhas de autoexame para a população de zonas urbanas não mostraram benefício clínico. Obviamente existe sentido em informar a população que lesões palpáveis na mama devem ser investigadas, mas estimular a realização do autoexame de forma rotineira em mulheres assintomáticas apresentou mais problemas que benefícios. A palpação das mamas pode passar a falsa informação de que não há necessidade de exames complementares, além de aumentar a taxa de alarmes falsos e exames invasivos desnecessários.

Os primeiros estudos efetivos sobre rastreamento mamário foram realizados em países europeus e norte-americanos na década de 1970. De maneira geral, eles avaliavam duas regiões geográficas semelhantes, sendo que, em um deles, mulheres assintomáticas entre 40 e 70 anos eram estimuladas a realizar mamografia periodicamente.

Os resultados podem ser vistos na **Figura 2.1**.

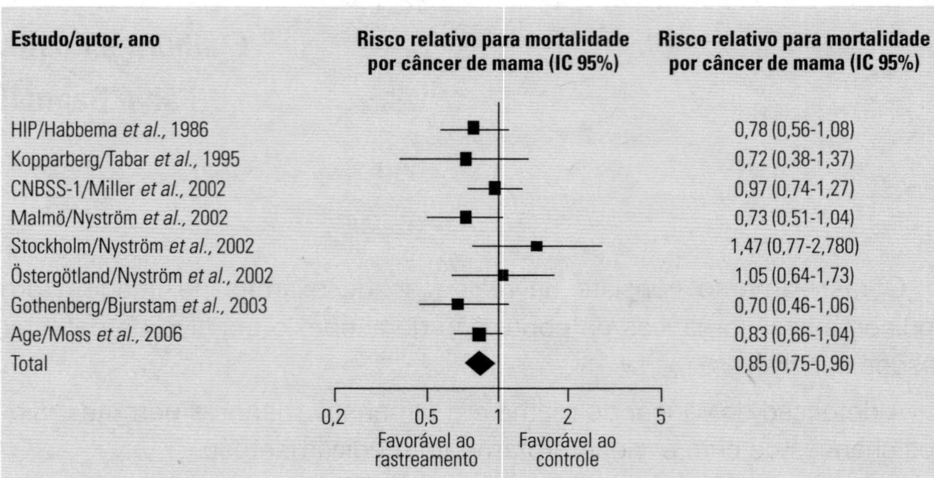

Figura 2.1. *Estudos populacionais de rastreamento do câncer de mama, mostrando redução de 15% na mortalidade da doença.*

Fonte: Adaptada de Nelson HD et al. Ann Int Med. 2009;151(10):727-W242.

A análise conjunta desses estudos já foi realizada por várias entidades independentes, tais como o Grupo Cochrane, a Canadian Task Force e a UK Task Force. A conclusão de todas elas é unânime em afirmar que o rastreamento mamográfico reduz a mortalidade do câncer de mama em 15% a 20%. Estima-se que o impacto da detecção precoce na cura da doença seja tão importante quando a soma de todos os tratamentos disponíveis (cirurgia, radioterapia e medicações), conforme demonstrado na **Figura 2.2**.

Outro ponto importante é que as doenças diagnosticadas em estágio inicial requerem menor quantidade de medicamentos, o que diminui custos para o sistema de saúde e melhora a qualidade de vida da paciente.

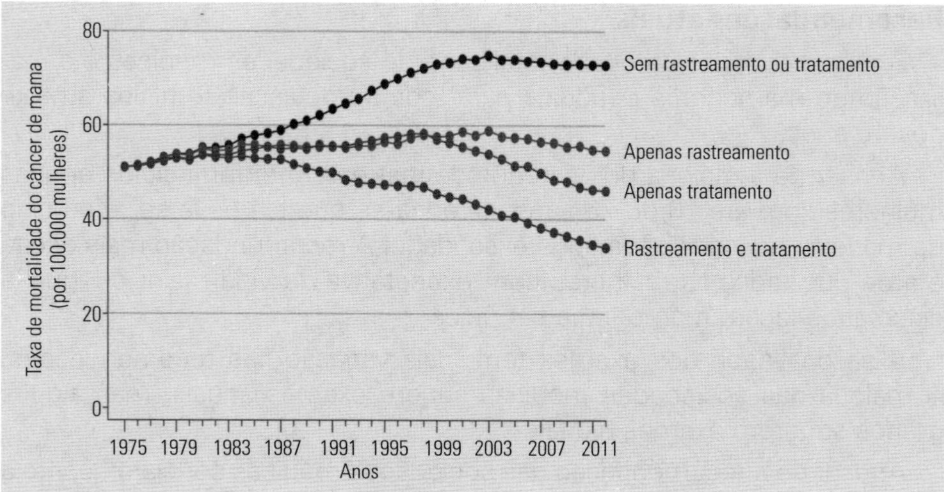

Figura 2.2. *Estimativa da eficácia do rastreamento mamográfico em comparação com o tratamento.*

Fonte: Adaptada de Plevritz SK et al. JAMA. 2018;319(2):154-164.

Apesar de os estudos mostrarem redução na mortalidade do câncer de mama em todas as mulheres entre 40 e 70 anos, o rastreamento é mais eficaz na população entre 50 e 70 anos. A análise conjunta dos dados mostra que nas pessoas mais idosas existe maior redução na mortalidade, com menor taxa de alarmes falsos (falso-positivos) ou biópsias desnecessárias. Os dados podem ser vistos na Tabela 2.1.

A análise desses números mostra claramente que o rastreamento é mais eficiente em mulheres entre 60 e 69 anos. Todavia, isso não invalida o rastreamento mamográfico entre as mulheres mais jovens (40-49 anos).

Tabela 2.1. *Resultados do rastreamento mamográfico de acordo com a faixa etária*

Idade (anos)	40-49	50-59	60-69	70-79	80-89
Redução da mortalidade	15% IC 95%: 4% a 25%	14% IC 95%: 1% a 25%	32% IC 95%: 13% a 46%	NA	NA
NNR Número de pessoas rastreadas para evitar 1 morte	1.904	1.339	337	NA	NA
No de pacientes para detectar 1 câncer	556	294	200	154	143
No de imagens adicionais para detectar 1 câncer	47	22	14	10	8
No de biópsias para detectar 1 câncer	5	3	2	2	1,5

Fonte: Adaptada de Nelson HD et al. Ann Int Med, 2009;151(10):727-W242.

Recomendações atuais

A recomendação da quase totalidade de sociedades médicas é a realização de mamografia periódica para toda a população feminina a partir dos 40 anos.

Apesar de a maioria dos estudos de rastreamento ter incluído apenas mulheres com até 70 ou 75 anos, acredita-se que ele deva ser oferecido de maneira individualizada após essa idade. A recomendação mais aceita é a de que todas as mulheres com expectativa de vida maior ou igual a cinco anos façam mamografia periódica.

A sazonalidade dos exames tem mais variação nas recomendações. A maioria das sociedades médicas sugere exames anuais, mas alguns grupos sugerem exames bienais.

Apesar de a recomendação das sociedades médicas ser clara quanto à necessidade de exames anuais em toda a população entre 40 e 75 anos, existem vários países com recomendações governamentais diferentes.

O Ministério da Saúde brasileiro orienta o rastreamento de forma bienal somente para mulheres entre 50 e 69 anos. A maioria dos países europeus tem recomendações semelhantes. Isso não significa que a diretriz seja superior em termos de redução de mortalidade. O que se observa é que tais recomendações se devem principalmente a questões econômicas, devido à limitação de verbas públicas.

Não existem estudos que mostrem benefícios do uso de ultrassom ou ressonância magnética de mamas nos programas de rastreamento do câncer de mama. Sendo assim, a inclusão desses exames não é recomendada na rotina, salvo situações particulares que serão mais bem abordadas no capítulo seguinte.

Principais críticas ao rastreamento mamográfico

Apesar de os estudos populacionais terem demonstrado redução significativa da mortalidade do câncer de mama, existem muitas críticas ao rastreamento mamográfico. A maioria das censuras é infundada, porém, existem questões pertinentes.

Os principais problemas do rastreamento mamográfico são:

1. **Falso-positivo**: exame alterado que causa necessidade de imagens adicionais, biópsias ou cirurgias, mas que não era câncer de mama.
2. **Diagnóstico exagerado**: termo derivado da palavra inglesa *overdiagnosis*, que consiste na detecção de câncer de mama de baixa agressividade e que não iria se manifestar ao longo da vida da paciente.

Infelizmente o rastreamento mamográfico não é isento de controvérsias. Quando se descreve a categoria BI-RADS® 4 estima-se que apenas 30% das biópsias resultarão em câncer. Portanto, pode-se argumentar que 70% das biópsias foram feitas desnecessariamente.

Outro ponto bastante criticado é a extensão do benefício, pois muitas pessoas confundem redução no risco relativo com redução em números absolutos.

A Canadian Task Force demonstrou que a redução absoluta na mortalidade é de 0,05% na população entre 40-49 anos (1 morte em 313 pessoas, contra 1 morte em 370 pessoas), e isso significa uma redução no risco relativo de 15% (0,05%/0,32%).

Outra crítica também considerada relevante aos programas de detecção precoce é o aumento de custo para o sistema de saúde, principalmente devido aos falso-positivos e diagnósticos exagerados.

A última situação é especialmente problemática, pois a análise de dados populacionais mostra que a adição do rastreamento inclui inúmeros novos casos de câncer de mama inicial no sistema de saúde, sem necessariamente diminuir o número de casos avançados, conforme demonstrado na **Figura 2.3**.

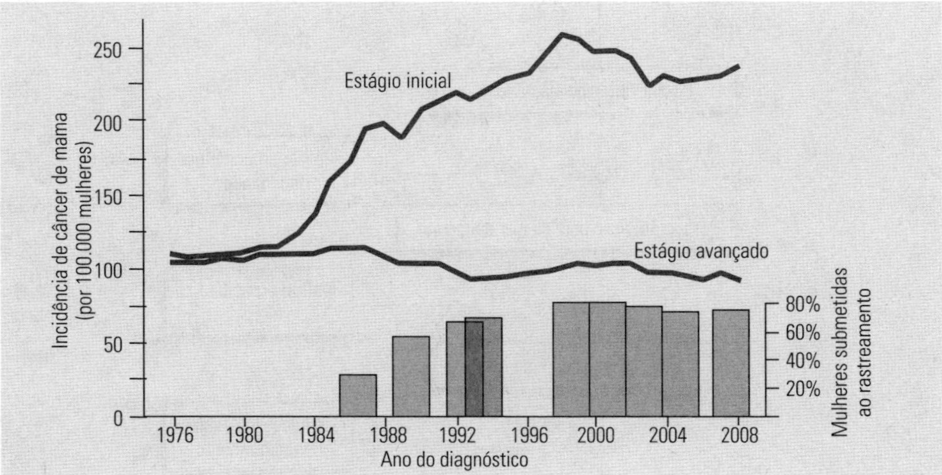

Figura 2.3. *Efeito populacional da implantação de programa de rastreamento mamográfico, com aumento de casos iniciais e manutenção do número de casos avançados.*

Fonte: Adaptada de Bleyer A, Welch G. N Eng J Med. 2012;367:1998-2005.

Conclusão

Apesar de o rastreamento mamográfico não ser perfeito, ele ainda é a melhor alternativa para a diminuição da mortalidade por câncer de mama na população geral.

A informação franca sobre riscos e benefícios deve sempre ser compartilhada com cada paciente, que pode participar da decisão sobre a melhor forma de prevenção. Todavia, as decisões individuais não devem invalidar recomendações populacionais.

As críticas aos programas de rastreamento populacional são relevantes e devem ser consideradas em novos estudos clínicos, porém, vale ressaltar que as únicas informações confiáveis disponíveis até o momento (estudos populacionais aleatorizados) são amplamente favoráveis aos programas atuais.

Sendo assim, como ilustrado na **Figura 2.4**, recomenda-se que toda mulher assintomática e de risco habitual faça mamografia anualmente a partir dos 40 anos e enquanto estiver em boas condições de saúde.

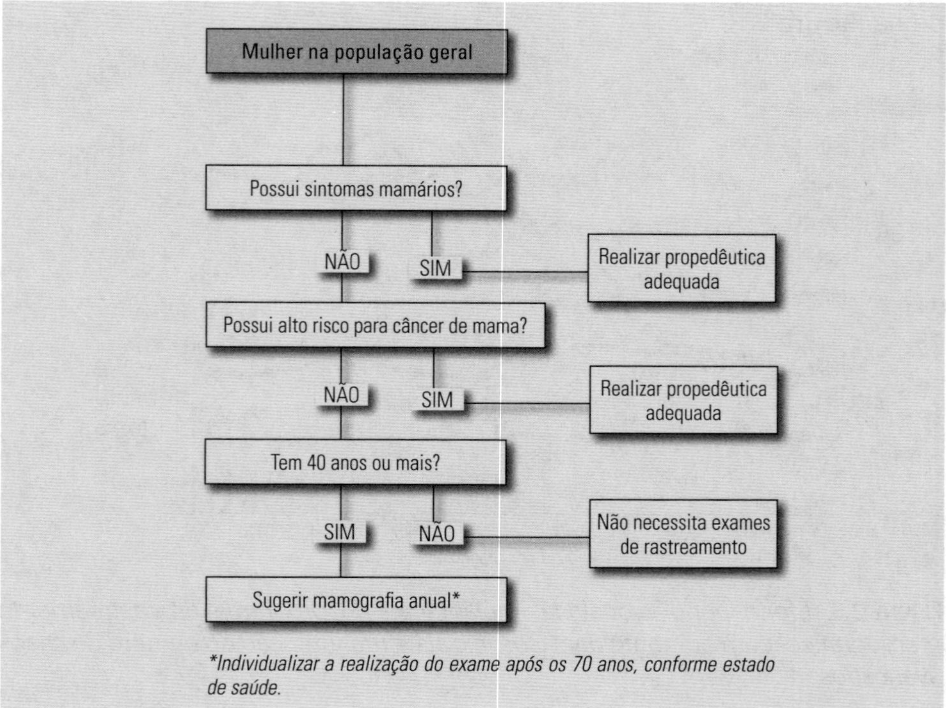

Figura 2.4. *Fluxograma para a realização de rastreamento mamográfico na população geral.*

Leitura sugerida

- National Comprehensive Cancer Network®. Breast Cancer Screening and Diagnosis – Version 1.2022. NCCN Clinical Practice Guidelines in Oncology (NCCN Guidelines®). Disponível na Internet: www.nccn.org (2 jun. 2022).
- Nelson HD, Tyne K, Naik A, Bougatsos C, Chan BK, Humphrey L. U.S. Preventive Services Task Force. Screening for breast cancer: an update for the U.S. Preventive Services Task Force. Ann Intern Med. 2009 Nov 17;151(10):727-37, W237-42. Doi: 10.7326/0003-4819-151-10-200911170-00009. PMID: 19920273. PMCID: PMC2972726.
- Myers ER, Moorman P, Gierisch JM, Havrilesky LJ, Grimm LJ, Ghate S et al. Benefits and Harms of Breast Cancer Screening: A Systematic Review. JAMA. 2015 Oct 20;314(15):1615-34. Doi: 10.1001/jama.2015.13183. Erratum in: JAMA. 2016 Apr 5;315(13):1406. PMID: 26501537.
- Plevritis SK, Munoz D, Kurian AW, Stout NK, Alagoz O, Near AM et al. Association of Screening and Treatment With Breast Cancer Mortality by Molecular Subtype in US Women, 2000-2012. JAMA. 2018 Jan 9;319(2):154-64. Doi: 10.1001/jama.2017.19130. Erratum in: JAMA. 2018 Feb 20;319(7):724. PMID: 29318276. PMCID: PMC5833658.
- Bleyer A, Welch HG. Effect of three decades of screening mammography on breast-cancer incidence. N Engl J Med. 2012 Nov 22;367(21):1998-2005. Doi: 10.1056/NEJMoa1206809. PMID: 23171096.

Capítulo 3

Situações especiais do rastreamento do câncer de mama

Lincon Jo Mori

João Batista Pereira Júnior

Pacientes de risco moderado

Mulheres com risco moderado apresentam, aproximadamente, 15% a 20% de probabilidade de serem diagnosticadas com câncer de mama ao longo da vida (RR 1,6-2,5), com base em seu histórico familiar, incluindo aquelas com histórico familiar de câncer de mama em um parente de primeiro grau, sem síndrome genética conhecida, e mulheres com biópsias prévias com resultados de neoplasia lobular ou de hiperplasia ductal atípica (lesões precursoras e marcadoras de risco para o câncer de mama).

A recomendação para rastreamento de pacientes com risco vitalício moderado se baseia na mamografia anual, preferencialmente por técnica digital e com tomossíntese (se disponível), iniciada a partir do diagnóstico de lesões marcadoras de risco ou 10 anos antes da idade em que a parente de primeiro grau teve câncer de mama, mas não antes dos 30 anos.

O rastreamento suplementar deve ser individualizado, dependendo dos fatores de risco, em decisão compartilhada, após uma discussão com a paciente e suas preferências, riscos conhecidos versus possíveis benefícios, disponibilidade e cobertura do seguro. A ultrassonografia complementar pode ser mais amplamente acessível e financeiramente viável, se comparada à ressonância magnética complementar. Evidências científicas são insuficientes para recomendação a favor ou contra a triagem com ressonância magnética. Se a ressonância magnética for usada, ela deve complementar, mas não substituir, uma mamografia de rastreamento, porque, embora tenha maior sensibilidade do que uma mamografia, a ressonância pode não diagnosticar alguns tipos de câncer que uma mamografia encontraria.

Pacientes de alto risco

Mulheres consideradas de alto risco apresentam risco vitalício para câncer de mama maior ou igual a 20% (RR > 2,5). Estão incluídas nesse grupo pacientes com história familiar (materna e paterna), portadoras de mutação dos genes BRCA1 e 2 e suas parentes de primeiro grau não testadas, pacientes com história de irradiação do tórax entre os 10 e os 30 anos de idade e portadoras de síndromes genéticas.

A recomendação de rastreamento consiste em uma triagem intensiva. Pacientes de alto risco devem ser orientadas a realizar o autoexame e comunicar eventuais alterações a partir dos 18 anos e a manter exame clínico das mamas semestralmente com profissional capacitado a partir dos 25 anos.

A mamografia digital (com tomossíntese, se disponível) anualmente deve ser iniciada aos 30 anos ou 10 anos antes da idade em que a parente de primeiro grau teve câncer de mama, ou 8 anos após a irradiação do tórax, mas não antes dos 30 anos de idade. A ressonância magnética anual das mamas é recomendada nessas pacientes, de forma complementar à mamografia, com início aos 25 anos.

Pacientes jovens (< 40 anos)

É recomendável que toda mulher entre 25 e 39 anos procure um especialista para uma avaliação, que incluirá determinação de risco de câncer de mama, aconselhamento de redução de risco, aconselhamento sobre estilos de vida saudáveis e encorajamento às mulheres a estarem cientes de suas mamas e relatarem imediatamente quaisquer mudanças. Embora a triagem clínica por si só não exclua a doença, achados anormais por médicos especialistas possuem alta especificidade e aumentam a probabilidade de diagnóstico de câncer de mama. A periodicidade recomendada para as avaliações clínicas varia entre 1 e 3 anos.

Exames de rastreamento não são recomendados para mulheres de risco médio com menos de 40 anos. A incidência de câncer de mama nessa faixa etária é baixa, não há estudos randomizados de rastreamento de câncer de mama e as características do desempenho da mamografia são ruins.

Crescimento mais acentuado do tumor, maior expectativa de vida e raras comorbidades são descritos como benefícios do rastreamento mamográfico para a população de mulheres jovens (< 40 anos). Menor incidência de câncer de mama, menor sensibilidade ao método e maior risco de radiação (tecido mamário é mais sensível à radiação ionizante em mulheres jovens) limitam o rastreamento nesse grupo de pacientes.

O rastreamento mamográfico em pacientes jovens é destinado às pacientes com alto risco vitalício com base na história familiar, risco pessoal de neoplasia de mama (mutação BRCA1 e 2 ou parente de primeiro grau com mutação) e com mãe/irmã com câncer de mama na pré-menopausa. A recomendação para esse grupo é de mamografia anual a partir dos 30 anos ou 10 anos antes da idade em que a parente de primeiro grau teve câncer de mama (desde que não antes dos 30 anos).

Pacientes idosas (> 75 anos)

O aumento da expectativa de vida das mulheres e a crescente incidência do câncer de mama na faixa etária acima dos 74 anos têm provocado uma discussão sobre o limite de idade ou a frequência ideal para rastreamento em mulheres saudáveis pertencentes a esse grupo.

A continuidade do rastreamento mamográfico em mulheres acima dos 74 anos depende de uma decisão compartilhada entre equipe assistencial e paciente, levando-se em conta a expectativa de vida, o risco de a paciente vir a óbito devido ao câncer e o número de pessoas necessárias para rastrear a doença e prevenir a mortalidade por câncer.

O processo deve ser individualizado, ponderando-se benefícios/riscos da saúde geral da paciente e a estimativa de longevidade. Com a mamografia de rastreamento, a mortalidade por câncer de mama é frequentemente adiada em 5 a 7 anos.

Diversas organizações médicas não declaram explicitamente em que idade o rastreamento deve parar, recomendando a individualização da decisão com base no benefício do diagnóstico em relação à expectativa de vida.

Mamas densas

A densidade mamográfica da mama é definida como a quantidade relativa de elementos radiopacos (brancos, geralmente representando o tecido estromal) em relação à gordura radiotransparente (preta) na imagem mamográfica. A densidade da mama não se correlaciona com os achados do exame físico, é um achado radiológico e não pode ser prevista sem a obtenção de uma mamografia. A sensibilidade reduzida da mamografia em mulheres mais jovens está, em parte, relacionada ao aumento da densidade mamográfica nessa faixa etária.

A alta densidade mamária afeta o risco de câncer de mama de duas maneiras: o tecido denso pode obscurecer um câncer subjacente, diminuindo a sensibilidade da mamografia em detectar pequenas lesões; e alta densidade é um fator de risco independente para câncer de mama, tendo em vista que a maioria das neoplasias se desenvolve no parênquima glandular. Em contrapartida, o aumento da densidade da mama não está associado ao aumento da mortalidade por câncer de mama. O câncer de intervalo é mais comum e tem prognóstico pior nas mulheres com mamas densas.

Os *guidelines* da National Comprehensive Cancer Network (NCCN) recomendam aconselhamento sobre os riscos e benefícios do rastreamento complementar para mulheres com alta densidade mamária. Diferentes modalidades de imagem suplementar podem ser consideradas com base no risco e nos valores/preferência da paciente.

As evidências e o consenso de especialistas permanecem incertos quanto ao risco-benefício da triagem suplementar. A associação de ultrassonografia mamária adjunta à mamografia pode auxiliar na detecção e investigação de lesões palpáveis ou não, assim como reduzir a taxa de carcinomas de intervalo. A ultrassonografia complementar pode melhorar a sensibilidade do rastreamento em detrimento da especificidade diminuída, com maiores taxas de falso-positivos e baixo valor preditivo positivo para biópsias. Para pacientes com mamas densas que têm acesso ao rastreamento por tomossíntese, alguns especialistas sugerem que a tomossíntese pode ser preferível à mamografia padrão. Apenas para essas mulheres, os dados insuficientes para recomendar a favor ou contra a ressonância magnética para triagem suplementar, mas, para elas, existe a preocupação de que a ressonância magnética possa estar associada ao aumento da taxa de resultados falso-positivos, levando a biópsias desnecessárias e a um possível sobrediagnóstico.

Usuárias de prótese

Não há protocolo de rastreamento específico para pacientes com implantes mamários, sendo as indicações e a frequência do rastreio as mesmas que as das mulheres sem implantes. No entanto, o conteúdo dos implantes é radiopaco e pode obscurecer pequenas lesões. Dessa forma, a presença deles pode dificultar a avaliação de todas as partes da mama e a compressão mamária.

A mamografia de rastreamento para essa população deve ser preferencialmente digital, e a técnica de imagem padrão envolve quatro visualizações, com a adição de imagens obtidas com auxílio da manobra de Eklund em duas incidências. Mamas com implantes retropeitorais ou subpeitorais são mais fáceis de posicionar. A ultrassonografia é importante na avaliação de ruptura intracapsular dos implantes, seromas e hematomas e pode aumentar a detecção de nódulos obscurecidos pelos implantes, contudo, não há consenso em relação ao rastreamento.

A ressonância magnética é o padrão-ouro para avaliação da integridade de implantes, devendo ser realizada quando a mamografia e a ultrassonografia forem inconclusivas. A Food and Drug Administration (FDA) e o American College of Radiology (ACR), dos EUA, recomendam que todas as mulheres com implantes de silicone sejam submetidas regularmente a exames de ressonância magnética durante toda a vida para avaliar ruptura silenciosa, com início 5 a 6 anos após a inserção e a cada 2 a 3 anos usando imagens de ressonância magnética ou ultrassom de alta resolução para triagem assintomática. Neste momento não há evidências conclusivas para mostrar que o uso de triagem por ressonância magnética em mulheres assintomáticas leva a uma redução na morbidade da paciente. Além disso, com base nos dados existentes, não está claro se os benefícios potenciais dos exames de ressonância magnética superam os riscos e custos potenciais para ela. Diante dessa incerteza, a tomada de decisão médica compartilhada pode ser recomendada.

Pós-cirurgia mamária

O rastreamento das pacientes submetidas a cirurgias mamárias benignas segue as mesmas recomendações das pacientes que não realizaram procedimentos cirúrgicos, com base na sua idade e nos seus fatores de risco.

A eficiência e, possivelmente, a eficácia do rastreamento mamográfico são inferiores em pacientes com cirurgia mamária prévia em comparação com outras mulheres, devido à menor sensibilidade e à especificidade ligeiramente menor das mamografias em mulheres com antecedente cirúrgico nas mamas, o que pode estar relacionado com a presença de distorções arquiteturais pós-cirúrgicas e de possíveis áreas de esteatonecrose, as quais podem mimetizar lesões malignas. A associação com tomossíntese pode diminuir o número de reconvocações, e a ultrassonografia e a ressonância magnética podem auxiliar nos casos em que a mamografia for inconclusiva.

Pós-câncer de mama

Mulheres com antecedente pessoal de neoplasia de mama apresentam maior risco para outro tumor (recidiva local, novo câncer ipsilateral ou contralateral). O seguimento clínico e o *screening* mamário devem ser realizados e individualizados.

A mamografia do leito cirúrgico não é realizada rotineiramente após a mastectomia, pela dificuldade do posicionamento e por não fornecer nenhum benefício adicional substancial ao exame clínico na detecção de recorrência do câncer, mas a da mama contralateral deve ser realizada anualmente. Já a ultrassonografia deve ser considerada, por ter alta sensibilidade para detecção de recidivas superficiais. Se houver sinais clínico-radiológicos de recidiva, a ressonância magnética pode ser aplicada para avaliação da extensão da lesão.

Pacientes submetidas a tratamento conservador para câncer de mama têm redução de mortalidade com a detecção precoce do novo tumor. As recidivas assintomáticas (detectadas na mamografia) têm maior sobrevida e estágio mais favorável, com menor probabilidade de metástases linfonodais, quando comparadas às recidivas sintomáticas detectadas ao exame clínico. A mamografia deve ser realizada anualmente, bilateralmente, 6 a 12 meses após o término da radioterapia. Recomenda-se associar à mamografia a compressão localizada do leito cirúrgico e/ou a tomossíntese.

O rastreamento complementar da ultrassonografia no controle pós-tratamento conservador é controverso. Recomenda-se seu uso adjunto à mamografia, por detectar recidivas ocultas na mamografia, sobretudo em mulheres com mamas densas, além de ser o melhor estudo para detecção de linfonodomegalias e avaliação das cadeias ganglionares.

A ressonância magnética como rastreamento complementar não tem consenso nesse grupo de pacientes. Em pacientes com antecedente pessoal de neoplasia de mama, ela apresenta sensibilidade e taxa de detecção de câncer similares às das pacientes com alto risco pelos antecedentes familiares e com predisposição genética, com melhora da detecção do câncer em estágios mais precoces. Não deve ser realizada antes de 12 a 18 meses após o término da radioterapia.

Pacientes com reconstrução mamária

A reconstrução mamária pode ser realizada com implantes, tecidos autólogos ou com a combinação de ambos. Após a mastectomia, permanece o risco de recorrência locorregional e de um segundo câncer primário de mama, independentemente dela ter sido reconstruída ou não.

A avaliação de tecido fibroglandular residual pode ser realizada por meio da mamografia ou de outros métodos, se necessário, considerando-se os fatores de risco, o perfil molecular do tumor ou a predisposição genética/ familiar.

Não há evidências suficientes ou protocolos de sociedades médicas que recomendem o seguimento mamográfico de rotina em mulheres mastectomizadas e reconstruídas com prótese e/ou retalhos miocutâneos, sendo a detecção de recidivas locais um papel do exame clínico. A partir da suspeição clínica, recomenda-se a mamografia diagnóstica e, se necessário, complementação com ultrassonografia e/ou ressonância magnética. A ultrassonografia pode ser utilizada para avaliação da região posterior aos retalhos miocutâneos, que podem não ser visualizados à mamografia, e para avaliação de cadeias ganglionares. A ressonância de mamas pode ser útil na avaliação da extensão das recidivas locais, se houver sinais clínico-radiológicos suspeitos.

Transgênero

Transgênero é um termo abrangente para qualquer indivíduo cuja identidade de gênero difere do sexo atribuído ao nascimento. Um homem transgênero/transmasculino é alguém com uma identidade de gênero masculina e um sexo feminino de nascimento; uma mulher transgênero/ transfeminina é alguém com uma identidade de gênero feminina e um sexo masculino de nascimento.

O rastreamento do câncer de mama para essa população é baseado no sexo atribuído no nascimento, fatores de risco e na terapia de afirmação de gênero. Pacientes transgêneros podem passar por tratamento hormonal de afirmação de gênero, tratamento cirúrgico ou uma combinação de ambos como parte de sua transição. A incidência de câncer de mama na comunidade transgênero é desconhecida por carência de dados epidemiológicos e falta de estudos longitudinais.

Os guidelines da NCCN não fornecem orientações de triagem para indivíduos transgêneros. A **Tabela 3.1** resume as recomendações do American College of Radiology, diretrizes baseadas em consenso, sobre o rastreamento do câncer de mama nessa população.

Tabela 3.1. *Rastreamento do câncer de mama em pacientes transgêneros*

Variante	Idade	Hormônio	Risco vitalício	Recomendação
Transfeminino*	40 anos ou mais	Igual ou superior a 5 anos	Médio	Pode ser apropriado mamografia + tomossíntese. Ultrassonografia e ressonância magnética não recomendadas
	25 a 30 anos ou mais	Igual ou superior a 5 anos	Acima da média**	Recomendável mamografia + tomossíntese. Ultrassonografia e ressonância magnética não recomendadas
	25 a 30 anos ou mais	Não ou menos de 5 anos	Acima da média**	Pode ser apropriado mamografia + tomossíntese. Ultrassonografia e ressonância magnética não recomendadas
	Qualquer idade	Não ou menos de 5 anos	Médio	Não recomendável exames de rastreamento
Variante	**Idade**	**Cirurgia**	**Risco vitalício**	**Recomendação**
Transmasculino*	Qualquer idade	Mastectomia bilateral	Qualquer risco	Não recomendável exames de rastreamento
	40 anos ou mais	Mamoplastia redutora ou sem cirurgia torácica	Médio	Recomendável mamografia + tomossíntese. Ultrassonografia e ressonância magnética não recomendadas
	30 anos ou mais	Mamoplastia redutora ou sem cirurgia torácica	Moderado***	Recomendável mamografia + tomossíntese. Pode ser apropriado ultrassonografia e ressonância magnética com contraste
	25 a 30 anos ou mais	Mamoplastia redutora ou sem cirurgia torácica	Alto**	Recomendável mamografia + tomossíntese + ressonância magnética com contraste. Pode ser apropriado ultrassonografia

Fonte: Adaptada de Transgender Breast Cancer Screening, ACR Appropriateness Criteria, American College of Radiology, 2021.

* Transfeminino: homem para mulher/Transmasculino: mulher para homem.
** História pessoal de câncer de mama; Irradiação de tórax entre 10 e 30 anos de idade; Predisposição genética para câncer de mama; História familiar de câncer de mama ou câncer de ovário; Não testado com parente de 1° com predisposição genética para câncer de mama.
*** História familiar de câncer de mama sem síndrome genética conhecida; Neoplasia lobular; Hiperplasia ductal atípica; Risco vitalício de 15% a 20% de câncer de mama.

Leitura sugerida

- Urban LABD, Chala LF, Bauab SP, Schaefer MB, Santos RP, Maranhão NMA et al. Recomendações do Colégio Brasileiro de Radiologia e Diagnóstico por Imagem, da Sociedade Brasileira de Mastologia e da Federação Brasileira das Associações de Ginecologia e Obstetrícia para o rastreamento do câncer de mama. Radiol Bras. 2017 Jul/Ago;50(4):244–9. Available from: https://www.scielo.br/pdf/rb/v50n4/pt_0100-3984-rb-50-04-0244.pdf.
- Lee CH, Dershaw DD, Kopans D, Evans P, Monsees B, Monticciolo D et al. Breast Cancer Screening With Imaging: Recommendations From the Society of Breast Imaging and the ACR on the Use of Mammography, Breast MRI, Breast Ultrasound, and Other Technologies for the Detection of Clinically Occult Breast Cancer. Journal of the American College of Radiology [Internet]. 2010 Jan [cited 2019 Nov 11];7(1):18–27. Available from: https://www.sjra.com/wp-content/uploads/2016/11/Breast-Cancer-Screening-Recommendations.pdf.

- Ohuchi N, Suzuki A, Sobue T, Kawai M, Yamamoto S, Zheng YF et al. Sensitivity and specificity of mammography and adjunctive ultrasonography to screen for breast cancer in the Japan Strategic Anti-cancer Randomized Trial (J-START): a randomised controlled trial. The Lancet [Internet]. 2016 Jan 23;387(10016):341–8. Available from: https://www.sciencedirect.com/science/article/abs/pii/S0140673615007746.
- Saslow D, Boetes C, Burke W, Harms S, Leach MO, Lehman CD et al. American Cancer Society guidelines for breast screening with MRI as an adjunct to mammography. CA: A Cancer Journal for Clinicians [Internet]. 2007 Mar/Abr;57(2):75-89. Available from: https://onlinelibrary.wiley.com/doi/full/10.3322/canjclin.57.2.75.

Capítulo 4

Principais alterações na mamografia

André Mattar

Definição do método

A mamografia é um exame de imagem amplamente utilizado para a detecção precoce do câncer de mama em mulheres assintomáticas, assim como exame fundamental para diagnóstico de lesões suspeitas e definição, em conjunto com outros exames de imagem, das alterações clínicas. Ela é considerada uma das ferramentas mais eficazes na detecção de alterações no tecido mamário, mesmo antes de serem palpáveis ou causarem sintomas perceptíveis.

Modo de realização

O procedimento da mamografia é realizado em uma sala especialmente projetada para esse fim e com aparelho específico. A paciente é posicionada em frente a uma máquina de mamografia, e uma técnica radiológica treinada acomoda a mama entre duas placas de compressão. Embora a compressão possa ser um pouco desconfortável, ela é necessária para obter imagens de alta qualidade, uma vez que ajuda a espalhar o tecido mamário e reduzir a quantidade de radiação necessária para obter uma imagem adequada.

O posicionamento adequado durante a mamografia é essencial para garantir imagens de alta qualidade e precisão e permitir que o imagenologista avalie adequadamente o tecido mamário e identifique qualquer anormalidade presente.

Durante a realização da mamografia o aparelho emite uma dose de radiação ionizante, que passa através da mama e é capturada por um detector especial, quando se trata de técnica digital, ou filme, quando se trata de técnica convencional.

É importante ressaltar que a mamografia é capaz de detectar alterações nos tecidos mamários que podem indicar a presença de câncer de mama, mas não pode fornecer um diagnóstico definitivo. Se uma anormalidade for identificada, serão necessários exames adicionais, como biópsias ou ultrassonografias, para confirmar o diagnóstico.

Durante uma mamografia são utilizadas diferentes incidências ou projeções para obter imagens de diferentes ângulos e visualizar as estruturas mamárias de maneira abrangente. Existem duas categorias principais de incidências mamográficas: as incidências de rastreamento; e as incidências especiais.

As incidências de rastreamento são amplamente utilizadas na mamografia de rotina para a detecção precoce do câncer de mama em mulheres assintomáticas. Elas fornecem uma visualização geral das mamas, são projetadas para capturar a maior quantidade possível de tecido mamário e as mais comuns são a crânio-caudal e a médio-lateral oblíqua (como mostrado na Figura 4.1):

1. **Incidência crânio-caudal (CC):** nessa projeção, que fornece uma visão geral da mama, incluindo o tecido mamário superior e inferior, a mama é comprimida verticalmente, e as imagens são obtidas de cima para baixo.
2. **Incidência médio-lateral oblíqua (MLO):** nessa projeção a mama é comprimida diagonalmente, e as imagens são obtidas de um ângulo oblíquo. Essa incidência permite visualizar o tecido mamário lateral e profundo, incluindo a parte axilar da mama.

Essas duas incidências são amplamente utilizadas no rastreamento mamográfico devido à sua eficácia comprovada na detecção de anormalidades. No entanto, em alguns casos, podem ser necessárias incidências especiais, para avaliar áreas específicas ou obter uma melhor visualização de certas estruturas. Algumas incidências especiais incluem:

1. **Incidência de perfil absoluto:** nessa projeção a mama é comprimida de lado, e as imagens são obtidas de forma perpendicular ao plano do tórax. Essa incidência é útil para avaliar lesões próximas à parede torácica ou ao implante mamário.

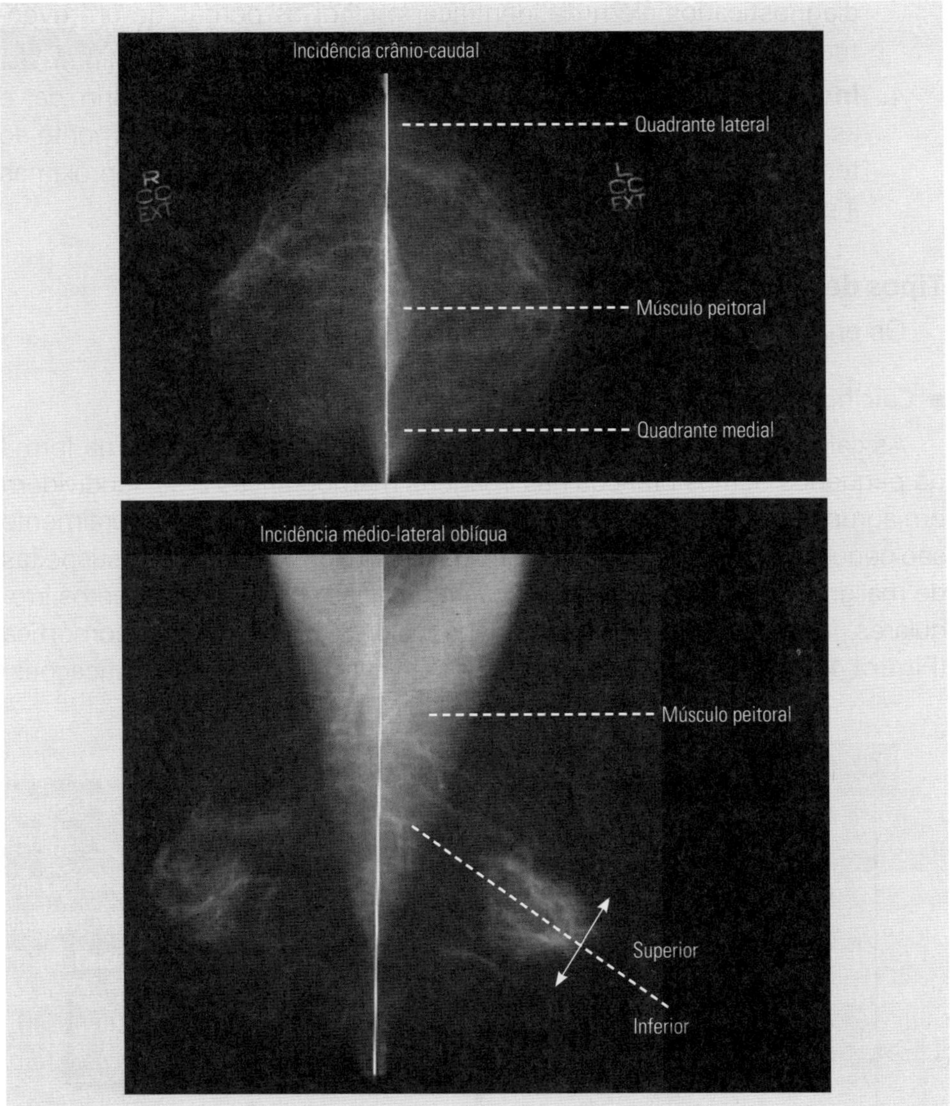

Figura 4.1. *Incidências de rastreamento crânio-caudal e médio-lateral oblíqua.*

2. **Incidência de magnificação:** essa projeção envolve o uso de uma placa de magnificação para obter imagens ampliadas de uma área específica da mama. Ela é útil para avaliar calcificações suspeitas ou detalhes pequenos.
3. **Incidência de compressão localizada:** a compressão é utilizada para "espalhar" áreas de tecido e identificar melhor uma região da mama, assim a achados como sobreposição tecidual podem ser

diagnosticados além de identificar melhor as bordas de um eventual nódulo.

4. **Incidência tangencial:** nessa projeção a mama é comprimida, e as imagens são obtidas com o raio X passando tangencialmente ao tecido mamário. Essa incidência é útil para avaliar lesões próximas à pele, como calcificações cutâneas ou cicatrizes.

Tipos de achados

Os principais achados na mamografia são descritos a seguir.

■ Calcificações

As calcificações são depósitos de cálcio que podem aparecer na forma de pequenos pontos brancos nas imagens mamográficas e se subdividem em agrupadas (*cluster*) ou dispersas. As calcificações benignas geralmente são pequenas, uniformes e bem definidas, enquanto calcificações suspeitas de malignidade podem apresentar características como agrupamentos irregulares, formas assimétricas, tamanhos maiores e distribuição pleomórfica (Figura 4.2). A magnificação é utilizada para avaliar melhor as calcificações.

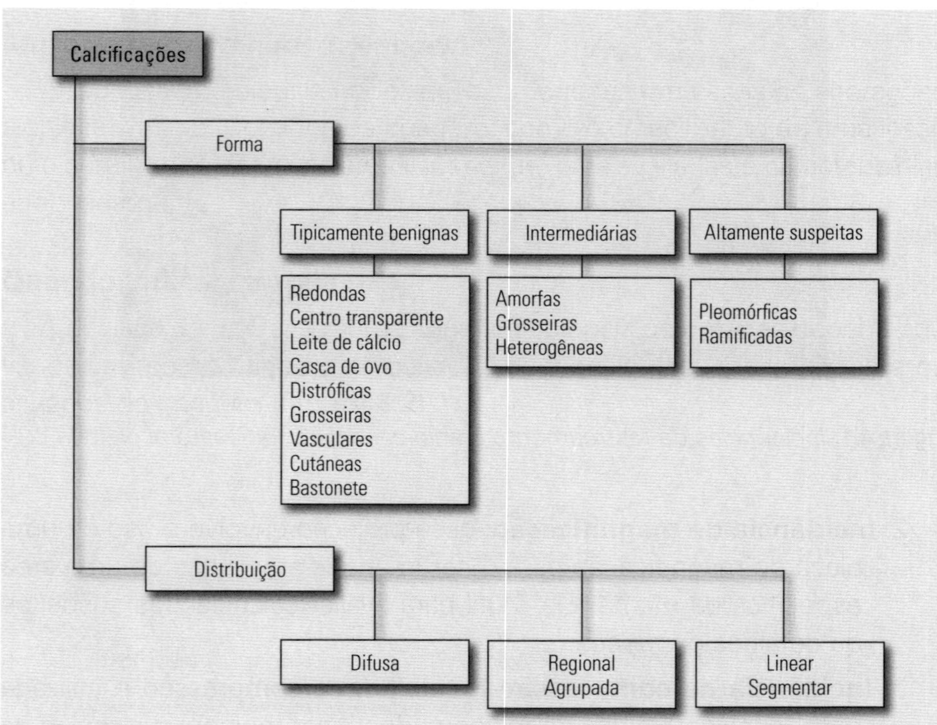

Figura 4.2. *Tipos de calcificações.*

■ Nódulos

São áreas de tecido mamário que se destacam das estruturas circundantes. Eles podem ser sólidos ou císticos, e a ultrassonografia complementar habitualmente é necessária para diferenciá-los. Nódulos benignos, como fibroadenomas, geralmente têm bordas lisas e bem definidas, podendo ser lobulados. No entanto, nódulos suspeitos de câncer podem ter bordas irregulares, formato espiculado e densidade variável. Na presença de um nódulo, devemos descrever a forma, margem e densidade dele (**Figura 4.3**). A compressão localizada é utilizada para avaliar melhor as bordas dos nódulos.

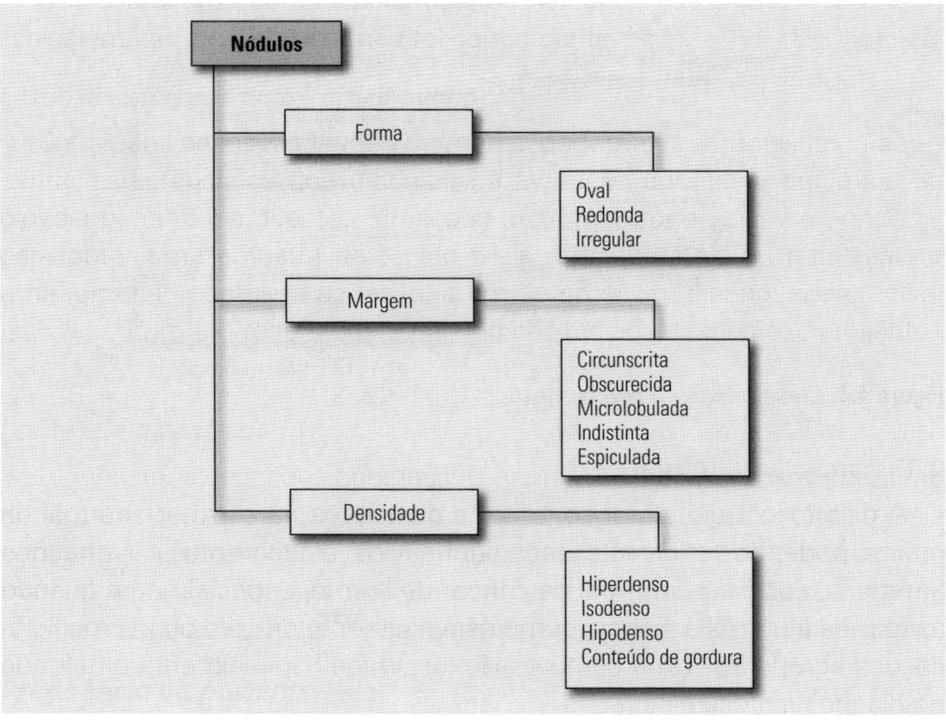

Figura 4.3. *Características dos nódulos.*

■ Assimetrias

As assimetrias se referem a diferenças sutis entre as mamas em termos de densidade, forma ou distribuição de tecido. Na maioria dos casos elas são benignas e podem ser causadas por variações normais no tecido mamário. No entanto, assimetrias associadas a distorção, microcalcificações ou assimetrias que surgiram podem exigir uma avaliação mais aprofundada, para descartar possíveis anormalidades (**Figura 4.4**). A compressão localizada é utilizada para avaliar melhor as assimetrias.

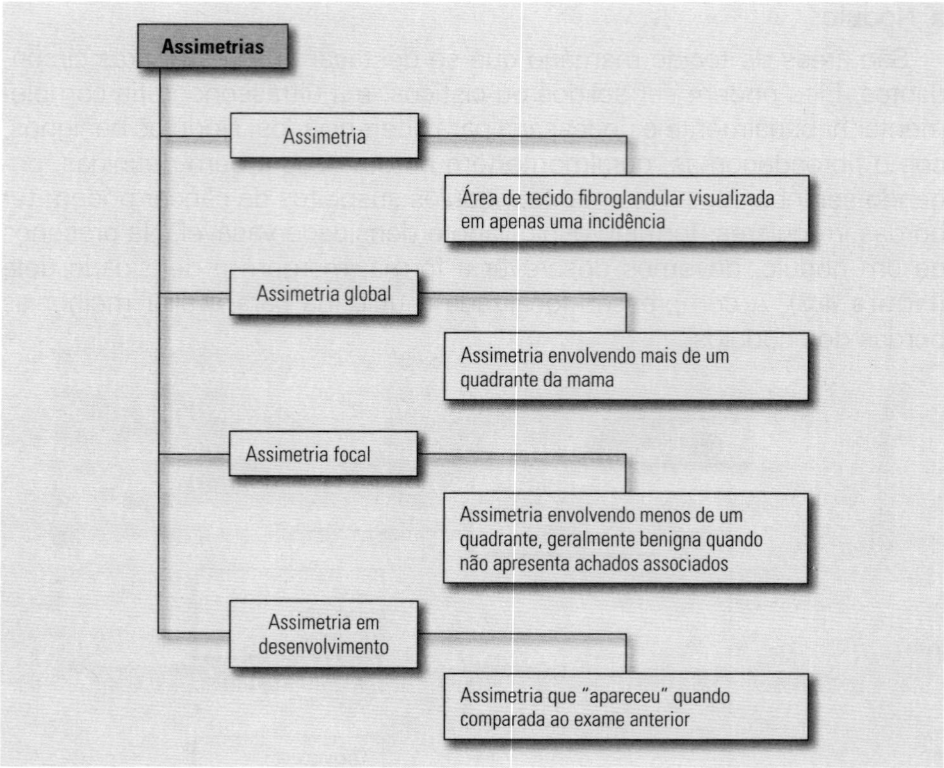

Figura 4.4. *Classificação das assimetrias.*

- Distorção arquitetural

A distorção arquitetural se refere a alterações na estrutura normal da mama, podendo ser caracterizada por desvios, estiramentos ou retrações anormais. Pode ser um sinal de câncer de mama, especialmente quando associada a outros achados, como espessamento da pele ou microcalcificações agrupadas. Uma compressão localizada habitualmente é utilizada no diagnóstico das distorções.

Achados associados

- Espessamento ou retração da pele

O espessamento ou retração da pele pode ser um achado preocupante na mamografia. No entanto, em algumas situações (pós-cirurgia ou radioterapia) o espessamento cutâneo pode ser normal.

- Adenopatias axilares

A presença de linfonodos aumentados nas axilas pode indicar a disseminação do câncer de mama para os gânglios linfáticos regionais. Além disso, quadros benignos também podem causar linfonodomegalia, como tuberculose, sarcoidose e reações vacinais. A ultrassonografia complementar é um excelente método para a avaliação dos linfonodos.

É importante destacar que a interpretação adequada dos achados mamográficos requer conhecimento e experiência por parte do imagenologista. Nem todos os achados suspeitos indicam necessariamente câncer.

Conclusão

Os achados mamográficos são comuns, e muitos deles são benignos. A mamografia é um excelente método para rastreamento do câncer de mama e também para diagnóstico e programação cirúrgica dos casos em que a doença é clínica. Um exame bem-feito diminui a taxa de falso negativo, portanto, o treinamento dos profissionais envolvidos tanto na sua realização quanto no laudo é fundamental. Muitas vezes é necessária a avaliação com incidências especiais e também a complementação com outros exames de imagem, a fim de se melhor definir os achados mamográficos.

Leitura sugerida

- Balleyguier C, Ayadi S, Van Nguyen K, Vanel D, Dromain C, Sigal R. BIRADS classification in mammography. Eur J Radiol. 2007;61(2):192-4.
- Eklund GW, Cardenosa G. The art of mammographic positioning. Radiol Clin North Am. 1992;30(1):21-53.
- Mercado CL. BI-RADS update. Radiol Clin North Am. 2014;52(3):481-7.
- Serwan E, Matthews D, Davies J, Chau M. Mammographic compression practices of force- and pressure-standardisation protocol: A scoping review. J Med Radiat Sci. 2020;67(3):233-42.
- Sickles EA. Mammographic features of malignancy found during screening. Recent Results Cancer Res. 1990;119:88-93.
- Spak DA, Plaxco JS, Santiago L, Dryden MJ, Dogan BE. BI-RADS® fifth edition: A summary of changes. Diagn Interv Imaging. 2017;98(3):179-90.

Capítulo 5

Principais alterações na ultrassonografia das mamas

André Mattar

Definição do método

A ultrassonografia das mamas, também conhecida como ultrassonografia mamária, é um exame de imagem complementar à mamografia que utiliza ondas sonoras de alta frequência para criar imagens detalhadas das estruturas internas das mamas. É um procedimento não invasivo, seguro e indolor que oferece informações adicionais sobre as alterações encontradas na mamografia ou no exame clínico das mamas.

Modo de realização

A ultrassonografia geralmente não requer preparação especial. Durante o procedimento a paciente é posicionada deitada em uma maca, e um gel condutor é aplicado na pele da mama para facilitar o deslizamento do transdutor de ultrassom. O imagenologista movimenta o transdutor sobre a pele, emitindo ondas sonoras de alta frequência, que são refletidas pelos tecidos internos da mama e captadas pelo transdutor, formando as imagens em tempo real em um monitor.

Indicações

A ultrassonografia mamária é um exame de imagem não invasivo que utiliza ondas sonoras de alta frequência para criar imagens detalhadas da mama. É comumente usado como um exame complementar à mamografia na avaliação de alterações mamárias. Embora a maioria das indicações para a ultrassonografia mamária possa variar de acordo com a situação clínica específica e a avaliação médica, algumas indicações com alto nível de evidência incluem:

1. **Avaliação de nódulos mamários:** a ultrassonografia é frequentemente usada para avaliar a natureza dos nódulos mamários, distinguindo-os entre lesões sólidas e císticas. Ela pode ajudar a determinar se um nódulo é benigno ou suspeito de malignidade.
2. **Caracterização de achados mamográficos suspeitos:** se um achado suspeito for identificado na mamografia, a ultrassonografia pode ser usada para avaliar mais detalhadamente a área de preocupação e auxiliar na decisão sobre a necessidade de biópsia.
3. **Avaliação de assimetrias ou distorções mamográficas:** quando há assimetrias ou distorções nas imagens da mamografia, a ultrassonografia pode ser usada para determinar a natureza delas, identificar possíveis nódulos e fornecer informações adicionais para o diagnóstico.
4. **Avaliação de implantes mamários:** a ultrassonografia pode ser utilizada para avaliar a integridade de implantes mamários, detectando possíveis extravasamentos, rupturas ou outras complicações. No entanto, a ressonância magnética é considerada o método de imagem mais sensível para a avaliação de implantes mamários.
5. **Avaliação de mamas densas:** em mulheres com mamas densas, em que a mamografia pode ter limitações na detecção de alterações, a ultrassonografia pode ser útil como uma modalidade complementar para detecção e caracterização de lesões.
6. **Acompanhamento de lesões benignas:** após o diagnóstico de uma lesão mamária benigna, a ultrassonografia pode ser usada para acompanhamento no longo prazo, verificando se há alterações no tamanho ou características da lesão.
7. **Guia de biópsias:** o ultrassom é o método preferencial para guiar biópsias percutâneas. Assim, tanto as punções por agulha fina quanto as biópsias por agulha grossa (*core biopsy*, ou biópsia a vácuo) podem ser utilizadas.

Controvérsias na indicação

Em algumas situações a ultrassonografia das mamas não tem evidências robustas. São elas:

1. **Avaliação de dor mamária não específica:** a ultrassonografia pode ser utilizada para investigar a causa da dor mamária quando

outros exames não mostraram anormalidades significativas. No entanto, seu benefício em casos de dor mamária não específica ainda é incerto.

2. **Rastreamento em mulheres assintomáticas:** atualmente a ultrassonografia mamária isolada não é recomendada como método de rastreamento de rotina em mulheres assintomáticas, pois não demonstrou ser tão eficaz quanto a mamografia para a detecção precoce do câncer de mama.
3. **Acompanhamento de lesões benignas em pacientes de baixo risco:** Em casos de lesões mamárias benignas de baixo risco a ultrassonografia pode ser usada como um método de acompanhamento em intervalos regulares, em vez de repetir a mamografia. No entanto, a frequência e a duração do acompanhamento ainda não estão bem estabelecidas.

É importante lembrar que essas indicações com baixo nível de evidência podem variar entre as diretrizes clínicas e depender da avaliação médica individualizada. O médico pode considerar a ultrassonografia mamária em situações clínicas específicas, mesmo em casos com baixo nível de evidência, para obter informações adicionais que possam auxiliar na tomada de decisões clínicas, uma vez que o procedimento é simples e não apresenta riscos adicionais.

Tipos de achados

As principais alterações identificadas na ultrassonografia das mamas são:

1. **Nódulos mamários:** os nódulos são uma das alterações mais comuns encontradas na ultrassonografia das mamas. Eles podem variar em tamanho, forma e características ecográficas. Alguns nódulos benignos comuns incluem fibroadenomas e adenomas. Os fibroadenomas são tumores sólidos benignos geralmente móveis e indolores. Na ultrassonografia, eles aparecem como massas sólidas, bem definidas, com margens regulares e características benignas, como hipoecogenicidade e ausência de vascularização significativa, muitas vezes lobulados. Os nódulos malignos são massas sólidas que podem ser palpáveis ou não. Na ultrassonografia eles aparecem como áreas hipoecoicas em relação ao tecido circundante, e ela ajuda a determinar as características do nódulo, como tamanho, forma, margens (bem definidas ou irregulares),

presença de calcificações, vascularização e outras características que podem indicar a probabilidade de ser benigno ou maligno. As características dos nódulos no ultrassom podem ser identificadas na **Figura 5.1**. A forma e a margem são as características mais importantes na predição de malignidade.

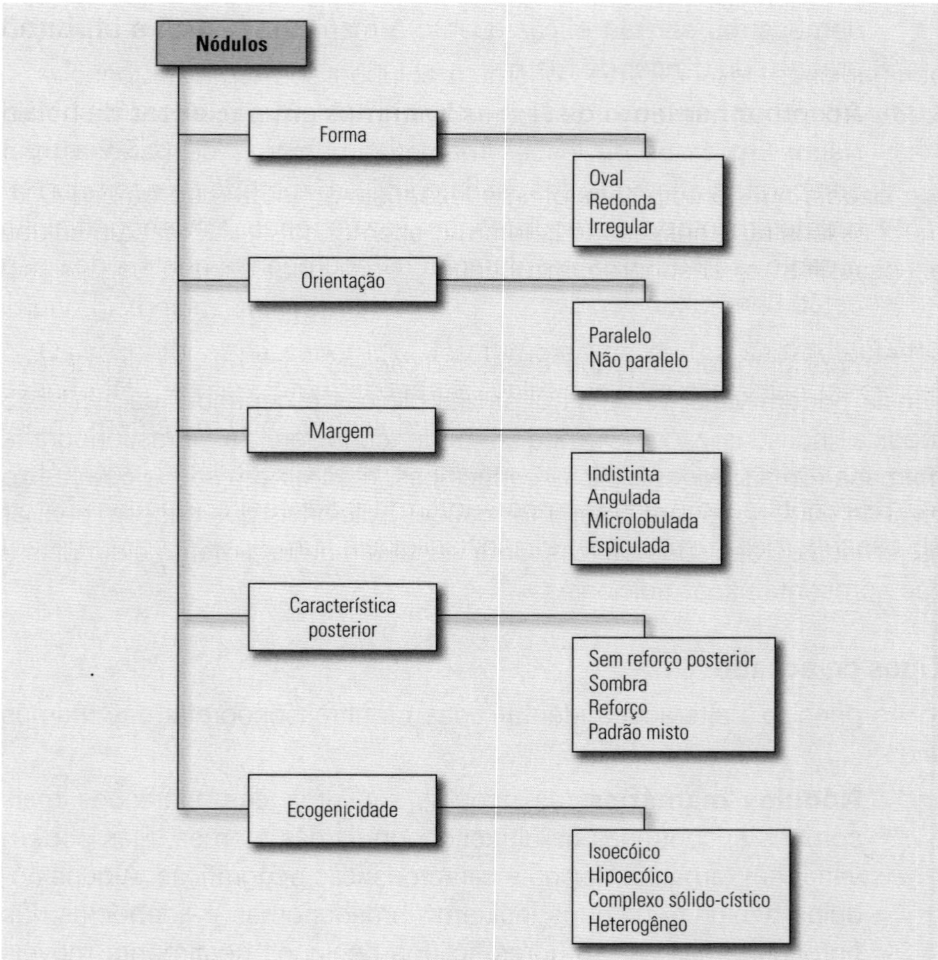

Figura 5.1. *Características dos nódulos no ultrassom.*

Nódulos ovais circunscritos e paralelos à pele são habitualmente classificados como BI-RADS 3, porém, podem ser classificados como categoria 2 quando são múltiplos e bilaterais. A simples presença de nódulo palpável não deve ser considerada como alteração suspeita; as características da imagem devem prevalecer para a classificação correta (**Figura 5.2**).

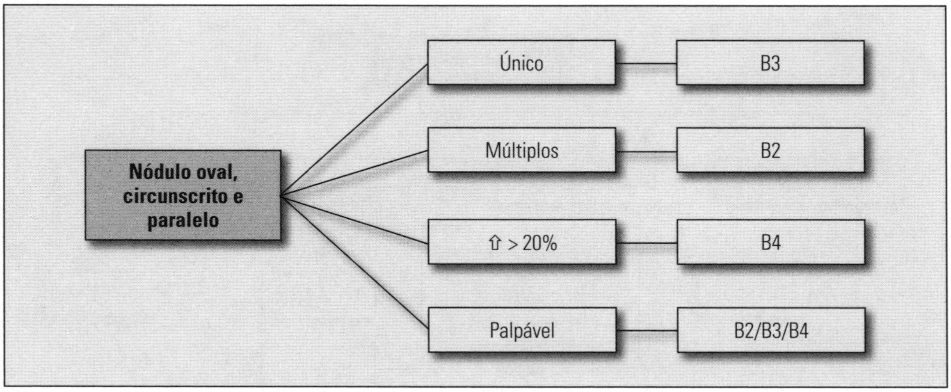

Figura 5.2. *Classificação dos nódulos.*

2. **Cistos mamários:** os cistos são lesões benignas preenchidas com líquido que podem se formar nas mamas. Eles aparecem como estruturas anecoicas na ultrassonografia, ou seja, são áreas completamente escuras. Os cistos mamários podem variar em tamanho e podem ser simples, com paredes finas e conteúdo líquido, ou complicados, com paredes espessas e conteúdo sólido. Geralmente os cistos simples são benignos, enquanto os complicados podem requerer uma avaliação adicional para descartar malignidade. Quando os cistos são pequenos (menor que 2 mm) e estão agrupados eles são chamados de microcistos agrupados, os quais geralmente são considerados achados benignos e não representam uma preocupação significativa. Eles podem ser encontrados em mulheres de várias idades e são mais comuns naquelas que estão na pré-menopausa. A presença de microcistos agrupados na mama não está associada a um aumento do risco de desenvolvimento de câncer de mama, e eles habitualmente são classificados como BI-RADS 3 (Figura 5.3). Um outro tipo de achado cístico é o cisto complicado ou cisto espesso, classificado como BI-RADS 3 e pela dificuldade em distinção pela ultrassonografia com nódulo sólido.
3. **Distorções arquiteturais:** referem-se a alterações na estrutura ou no padrão normal do tecido mamário que podem indicar a presença de lesões ou anormalidades e se manifestar como áreas de retração, deslocamento ou distorção do tecido mamário em relação à sua configuração normal. Essas alterações podem afetar a forma, o contorno e a distribuição do tecido mamário e ocorrer devido a várias condições, como cicatrizes, fibrose, alterações benignas do

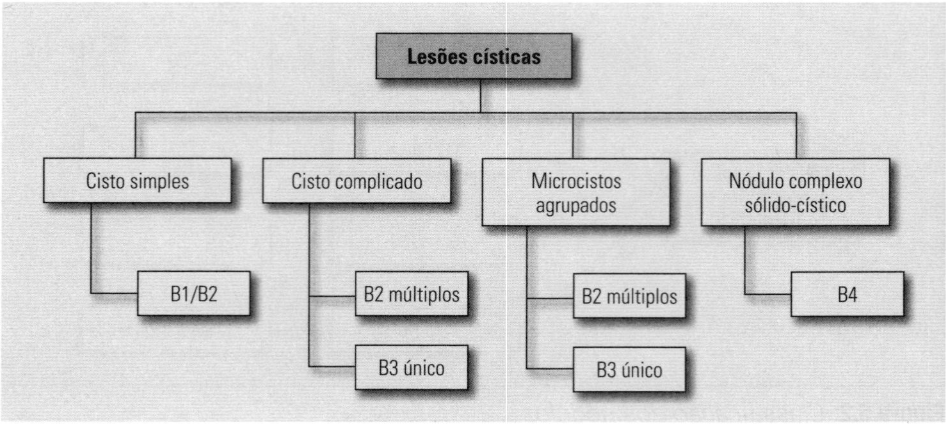

Figura 5.3. *Lesões císticas da mama.*

tecido mamário, bem como devido à presença de lesões malignas, como o carcinoma invasivo. Também podem causar um rearranjo da estrutura mamária normal, e no ultrassom são habitualmente descritas como áreas de ecogenicidade alterada, descontinuidades ou retrações na imagem. Além disso, elas podem aparecer como linhas hiperecoicas, áreas hipoecoicas, sombras acústicas ou deslocamentos do tecido circundante. A presença de distorções arquiteturais no ultrassom de mama pode exigir uma investigação mais aprofundada, como a realização de exames adicionais, incluindo a mamografia, ressonância magnética das mamas ou até mesmo uma biópsia.

4. **Linfonodos axilares:** os linfonodos axilares podem ser visualizados na ultrassonografia das mamas. Se houver suspeita de disseminação do câncer de mama para os linfonodos axilares, a ultrassonografia pode ser usada para avaliar o tamanho, a forma e a vascularização deles, auxiliando na determinação do estágio da doença.
5. **Alterações ductais:** a ultrassonografia também pode revelar distúrbios ductais, como ectasia ductal, que é uma dilatação dos ductos mamários. Essa condição geralmente é benigna, mas pode causar dor, fluxo papilar e outras queixas.
6. **Lesões complexas:** algumas lesões mamárias podem apresentar características complexas na ultrassonografia, incluindo características mistas de tecido sólido e cístico, margens irregulares, padrões de vascularização incomuns ou outras condições que não

são claramente benignas. Essas lesões podem exigir uma avaliação adicional, como biópsia, para determinar sua natureza e se são benignas ou malignas.

Conclusão

A ultrassonografia é um excelente método complementar. Apesar de ser um operador dependente, ela pode ajudar nos casos duvidosos e, por ser em tempo real, é o melhor recurso a ser utilizado para guiar os procedimentos invasivos.

Leitura sugerida

- Balleyguier C, Ayadi S, Van Nguyen K, Vanel D, Dromain C, Sigal R. BIRADS classification in mammography. Eur J Radiol. 2007;61(2):192-4.
- Elfgen C, Leo C, Kubik-Huch RA, Muenst S, Schmidt N, Quinn C et al. Third International Consensus Conference on lesions of uncertain malignant potential in the breast (B3 lesions). Virchows Arch. 2023;483(1)5-20.
- Klimberg VS, Rivere A. Ultrasound image-guided core biopsy of the breast. Chin Clin Oncol. 2016;5(3):33.
- Levy L, Suissa M, Chiche JF, Teman G, Martin B. BIRADS ultrasonography. Eur J Radiol. 2007;61(2):202-11.
- Mercado CL. BI-RADS update. Radiol Clin North Am. 2014;52(3):481-7.
- Rageth CJ, O'Flynn EA, Comstock C, Kurtz C, Kubik R, Madjar H et al. First International Consensus Conference on lesions of uncertain malignant potential in the breast (B3 lesions). Breast Cancer Res Treat. 2016;159(2):203-13.
- Rageth CJ, O'Flynn EAM, Pinker K, Kubik-Huch RA, Mundinger A, Decker T et al. Second International Consensus Conference on lesions of uncertain malignant potential in the breast (B3 lesions). Breast Cancer Res Treat. 2019;174(2):279-96.
- Siegmann-Luz KC, Bahrs SD, Preibsch H, Hattermann V, Claussen CD. Management of breast lesions detectable only on MRI. Rofo. 2014;186(1):30-6.
- Spak DA, Plaxco JS, Santiago L, Dryden MJ, Dogan BE. BI-RADS® fifth edition: A summary of changes. Diagn Interv Imaging. 2017;98(3):179-90.
- Wang M, He X, Chang Y, Sun G, Thabane L. A sensitivity and specificity comparison of fine needle aspiration cytology and core needle biopsy in evaluation of suspicious breast lesions: A systematic review and meta-analysis. Breast. 2017;31:157-66.

Capítulo 6

Principais alterações na ressonância magnética das mamas

André Mattar

Definição do método

A ressonância magnética das mamas é um exame de imagem avançado e não invasivo que utiliza campos magnéticos e ondas de radiofrequência para criar imagens detalhadas das estruturas internas das mamas. Essas imagens são obtidas pela interação dos núcleos de hidrogênio presentes nos tecidos mamários com o campo magnético do equipamento de ressonância magnética. O exame combina achados morfológicos (identificados pela imagem) com funcionais, uma vez que utiliza contraste com o gadolínio, que infere a vascularização.

Modo de realização

Durante o exame a paciente é posicionada em uma mesa deslizante que é introduzida no interior do aparelho de ressonância magnética. A partir daí são geradas séries de imagens transversais em diferentes planos anatômicos, permitindo uma visualização abrangente das mamas.

Preparação

1. Antes do exame é importante informar sobre quaisquer implantes mamários, dispositivos médicos ou objetos metálicos presentes no corpo, pois eles podem interferir.

2. Na maior parte dos casos pode ser necessário o uso de contraste intravenoso para melhorar a visualização das estruturas das mamas. O contraste geralmente utilizado é o gadolínio, que é administrado durante o exame por meio de uma veia periférica.

Procedimento

1. A paciente é posicionada deitada em uma mesa deslizante que entra no tubo do aparelho de ressonância magnética.
2. Durante o exame é importante que a paciente permaneça imóvel, para que seja possível obter imagens nítidas e de qualidade.
3. O aparelho de ressonância magnética emite ruídos durante o procedimento, o que é normal. Fones de ouvido ou protetores auriculares podem ser fornecidos para reduzir o desconforto.

Técnica

1. O exame de ressonância magnética das mamas é realizado em diferentes sequências, que podem incluir sequências ponderadas em T1 e T2, além de sequências dinâmicas após a administração do contraste intravenoso.
2. As sequências ponderadas em T1 são úteis para avaliar a anatomia geral das mamas e fornecer informações sobre a composição dos tecidos mamários.
3. As sequências ponderadas em T2 são sensíveis para identificar alterações patológicas, como lesões ou outras alterações nas mamas.
4. As sequências dinâmicas são realizadas após a injeção do contraste intravenoso. Elas permitem visualizar o realce das lesões e avaliar a vascularização dos tecidos mamários, auxiliando na detecção e caracterização de tumores malignos.
5. A duração do exame pode variar, mas geralmente leva de 30 a 60 minutos, dependendo do protocolo utilizado e da necessidade de sequências adicionais.

Indicações com alto nível de evidência

A ressonância magnética das mamas é um exame que possui diversas indicações clínicas com alto nível de evidência. Aqui estão algumas das principais.

1. Avaliação de lesões suspeitas na mamografia ou ultrassonografia: A ressonância magnética das mamas é frequentemente utilizada para

avaliar lesões suspeitas detectadas em exames de rastreamento, como a mamografia ou a ultrassonografia. Ela pode fornecer informações adicionais sobre a natureza das lesões e auxiliar na tomada de decisão clínica especialmente em casos de mamas densas ou quando há limitações na avaliação das lesões.

2. Diagnóstico e estadiamento do câncer de mama: A ressonância magnética das mamas desempenha um papel importante no diagnóstico e estadiamento do câncer de mama. Ela é frequentemente utilizada em casos de diagnóstico inicial para avaliar a extensão do tumor, identificar lesões adicionais e determinar a presença de metástases em linfonodos ou em outras partes do corpo. Apesar disso, estudos recentes identificaram maiores taxas de mastectomias em pacientes que realizaram o exame pré-operatório sem qualquer ganho de sobrevida.
3. Avaliação de resposta ao tratamento: A ressonância magnética das mamas é útil para monitorar a resposta ao tratamento em pacientes com câncer de mama. Ela pode fornecer informações sobre a redução do tamanho do tumor e mudanças no padrão de realce das lesões, além de avaliar a eficácia das terapias administradas.
4. Avaliação de pacientes de alto risco: A ressonância magnética das mamas é frequentemente recomendada em pacientes com alto risco de desenvolver câncer de mama, como indivíduos com mutações genéticas BRCA1 e BRCA2, histórico familiar significativo ou síndromes genéticas associadas. Esse exame pode detectar lesões precoces ou ocultas que podem não ser identificadas em outros exames de imagem, contribuindo para a detecção precoce e o gerenciamento adequado do risco.
5. Avaliação de implantes mamários: A ressonância magnética é uma modalidade de imagem de referência para avaliar a integridade e a posição de implantes mamários. Ela é frequentemente utilizada para detectar rupturas, vazamentos ou contratura capsular (formação de uma cápsula fibrosa ao redor do implante) e auxiliar na avaliação de complicações relacionadas aos implantes.

É importante ressaltar que a decisão de realizar a ressonância magnética das mamas deve ser baseada em uma avaliação individualizada, levando em consideração fatores clínicos, histórico médico e discussão entre a paciente e o médico responsável. A interpretação dos resultados deve ser feita por um imagenologista especializado em imagem das mamas.

Indicações com baixa evidência – controvérsias

Embora a ressonância magnética das mamas tenha várias indicações com alto nível de evidência, existem algumas situações em que as evidências são mais limitadas ou não tão conclusivas. Essas indicações com baixo nível de evidência incluem os casos a seguir.

1. **Rastreamento populacional de rotina:** a ressonância magnética das mamas como método de rastreamento em toda a população de mulheres assintomáticas ainda não é amplamente recomendada. Embora em algumas situações ela possa detectar mais lesões do que a mamografia, seu uso generalizado como exame de triagem em toda a população feminina requer mais estudos para avaliar os benefícios e desvantagens.
2. **Avaliação de nódulos mamários benignos:** para a avaliação de nódulos mamários benignos, como cistos ou fibroadenomas, a ressonância magnética geralmente não é recomendada como primeira opção de exame. Outras modalidades de imagem, como mamografia e ultrassonografia, normalmente são suficientes.
3. **Avaliação de dor mamária não específica:** a ressonância magnética das mamas não é amplamente indicada para a avaliação de dor mamária sem achados clínicos ou exames de imagem suspeitos. Em casos de dor mamária não específica, outros exames de imagem, como a mamografia e a ultrassonografia, podem ser mais adequados para avaliar as possíveis causas.
4. **Monitoramento de lesões benignas estáveis:** se uma lesão mamária benigna já foi adequadamente avaliada e se mantém estável ao longo do tempo, a ressonância magnética geralmente não é necessária para monitoramento contínuo. O acompanhamento clínico e a realização de exames de imagem como mamografia e ultrassonografia são suficientes.

Tipos de achados

A ressonância magnética das mamas oferece várias vantagens em relação a exames de imagem como a mamografia e a ultrassonografia. Ela possui uma alta sensibilidade na detecção de lesões mamárias, especialmente em mulheres com mamas densas, além de poder fornecer informações detalhadas sobre a vascularização das lesões e a perfusão sanguínea das mamas, auxiliando na caracterização e estadiamento do câncer de mama.

Algumas das principais alterações que podem ser identificadas na ressonância magnética das mamas estão descritas a seguir.

Nódulos

A ressonância magnética é muito sensível na detecção de massas ou nódulos nas mamas, que podem variar em tamanho, forma e características de realce. Ela pode ajudar a diferenciar essas lesões entre sólidas e císticas, bem como fornecer informações sobre a vascularização e o padrão de realce delas. A análise do formato, margens e realce da lesão auxilia na determinação da sua natureza benigna ou maligna.

Na ressonância magnética, um nódulo maligno da mama pode apresentar características distintas, que sugerem sua natureza maligna.

a) **Morfologia irregular:** um nódulo maligno pode ter uma forma irregular ou espiculada, em oposição a um contorno suave e arredondado, comum em nódulos benignos. A presença de margens irregulares pode indicar a invasão do tecido circundante.

b) **Realce heterogêneo e rápido:** os nódulos malignos na ressonância magnética geralmente exibem um padrão de realce heterogêneo e rápido após a administração de contraste intravenoso. Isso ocorre devido à formação de vasos sanguíneos anormais e ao aumento da permeabilidade vascular no tumor.

c) **Curva de realce *washout*:** a curva de realce do nódulo na ressonância magnética pode mostrar um pico inicial de realce seguido por um rápido declínio, caracterizando o padrão conhecido como *washout*. Esse padrão sugere uma maior probabilidade de malignidade.

d) **Prolongamento do tempo de realce:** nódulos malignos podem exibir um tempo de realce prolongado em comparação aos nódulos benignos. Isso ocorre devido à maior neovascularização e à maior permeabilidade vascular associada a lesões malignas.

e) **Invasão de estruturas adjacentes:** em casos avançados, os nódulos malignos podem invadir e comprometer estruturas adjacentes, como a pele, a parede torácica ou os músculos. Essa invasão pode ser visualizada na ressonância magnética e sugere um estágio mais avançado do câncer de mama.

Realce anormal

A ressonância magnética das mamas avalia o realce do tecido mamário após a administração de contraste intravenoso. Áreas de realce anormal podem indicar a presença de lesões suspeitas ou alterações vasculares. O padrão de realce pode ser observado como homogêneo, heterogêneo, em anel ou irregular e ajuda na caracterização das lesões.

Algumas características comuns observadas em um realce suspeito da mama na ressonância magnética são descritas a seguir.

a) **Realce irregular:** o realce suspeito pode ser observado como uma área de realce com contorno irregular, em oposição a um padrão de realce homogêneo e suave comumente observado em tecido mamário normal ou lesões benignas.
b) **Realce heterogêneo:** o realce suspeito pode exibir um padrão de heterogêneo, com áreas de intensidade de sinal variável dentro da lesão. Isso pode indicar a presença de heterogeneidade estrutural, como áreas de necrose, calcificações ou vascularização desorganizada.
c) **Realce focal:** o realce suspeito pode se apresentar como uma área focal ou nodular com aumento significativo de sinal em relação ao tecido mamário circundante. A presença de um nódulo com características irregulares ou de bordas espiculadas pode levantar preocupações adicionais.
d) **Realce anelar:** em alguns casos, o realce suspeito pode ser observado como um anel de realce ao redor de uma área central de baixo sinal. Esse padrão de realce anelar pode ser indicativo de lesões malignas, como um carcinoma invasivo com componente central de necrose.
e) **Distribuição segmentar ou linear:** o realce suspeito pode apresentar uma distribuição segmentar ou linear que segue os ductos mamários. Essa distribuição pode ser observada em condições como o carcinoma ductal *in situ*, em que as células malignas estão restritas aos ductos mamários.

Edema

A ressonância magnética é capaz de identificar um edema nas mamas, que pode ser causado por diferentes condições, como inflamação, infecção ou trauma. O edema é visualizado como um aumento do sinal na imagem, indicando alterações no tecido mamário.

Distorção arquitetural

A ressonância magnética é capaz de detectar alterações na arquitetura das mamas, que podem aparecer na forma de distorções na distribuição do tecido mamário, retrações ou áreas de assimetria. Essas alterações podem estar relacionadas a lesões neoplásicas, como o carcinoma ductal *in situ*, ou a alterações benignas, como fibrose ou cicatrizes.

Dilatação ductal

A ressonância magnética pode revelar dilatação anormal dos ductos mamários, que pode ser causada por diversas condições, como em casos de ectasia ductal, uma condição benigna, mas também pode estar associada a lesões malignas, como o carcinoma ductal *in situ*.

Linfonodos aumentados

Os linfonodos axilares e mamários podem ser avaliados pela ressonância magnética, e a presença de linfonodos aumentados pode ser indicativa de inflamação, infecção ou envolvimento metastático. O tamanho, a forma, o padrão de realce e a presença de características suspeitas ajudam na avaliação da natureza deles.

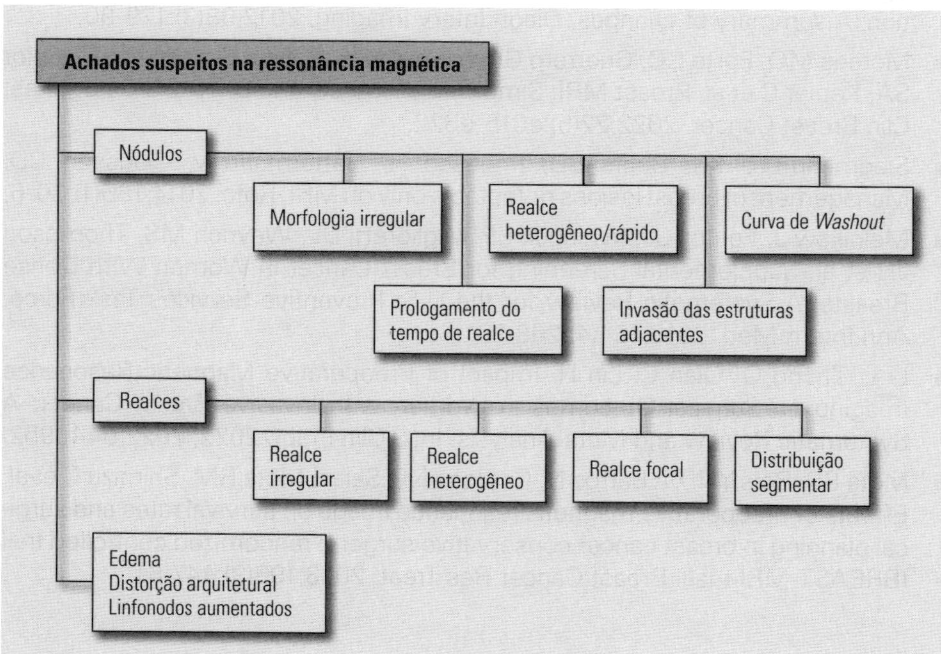

Figura 6.1. *Achados suspeitos na ressonância magnética.*

Conclusão

A ressonância magnética das mamas é um exame de imagem importante para a detecção do câncer de mama, mas é essencial destacar que a interpretação de seus resultados requer conhecimento e experiência por parte do imagenologista, pois a análise detalhada das imagens é fundamental para uma correta avaliação das alterações identificadas. Ela deve ser utilizada de forma criteriosa, de acordo com as indicações clínicas específicas. Seu uso indiscriminado pode aumentar a taxa de falso-positivo e as taxas de mastectomia sem ganhos na sobrevida.

Leitura sugerida

- Guillaume R, Taieb S, Ceugnart L, Deken-Delannoy V, Faye N. BIRADS 3 MRI lesions: Was the initial score appropriate and what is the value of the blooming sign as an additional parameter to better characterize these lesions? Eur J Radiol. 2016;85(2):337-45.
- Mercado CL. BI-RADS update. Radiol Clin North Am. 2014;52(3):481-7.
- Spak DA, Plaxco JS, Santiago L, Dryden MJ, Dogan BE. BI-RADS® fifth edition: A summary of changes. Diagn Interv Imaging. 2017;98(3):179-90.
- Moraes MO, Forte GC, Guerrero Guimarães ADS, Paixão Grando MBF, Junior SA, Kepler C et al. Breast MRI: Simplifying Protocol and BI-RADS Categories. Clin Breast Cancer. 2022;22(5):e615-e622.
- Siegmann-Luz KC, Bahrs SD, Preibsch H, Hattermann V, Claussen CD. Management of breast lesions detectable only on MRI. Rofo. 2014;186(1):30-6.
- Melnikow J, Fenton JJ, Whitlock EP, Miglioretti DL, Weyrich MS, Thompson JH et al. Supplemental Screening for Breast Cancer in Women With Dense Breasts: A Systematic Review for the U.S. Preventive Services Task Force. Ann Intern Med. 2016;164(4):268-78.
- Li L, Zhang Q, Qian C, Lin H. Impact of Preoperative Magnetic Resonance Imaging on Surgical Outcomes in Women with Invasive Breast Cancer: A Systematic Review and Meta-Analysis. Int J Clin Pract. 2022; 2022:6440952.
- Mota BS, Reis YN, de Barros N, Cardoso NP, Salani Mota RM, Shimizu C et al. Effects of preoperative magnetic resonance image on survival rates and surgical planning in breast cancer conservative surgery: randomized controlled trial (BREAST-MRI trial). Breast Cancer Res Treat. 2023;198(3):447-61.

Capítulo 7

Biópsias percutâneas – aspectos radiológicos

André Mattar

Introdução

Biópsias percutâneas mamárias são procedimentos minimamente invasivos realizados para obter amostras de tecido mamário para análise laboratorial. Elas são frequentemente utilizadas para diagnosticar e caracterizar alterações suspeitas encontradas na mama, como nódulos, calcificações ou outras anomalias detectadas em exames de imagem, como mamografia, ultrassonografia ou ressonância magnética. A principal vantagem das biópsias percutâneas em relação à cirurgia aberta é a sua natureza minimamente invasiva, que geralmente envolve menos desconforto, menor risco de complicações e tempo de recuperação mais rápido. Podem ser realizadas de forma ambulatorial ou em regime hospitalar, dependendo da técnica específica utilizada e das características individuais da paciente.

Indicação para investigação

O termo BI-RADS é um acrônimo para *Breast Imaging Reporting and Data System*, que significa Sistema de Relatórios e Dados de Imagem Mamária. O BI-RADS é um sistema desenvolvido pelo Colégio Americano de Radiologia (ACR) para padronizar a descrição, categorização e o relatório dos achados de imagem mamária, especialmente em exames de mamografia e ultrassonografia.

O principal objetivo dele é oferecer uma linguagem padronizada e um sistema de classificação que ajude os radiologistas a comunicar de forma clara e consistente os resultados dos exames de imagem mamária para outros profissionais de saúde, incluindo médicos clínicos e cirurgiões.

O sistema BI-RADS utiliza categorias numeradas de 0 a 6 para descrever os achados mamográficos e ultrassonográficos, fornecendo uma avaliação de risco (Tabela 7.1).

- **BI-RADS 0:** avaliação adicional necessária. Casos em que é necessário realizar exames adicionais para uma avaliação completa, como incidências mamográficas especiais, ultrassonografia complementar ou ainda comparação com exames prévios.
- **BI-RADS 1:** achados negativos. Não há evidências de anormalidades significativas.
- **BI-RADS 2:** achados benignos. Há achado, porém, caracteristicamente benigno, que não requer preocupação adicional.
- **BI-RADS 3:** achado provavelmente benigno. O achado é altamente sugestivo de benignidade (risco de câncer inferior a 2%) e portanto requer acompanhamento de curto prazo (habitualmente em 6 meses).
- **BI-RADS 4:** suspeito de malignidade. Há uma anormalidade que tem uma probabilidade significativa de ser maligna, mas não é diagnóstica. São fornecidas subcategorias de BI-RADS 4 para ajudar a avaliar o risco de malignidade (risco de câncer entre 2% e 95%). Há uma subdivisão opcional da categoria 4 em 4a, 4b e 4c relacionada com o risco de malignidade.
- **BI-RADS 5:** altamente suspeito de malignidade. Os achados são altamente suspeitos, e uma biópsia é fortemente recomendada (risco de câncer superior a 95%).
- **BI-RADS 6:** malignidade conhecida. O câncer de mama já foi diagnosticado em uma amostra anterior e não requer confirmação adicional (habitualmente utilizado para exames de segunda opinião ou acompanhamento de tratamento neoadjuvante).

O sistema BI-RADS é amplamente utilizado internacionalmente como uma ferramenta para padronizar a interpretação e a comunicação dos resultados de exames de imagem mamária, ajudando a guiar as decisões clínicas e a garantir um tratamento adequado para as pacientes.

Assim, pacientes com achados BI-RADS 4 ou 5 habitualmente vão necessitar de biópsias percutâneas. Em algumas situações especiais os achados de BI-RADS 3 também devem ser submetidos a biópsias, principalmente em pacientes de alto risco, programação de cirurgias, gravidez ou reposição hormonal e dificuldade de acompanhamento.

Tabela 7.1. *Classificação BI-RADS®*

Avaliação geral	Conduta	Probabilidade de câncer
Categoria 0: incompleta – necessidade de exames adicionais e/ou exames anteriores	Reconvocação	
Categoria 1: negativa	Rotina	0%
Categoria 2: benigna	Rotina	0%
Categoria 3: provavelmente bengina	Seguimento em 6 meses	0 a ≤ 2%
Categoria 4: suspeita para malignidade • Categoria 4A: baixa suspeita • Categoria 4B: suspeita moderada • Categoria 4C: alta suspeita	Biópsia*	> 2% a < 95% > 2% a ≤ 10% > 10% a ≤ 50% > 50% a < 10%
Categoria 5: altamente sugestiva para malignidade	Biópsia percutânea Biópsia cirúrgica**	≥ 10%
Categoria 6: malignidade confirmada	Excisão cirúrgica quando clinicamente apropriado	

Tipos de biópsias percutâneas

Existem diferentes técnicas de biópsias percutâneas mamárias disponíveis, sendo as mais comuns as expostas a seguir.

Biópsia aspirativa por agulha fina (BAAF)

Nesse procedimento, uma agulha fina é inserida na área suspeita da mama para aspirar células ou fluido para análise citológica. A BAAF é frequentemente usada para esvaziar cistos, sintomáticos ou duvidosos, puncionar coleções, sendo elas pós-operatórias ou ainda abscessos, e ainda avaliar nódulos mamários sólidos (sendo atualmente gradativamente substituída por biópsia por agulha grossa).

Biópsia por agulha grossa (BAG ou core biopsy*)*

Nessa técnica, uma agulha mais grossa, de calibre de 12 ou 14 gauge, é usada para remover fragmentos de para análise histopatológica. A BAG é frequentemente utilizada para diagnosticar lesões suspeitas ou mesmo duvidosas e atualmente é o método preferencial para investigação de nódulos quando guiada por ultrassonografia.

Biópsia a vácuo

A biópsia a vácuo, comumente conhecida por Mammotomia, é frequentemente utilizada para mostrar múltiplas áreas da mama em um único procedimento. Essa técnica é usada para avaliação de nódulos pela ultrassonografia, principalmente naqueles menores que 1 cm, e envolve o uso de um dispositivo especializado que, por sucção, remove amostras de tecido mamário para análise histopatológica. Ela também é indicada para lesões papilíferas identificadas no ultrassom e muitas vezes para as distorções arquiteturais e microcalcificações identificadas na mamografia. Habitualmente são utilizadas agulhas com calibre entre 9 e 11 gauge, e um clipe metálico é colocado na região biopsiada como forma de marcação.

Resseção a vácuo (VAE)

Também conhecida como biópsia ou excisão mamária a vácuo, é um procedimento minimamente invasivo, porém, com agulha mais calibrosa que a biópsia a vácuo (7 ou 8 gauge). É uma alternativa à cirurgia tradicional que tem sido utilizada na retirada de nódulos benignos e lesões em que o risco de subestimação é maior, como lesões papilíferas e hiperplasias, atualmente classificadas como B3 ou de potencial maligno incerto. Durante a ressecção mamária a vácuo uma grande quantidade de tecido é retirado, e, para se considerar uma VAE, o mínimo a ser retirado são 4 gramas. É um procedimento rápido e relativamente seguro, com menor trauma e menor risco de complicações em comparação à cirurgia tradicional, e geralmente é realizado em caráter ambulatorial, ou seja, não requer hospitalização prolongada. Assim como na biópsia a vácuo, aqui também um clipe metálico é colocado na região biopsiada. Por fim, é importante ressaltar que a ressecção mamária a vácuo não é apropriada para todos os casos, e a decisão de realizá-la deve ser baseada na avaliação médica individualizada, pois os riscos de complicações são maiores que na biópsia a vácuo.

Critérios de seleção para as biópsias

As indicações específicas de cada tipo de biópsia percutânea mamária podem variar dependendo da situação clínica e das características da lesão mamária. No entanto, a seguir estão algumas indicações gerais para cada tipo de biópsia.

Biópsia aspirativa por agulha fina (BAAF)

Usada para obter amostras de células do nódulo para análise citológica, ajudando a determinar se ele é benigno ou maligno, com a maior disponibilidade da biópsia por agulha grossa (que apresenta menor taxa de resultados inconclusivos), a BAAF tem sido cada vez menos indicada nos nódulos. Porém, quando há uma coleção, abscesso ou cisto sintomático ou duvidoso, a BAAF é o exame de eleição. Essa técnica ainda pode ser usada em avaliação de linfonodos, por se tratar de exame simples e com poucos riscos.

Biópsia por agulha grossa (BAG)

Essa técnica pode ser utilizada para obter uma amostra de tecido para análise histopatológica quando uma lesão suspeita é visualizada em exames de imagem (como mamografia ou ultrassonografia), mas não é palpável. Ela também pode ser utilizada em lesões palpáveis (como nódulos), sendo feita à mão livre ou por ultrassonografia, mas habitualmente o procedimento é realizado por ultrassonografia (para nódulos e distorções). Nas alterações mamográficas não identificadas no ultrassom, como microcalcificações e assimetrias, há a possibilidade de se guiar a biópsia por mamografia (estereotaxia). Apesar disso, a BAG por mamografia tem um falso-negativo maior e taxas de sucesso menor quando comparada com a biópsia a vácuo.

Biópsia a vácuo

É frequentemente utilizada para obter amostras de lesões mamárias não palpáveis, especialmente quando múltiplas amostras de diferentes áreas da mama são necessárias para diagnóstico e caracterização. É o método preferencial quando a lesão aparece apenas na mamografia ou ressonância magnética.

Ressecção a vácuo (VAE)

É utilizada na retirada de nódulos benignos, sendo eles palpáveis ou não. Atualmente a VAE pode ser considerada em casos de lesões mamárias classificadas como B3, ou seja, com comportamento incerto, que apresentam características que não são definitivamente benignas, mas também não têm características definitivas de malignidade. Essas lesões podem incluir hiperplasias atípicas, lesões papilares ou outras alterações histológicas que levantem dúvidas sobre sua natureza. Nesses casos, a VAE pode ser uma opção útil para obter uma amostra maior e mais representativa do tecido, a fim de realizar uma análise histopatológica mais detalhada e determinar a natureza da lesão de forma mais precisa. Essa técnica permite a remoção do tecido suspeito ou anormal com orientação por imagem, como ultrassonografia ou mamografia, garantindo uma remoção mais precisa. A análise histopatológica da amostra obtida por VAE pode fornecer informações adicionais sobre a natureza da lesão e ajudar no planejamento do tratamento adequado. Dependendo dos resultados da análise, outras intervenções ou procedimentos terapêuticos podem ser necessários, como cirurgia de remoção mais extensa ou acompanhamento mais próximo.

Limitações de cada método

Biópsia aspirativa por agulha fina (BAAF)

Esse método fornece uma amostra de células individuais ou grupos de células, o que pode limitar a avaliação do tecido em termos de arquitetura e composição celular. Devido ao tamanho pequeno da amostra, pode haver dificuldades em obter amostras representativas de lesões maiores ou heterogêneas. Em alguns casos, a BAAF pode fornecer resultados indeterminados, nos quais não é possível confirmar definitivamente se a lesão é benigna ou maligna.

Biópsia por agulha grossa (BAG)

Embora forneça uma amostra maior de tecido em comparação à BAAF, ainda há uma chance de erro na interpretação histopatológica. Pode ocorrer a subestimação de lesões malignas ou a superestimação de lesões benignas. Risco de complicações: A BAG é um procedimento mais invasivo e, portanto, apresenta um risco ligeiramente maior de complicações, como sangramento, infecção ou formação de hematomas. Essa biópsia pode ter dificuldade em avaliar certas lesões, como lesões papilíferas e microcalcificações, devido à quantidade de tecido retirada.

Biópsia a vácuo

A biópsia a vácuo é um procedimento mais invasivo e pode apresentar um risco ligeiramente maior de complicações, como sangramento, hematoma ou infecção. Em algumas situações, especialmente em lesões de difícil acesso ou profundas na mama, a biópsia a vácuo pode ser limitada em termos de alcance e capacidade de obter uma amostra representativa.

Ressecção a vácuo (VAE)

Por utilizar uma agulha mais calibrosa, a VAE pode apresentar risco maior de complicações, como sangramento, hematoma ou infecção.

Conduta pós-biópsia

A conduta pós-biópsia percutânea da mama, resumida na **Figura 7.1**, pode variar dependendo dos resultados obtidos na análise histopatológica.

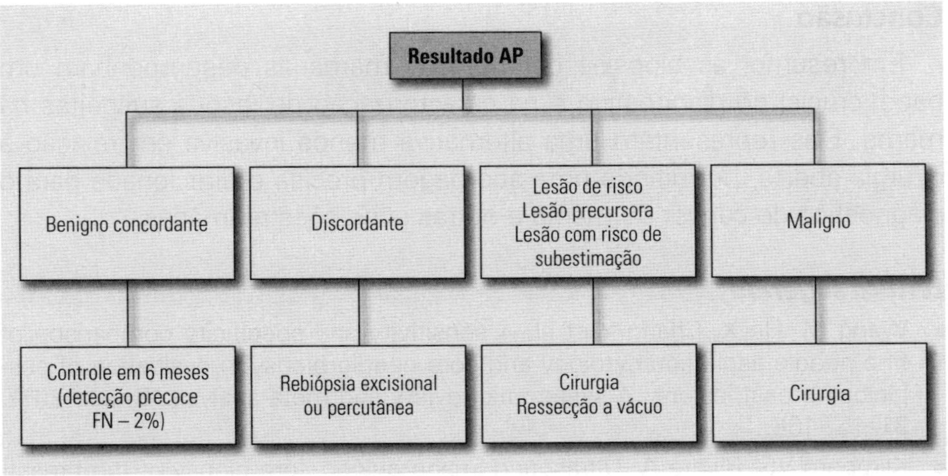

Figura 7.2. *Fluxograma das possibilidades de conduta pós-biópsia.*

Biópsia percutânea benigna

Se a biópsia percutânea revelar um resultado benigno, geralmente não é necessária uma intervenção adicional. No entanto, pode ser recomendado um acompanhamento precoce (4 a 6 meses) com exames de imagem para monitorar qualquer mudança na lesão ao longo do tempo.

Lesão de risco intermediário (B3)

Se a biópsia percutânea resultar em uma lesão de risco intermediário, como hiperplasia atípica ou lesão papilar, a conduta pode variar. Dependendo do caso e dos fatores de risco individuais, pode-se recomendar uma VAE ou uma excisão cirúrgica para obter uma avaliação mais adequada.

Lesão maligna (câncer)

Se a biópsia percutânea confirmar a presença de um tumor maligno, a conduta dependerá do tipo, do estágio e de outros fatores relacionados ao câncer de mama.

Resultado inconclusivo

Em alguns casos, a biópsia percutânea pode resultar em um resultado inconclusivo, ou seja, não fornece informações definitivas sobre a natureza da lesão. Nesses casos, o médico pode recomendar uma nova biópsia percutânea ou ainda a ressecção.

Conclusão

Em resumo, as biópsias percutâneas mamárias desempenham um papel crucial no diagnóstico e na caracterização de lesões suspeitas da mama. Elas representam uma alternativa menos invasiva em relação à cirurgia aberta, permitindo uma abordagem precisa e direcionada para o diagnóstico do câncer de mama e outras condições mamárias.

Leitura sugerida

- Wang M, He X, Chang Y et al. A sensitivity and specificity comparison of fine needle aspiration cytology and core needle biopsy in evaluation of suspicious breast lesions: A systematic review and meta-analysis. Breast 2017; 31: 157-166.
- Klimberg VS, Rivere A. Ultrasound image-guided core biopsy of the breast. Chin Clin Oncol 2016; 5 (3): 33.
- Bahl M. Management of High-Risk Breast Lesions. Radiol Clin North Am 2021; 59 (1): 29-40.
- O'Flynn EA, Wilson AR, Michell MJ. Image-guided breast biopsy: state-of--the-art. Clin Radiol 2010; 65 (4): 259-270.
- Balleyguier C, Ayadi S, Van Nguyen K et al. BIRADS classification in mammography. Eur J Radiol 2007; 61 (2): 192-194.
- Elfgen C, Leo C, Kubik-Huch RA et al. Third International Consensus Conference on lesions of uncertain malignant potential in the breast (B3 lesions). Virchows Arch 2023.
- Levy L, Suissa M, Chiche JF et al. BIRADS ultrasonography. Eur J Radiol 2007; 61 (2): 202-211.
- Mercado CL. BI-RADS update. Radiol Clin North Am 2014; 52 (3): 481-487.
- Rageth CJ, O'Flynn EA, Comstock C et al. First International Consensus Conference on lesions of uncertain malignant potential in the breast (B3 lesions). Breast Cancer Res Treat 2016; 159 (2): 203-213.
- Rageth CJ, O'Flynn EAM, Pinker K et al. Second International Consensus Conference on lesions of uncertain malignant potential in the breast (B3 lesions). Breast Cancer Res Treat 2019; 174 (2): 279-296.
- Siegmann-Luz KC, Bahrs SD, Preibsch H et al. Management of breast lesions detectable only on MRI. Rofo 2014; 186 (1): 30-36.
- Spak DA, Plaxco JS, Santiago L et al. BI-RADS® fifth edition: A summary of changes. Diagn Interv Imaging 2017; 98 (3): 179-190.

Capítulo 8

Biópsias percutâneas – aspectos histopatológicos

André Mattar

Introdução

As biópsias percutâneas são métodos diagnósticos importantes para se obter material para análise histopatológica. Elas são realizadas por um patologista e/ou citologista, que examina as características celulares e teciduais para chegar a um diagnóstico preciso, fornecendo informações exatas sobre a presença de alterações benignas, pré-cancerígenas ou malignas. Essas informações são fundamentais para orientar o tratamento adequado e o manejo clínico das pacientes.

Tipos de diagnósticos (citologia e histologia)

Os aspectos citológicos e histopatológicos das biópsias percutâneas mamárias englobam a descrição dos principais elementos observados nas amostras de tecido mamário.

Arquitetura tecidual

Permite avaliar a arquitetura do tecido mamário, incluindo a presença de ductos mamários, lóbulos, estroma e outros componentes estruturais. Alterações na arquitetura normal podem ser indicativas de distúrbios mamários.

Características celulares

Permite avaliar as características das células presentes nas amostras de tecido mamário. Isso envolve a identificação de células epiteliais, estromais e imunológicas, bem como a observação de qualquer anormalidade nas características celulares, como atipias ou pleomorfismo.

Avaliação da diferenciação celular

O grau de diferenciação celular é uma característica importante a ser avaliada nas amostras histopatológicas. Células bem diferenciadas exibem características morfológicas próximas das células normais, enquanto células pouco diferenciadas podem apresentar alterações significativas na aparência e na organização celular.

Avaliação do estroma

O estroma é o tecido conjuntivo que suporta as células epiteliais da mama. A análise histopatológica permite avaliá-lo em busca de alterações, como inflamação, fibrose, angiogênese ou reação desmoplásica, que podem ser indicativas de processos patológicos.

Avaliação de marcadores imuno-histoquímicos

Em certos casos a análise histopatológica pode incluir a aplicação de técnicas de imuno-histoquímica, que envolvem a marcação de proteínas específicas nas amostras de tecido. Isso permite uma avaliação mais detalhada da expressão de marcadores celulares, como receptores hormonais (estrógeno, progesterona), HER2/neu, Ki-67, entre outros.

Achados histopatológicos esperados

É importante destacar que a análise histopatológica das biópsias percutâneas mamárias é necessária para fornecer um diagnóstico definitivo e preciso, independentemente das características das imagens. No entanto, algumas imagens podem ser correlacionadas com achados patológicos.

Nódulos

A análise histopatológica de um nódulo mamário sólido pode revelar diferentes diagnósticos, como fibroadenoma, adenose esclerosante, hiperplasia ductal com ou sem atipias, carcinomas como o ductal (agora chamado de carcinoma sem outra especificação) e, mais raramente, o carcinoma lobular invasivo.

Lesões *sólido-císticas*

A análise histopatológica pode revelar cisto, e a presença de uma lesão sólida dentro do cisto pode indicar um papiloma intracístico, tumor papilífero ou, em casos mais raros, o carcinoma papilífero.

Microcalcificações

A análise histopatológica das biópsias percutâneas de microcalcificações pode revelar diferentes diagnósticos, como calcificações benignas (por exemplo, calcificações secretórias), calcificações associadas a alterações pré-cancerígenas (como hiperplasia sem ou com atipias) ou ainda calcificações associadas a câncer de mama (como carcinoma ductal *in situ* ou carcinoma invasivo).

Assimetrias

A análise histopatológica de biópsias percutâneas de assimetrias pode revelar uma variedade de diagnósticos, desde alterações benignas, como fibrose, hiperplasias ou inflamação, até câncer de mama invasivo.

Distorções

As distorções na imagem mamária podem ser indicativas de lesões malignas, como carcinoma lobular invasivo ou o ductal invasivo (mais recentemente considerado como sem outra especificação). A análise histopatológica de biópsias percutâneas de áreas de distorção pode confirmar a presença de câncer de mama invasivo e fornecer informações sobre o tipo e a agressividade do tumor.

Realces

O realce em exames de imagem, como a ressonância magnética, pode indicar áreas de maior vascularização, que podem ser associadas a lesões malignas ou pré-malignas. A análise histopatológica de biópsias percutâneas de áreas com realce pode revelar a presença de carcinoma invasivo ou outras alterações vasculares.

Quando repetir a biópsia

A decisão de repetir uma biópsia mamária percutânea pode depender de vários fatores, e a correlação entre a clínica, a imagem e o resultado é fundamental.

Uma nova biópsia pode ser indicada em alguns casos, como mostra a Figura 8.1.

Resultados inconclusivos

Se a biópsia inicial não for diagnóstica ou fornecer resultados inconclusivos, pode ser necessário repeti-la, para obter uma amostra de tecido

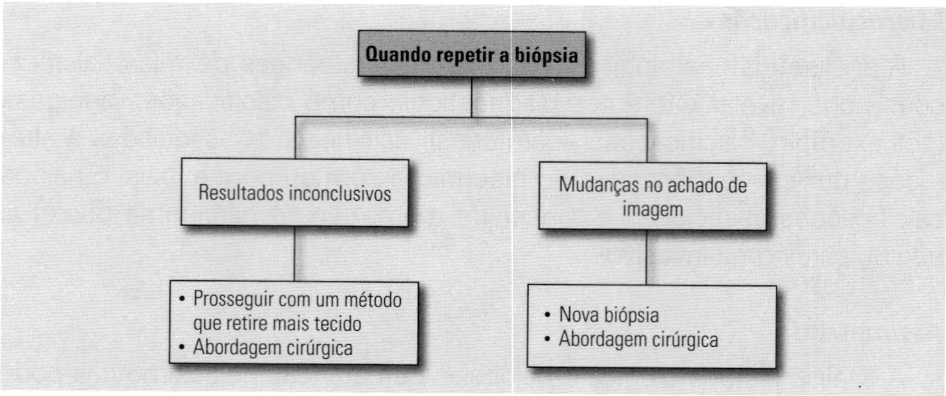
Quando repetir a biópsia
Resultados inconclusivos
Mudanças no achado de imagem
• Prosseguir com um método que retire mais tecido
• Abordagem cirúrgica
• Nova biópsia
• Abordagem cirúrgica

Figura 8.1. *Casos em que a repetição da biópsia é recomendada.*

mais representativa ou para realizar um tipo diferente de biópsia que seja mais apropriado para a lesão em questão. Em casos de biópsia por agulha fina (BAAF) inconclusiva, habitualmente a biópsia por agulha grossa (BAG) é realizada. Da mesma forma, em casos de BAG inconclusiva, a biópsia a vácuo ou mesmo a ressecção a vácuo com agulha mais calibrosa pode ser uma opção antes de uma abordagem cirúrgica.

Mudanças nos achados de imagem

A repetição da biópsia pode ser recomendada em casos de alterações significativas nos achados de imagem, como o crescimento de uma lesão ou o surgimento de novas áreas suspeitas, para avaliá-las e caracterizá-las adequadamente.

Quando indicar cirurgia

A decisão de operar a mama após uma biópsia percutânea depende de vários fatores, incluindo os resultados da biópsia, a suspeita clínica e os achados de imagem (Figura 8.2).

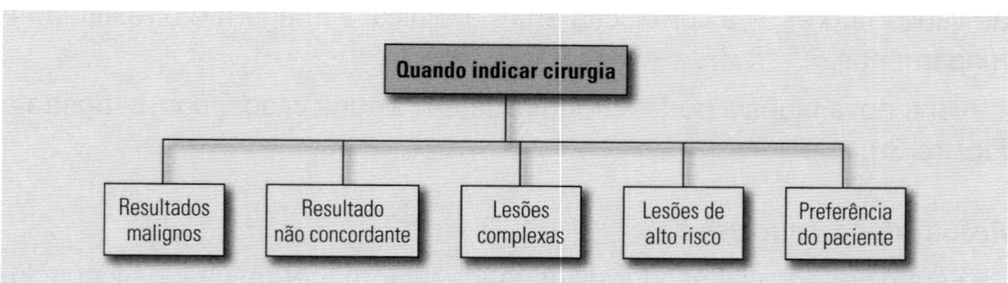

Figura 8.2. *Casos em que a cirurgia é indicada.*

Diagnóstico maligno

Nos casos em que o diagnóstico é maligno a cirurgia para remoção do tumor é recomendada. A escolha do procedimento cirúrgico dependerá do estágio do câncer, das características tumorais e de outros fatores individuais. Há estudos em andamento para acompanhamento do carcinoma ductal *in situ* de baixo grau, assim como procedimentos percutâneos para o tratamento do câncer de mama inicial de baixo risco com o uso de crioablação e radiofrequência, ainda sem resultados definitivos.

Correlação discordante

Nos casos em que a biópsia resultou benigna, mas a correlação entre clínica, imagem e patologia não foi concordante.

Lesões complexas ou de difícil avaliação

Em alguns casos, as lesões mamárias podem ser complexas ou apresentar características que dificultam a avaliação adequada por meio da biópsia percutânea. Nessas situações a cirurgia pode ser recomendada, para obter uma amostra de tecido mais representativa ou para realizar uma remoção completa da lesão, a fim de obter um diagnóstico preciso. Isso é comum em resultados como cicatriz radiada, lesões esclerosantes complexas ou lesões papilíferas.

Lesões de alto risco

Alguns tipos de lesões benignas têm um risco ligeiramente aumentado de se transformar em câncer de mama ao longo do tempo. A hiperplasia com atipias e o carcinoma lobular *in situ*, por exemplo, são considerados marcadores de risco para o desenvolvimento futuro de câncer de mama. Nesses casos a cirurgia pode ser considerada, por risco de subestimação.

Preferência da paciente

Em alguns casos, mesmo que a biópsia percutânea forneça resultados benignos ou inconclusivos, a paciente pode optar pela cirurgia para remover a lesão. Essa atitude deve ser discutida com cautela.

Conclusão

Em resumo, a análise histológica em biópsia percutânea desempenha um papel fundamental na determinação do diagnóstico, estadiamento do câncer, seleção do tratamento adequado e avaliação prognóstica. Além disso, determina quais lesões precisam ser investigadas cirurgicamente e quais podem ser apenas acompanhadas com métodos de imagem.

Leitura sugerida

- Bahl M. Management of High-Risk Breast Lesions. Radiol Clin North Am. 2021;59(1):29-40.
- Elfgen C, Leo C, Kubik-Huch RA, Muenst S, Schmidt N, Quinn C et al. Third International Consensus Conference on lesions of uncertain malignant potential in the breast (B3 lesions). Virchows Arch. 2023;483(1):5-20.
- Klimberg VS, Rivere A. Ultrasound image-guided core biopsy of the breast. Chin Clin Oncol. 2016;5(3):33.
- Ni Y, Tse GM. Papillary lesions of the breast - review and practical issues. Semin Diagn Pathol. 2022;39(5):344-54.
- O'Flynn EA, Wilson AR, Michell MJ. Image-guided breast biopsy: state-of--the-art. Clin Radiol. 2010;65(4):259-70.
- Rageth CJ, O'Flynn EA, Comstock C, Kurtz C, Kubik R, Madjar H et al. First International Consensus Conference on lesions of uncertain malignant potential in the breast (B3 lesions). Breast Cancer Res Treat. 2016;159(2):203-13.
- Rageth CJ, O'Flynn EAM, Pinker K, Kubik-Huch RA, Mundinger A, Decker T et al. Second International Consensus Conference on lesions of uncertain malignant potential in the breast (B3 lesions). Breast Cancer Res Treat. 2019;174(2):279-96.
- Rakha EA, Ellis IO. Diagnostic challenges in papillary lesions of the breast. Pathology. 2018;50(1):100-10.

Capítulo 9

Nódulo de mama

Evandro Fallaci Mateus
Marco Antonio Cupolillo
Uriel Guilherme Pereira

Introdução e definição

Nódulos na mama são comuns na prática geral. Mais de 25% das mulheres são afetadas por doenças mamárias durante a vida e terão a percepção de um nódulo nesse órgão, sendo a maioria benignos, com câncer de mama diagnosticado apenas em 10% dos casos. No espectro de sintomas relacionados às doenças da mama, a palpação de um nódulo mamário é o sintoma mais comumente apresentado. Ele pode ser uma manifestação de patologias benignas, como necrose gordurosa, fibroadenoma, abscesso mamário agudo ou crônico, ou até mesmo um carcinoma.

É essencial ter uma abordagem simples de seguir, direcionando a investigação e evitando o diagnóstico incorreto de lesões malignas da mama. O risco de um nódulo mamário representar um câncer de mama aumenta com a idade, enquanto a chance de um nódulo de mama ser maligno na adolescência é menos comum.

Epidemiologia e fisiopatologia

Trata-se da queixa mamária mais comum em consultórios de mastologia ou ginecologia. Felizmente, a maior parte das pacientes apresentam lesões benignas (**Figura 9.1**). Porém, cabe ao profissional de saúde reconhecer os casos de câncer de mama.

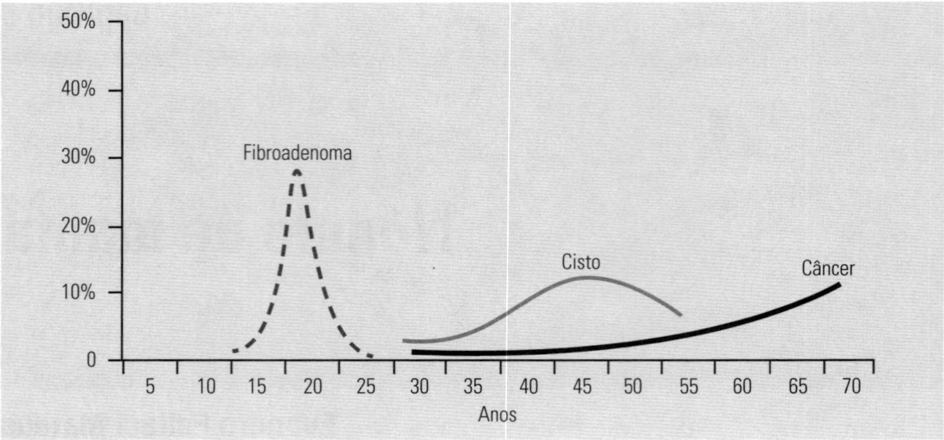

Figura 9.1. *Principais lesões por faixa etária.*

As principais causas de alteração palpatória estão listadas a seguir.

Fibroadenoma

Fibroadenomas são as lesões benignas mais frequentes. Estima-se que eles apareçam em até 30% das mulheres, geralmente na puberdade. São tumores firmes, elásticos, que apresentam bordas regulares e lisas. Possuem crescimento lento e atingem em média 2 cm a 3 cm. Apresentam bilateralidade em 10% das vezes e são múltiplos em 10% a 15% dos casos. Não apresentam alteração cutânea e linfadenomegalia reacional. Podem alterar de tamanho conforme a fase do ciclo menstrual, geralmente aumentam na gestação e na amamentação e involuem na menopausa.

Tumor phyllodes

Possuem as características clínicas do fibroadenoma, porém, as dimensões são superiores e apresentam crescimento rápido. São lesões raras (0,5% dos casos) e geralmente ocorrem após os 35 anos.

Fibroadenoma juvenil

O fibroadenoma juvenil apresenta o mesmo quadro clínico do tumor *phyllodes*, porém, acomete a mulher logo após a menarca.

Cistos

Os cistos se apresentam como nódulos amolecidos, de bordas lisas e bem definidas. Podem ser divididos em cistos simples (apenas conteúdo líquido) ou complexos (presença de componente sólido no interior) e provocam dor quando crescem repentinamente.

Neoplasias malignas

As neoplasias malignas são bastante raras em mulheres abaixo dos 30 anos e sua incidência aumenta proporcionalmente à idade. No exame físico elas se apresentam como nódulos endurecidos, com limites indefinidos e aderidos a estruturas adjacentes. Podem aparecer junto a outros fatores, como alteração cutânea, fluxo papilar suspeito, linfadenomegalia axilar e supraclavicular.

Quadro clínico

Com poucas exceções, pacientes que apresentam um nódulo mamário precisam passar por uma avaliação tripla, que consiste em anamnese e exame físico detalhados, exames de imagem e, caso necessário, biópsia. Esse é o padrão-ouro no diagnóstico de câncer de mama, com valor preditivo positivo de 100% se todas as três modalidades forem positivas para neoplasia maligna.

Ao lidar com uma queixa de mama, uma anamnese apropriada ajuda a estratificar o risco da paciente, identificando fatores conhecidos associados à doença de mama. Uma história familiar relevante em uma paciente com nódulo mamário inclui perguntas sobre mama, ovário, próstata, cólon, pâncreas e outras malignidades associadas a mutações genéticas específicas.

Informações como a idade da menarca e menopausa, exposição hormonal exógena (uso de contraceptivos, terapia de reposição hormonal ou tratamento de fertilidade), história de gravidez e amamentação e fatores de risco de estilo de vida, como tabagismo, obesidade e consumo de álcool, auxiliam ainda mais no processo de estratificação de risco. Também é importante observar relato de qualquer patologia ou procedimento anterior da mama. O médico deve tentar obter o máximo de informações possível sobre a queixa atual, indagando sobre as características do nódulo, localização e tempo de percepção, mudanças de tamanho, variação com o ciclo menstrual, dor, inchaço ou eritema, fluxo papilar ou inversão.

O exame físico sistemático deve ser realizado, incluindo uma inspeção visual estática e dinâmica. Deve-se observar o tamanho, a forma e a simetria geral das mamas, e a melhor maneira para fazer isso é pedindo à paciente para posicionar a mão ipsilateral sob a cabeça enquanto a mama é examinada. O examinador deve usar as pontas dos dedos, geralmente com a mão em uma posição ligeiramente curvada. A consistência geral da mama é documentada, e a posição de quaisquer massas ou lesões dolorosas é observada em relação à localização em um quadrante convencional ou configuração de mostrador de relógio. É fundamental que se descrevam as características de qualquer anormalidade, incluindo tamanho, forma, textura, mobilidade, sensibilidade e profundidade aproximada. Por fim, o examinador precisa avaliar o complexo aréolo-papilar (CAP). O tecido ao redor do CAP deve ser palpado para avaliar qualquer anormalidade, incluindo secreção mamilar, cuja presença é notada enquanto o tecido ao redor da aréola é pressionado. O exame das axilas e fossas supraclaviculares faz parte da propedêutica mamária, e qualquer anormalidade palpável nessas áreas deve ser documentada. O achado de nódulo mamário com adenopatia axilar gera alta suspeita de câncer de mama e requer uma avaliação completa, incluindo exames de imagem da mama, que geralmente consistem em ultrassonografia, mamografia ou ambos.

Diagnóstico diferencial

Fibroadenomas são os nódulos mais comuns em mulheres jovens até a terceira década de vida. São tumores fibroepiteliais, decorrentes da proliferação do estroma e do epitélio ducto-lobular mamário.

A ultrassonografia demonstrou ter uma sensibilidade de 81,6% e especificidade de 94,7% para o diagnóstico.

As características que são consistentes com um fibroadenoma incluem nódulo sólido bem definido, homogeneamente isoecoico ou levemente hipoecoico, formato ovoide, paralelo à superfície da pele, com contorno suave ou suavemente lobulado, presença de uma fina pseudocápsula ecogênica e ausência de sombra acústica.

O exame de ultrassom não é prejudicado pela densidade da mama e é utilizado para distinguir lesões mamárias benignas e malignas. Essa capacidade de distinção entre as lesões é umas das principais vantagens do ultrassom em em relação à mamografia.

Outros diagnósticos diferenciais incluem os papilomas, tumor *phyllodes* e o câncer de mama.

Propedêutica

Em mulheres com menos de 35 anos a ultrassonografia mamária seria a modalidade de imagem de escolha. Um exame de ultrassom pode focar no nódulo palpável para obter mais informações para auxiliar no diagnóstico. No entanto, o radiologista geralmente examinará toda a mama e a axila em ambos os lados como parte da ultrassonografia mamária de rotina.

Após os 35 anos a mamografia é o método de investigação de escolha, e a ultrassonografia é usada como adjuvante. A principal desvantagem das mamografias é que elas se tornam menos sensíveis na detecção de lesões em mamas densas.

Outro método menos utilizado é a ressonância magnética (RM), que geralmente é realizada por um dos seguintes motivos: para acompanhar pacientes de alto risco com tecido mamário denso; ou para obter mais informações em pacientes selecionadas diagnosticadas com câncer de mama.

O sistema de dados e relatórios de imagens de mama (BI-RADS) é útil ao interpretar resultados de mamografia e ultrassonografia. Ele visa padronizar a terminologia de imagens de mama, organizar e fornecer um sistema de classificação de relatórios estruturados para mamografia, ultrassom e RM de mama.

O BI-RADS permite que os radiologistas comuniquem os resultados ao médico solicitante de forma clara e consistente, com uma avaliação final e recomendações específicas de tratamento. Ele é subdividido em seis categorias, e cada uma delas fornece uma sugestão de gerenciamento e risco de câncer de mama.

Essencialmente as categorias 1 e 2 são benignas, com um risco de malignidade próximo a 0%.

A categoria 3 recomenda um acompanhamento de imagem de curto prazo em 6 meses, com risco de malignidade inferior ou igual a 2%.

As categorias 4 e 5 requerem um diagnóstico tecidual com biópsia. O risco de malignidade para a categoria 4 está entre 2% e 95%, e o risco de malignidade para a categoria 5 é superior a 95%.

A categoria 6 não é usada com frequência, mas é atribuída quando a paciente tem malignidade já comprovada histologicamente.

Tratamento

Todos os nódulos com imagem suspeita devem ser submetidos à biópsia percutânea, independente da idade.

A necessidade de cirurgia deve ser determinada de acordo com o resultado da biópsia.

As pacientes com fibroadenomas não necessitam obrigatoriamente de cirurgia. Nesses casos a cirurgia depende do desejo da paciente e normalmente está indicada em lesões que causam deformidade. O procedimento cirúrgico deve visar somente a enucleação da lesão, sem necessidade de margens.

Já os tumores *phyllodes* e os fibroadenomas juvenis devem ser excisados. Existe controvérsia sobre a necessidade de margem no primeiro caso, porém, as revisões mais recentes sugerem não ser necessário.

Conduta e fluxograma

A conduta frente aos nódulos mamários será variável, considerando história com exame físico, imagem e histopatologia, como mostra a Figura 9.2.

O padrão-ouro atual no diagnóstico histopatológico é uma biópsia por agulha grossa (BAG). Ela fornece o material necessário para análise e um diagnóstico preciso, permitindo, quando recomendada, a realização de imuno-histoquímica (IHC).

Os receptores na superfície dos tumores de mama são detectados usando IHC, e suas informações são utilizadas para classificar os cânceres de mama em diferentes subtipos.

Portanto, todos os tipos de câncer de mama diagnosticados com PAAF requerem biópsia confirmatória com agulha grossa, com IHC antes que uma equipe multidisciplinar possa fazer uma recomendação de tratamento.

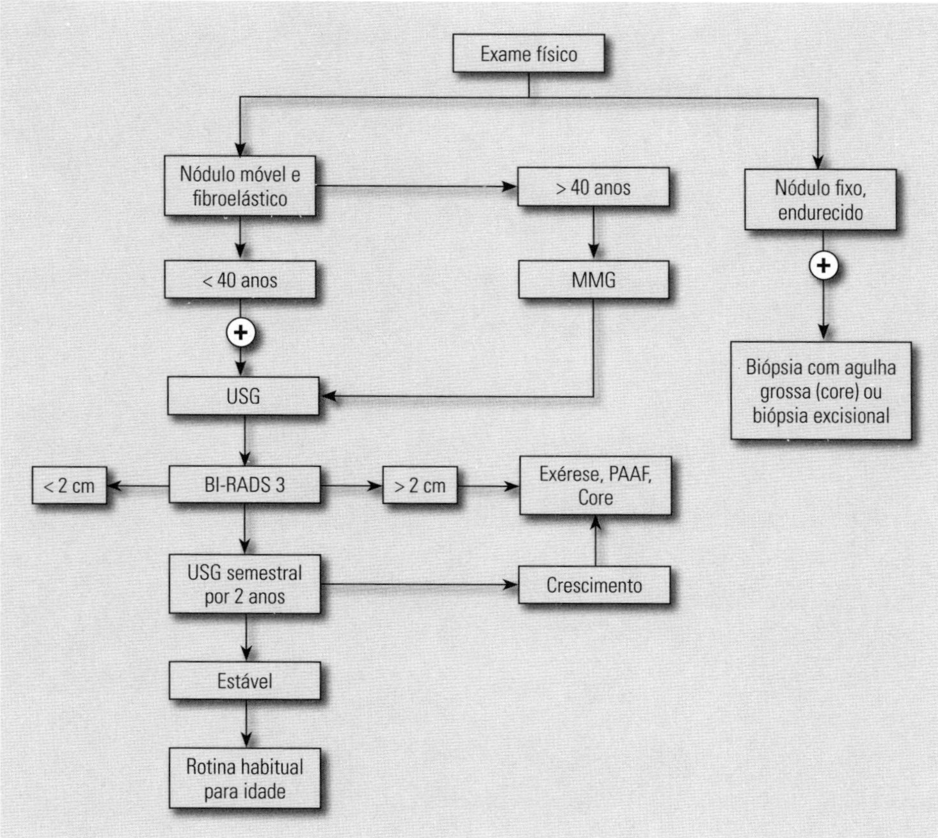

Figura 9.2. *Fluxograma das possíveis condutas nos nódulos mamários.*

Leitura sugerida

- Eghtedari M, Chong A, Rakow-Penner R, Ojeda-Fournier H. Current Status and Future of BI-RADS in Multimodality Imaging, from the AJR Special Series on Radiology Reporting and Data Systems. Am J Roentgenol. 2021;216(4):860-73.
- Karim MO, Khan KA, Khan AJ, Javed A, Fazid S, Aslam MI. Triple Assessment of Breast Lump: Should We Perform Core Biopsy for Every Patient? Cureus. 2020;12(3):e7479.
- Malherbe F, Nel D, Molabe H, Cairncross L, Roodt L. Palpable breast lumps: An age-based approach to evaluation and diagnosis. S Afr Fam Pract. 2022;64(1):e1-e5.
- Pruthi S, Jones KN, Boughey JC, Simmons PS. Breast masses in adolescents: clinical pearls in the diagnostic evaluation. Am Fam Physician. 2012;86(4):325-6.
- Singh K, Azad T, Gupta GD. The Accuracy of Ultrasound in Diagnosis of Palpable Breast Lumps. Breast. 2008;6(6):100.

Capítulo 10

Cisto de mama

Evandro Fallaci Mateus
Marco Antonio Cupolillo
Uriel Guilherme Pereira

Introdução e definição

O cisto de mama é um dos achados mais comuns entre as alterações funcionais benignas da mama e é caracterizado por um aumento do estroma fibroso associado à dilatação dos ductos mamários, podendo ter dimensões e características variáveis.

Ele geralmente se desenvolve em mulheres de 30 a 50 anos e a incidência de desenvolvimento aumenta ao longo desses anos, mas, como a formação de cistos está relacionada aos níveis hormonais no corpo, ela cai drasticamente após a menopausa.

O cisto representa a causa mais frequente dentre as massas mamárias ou sintomas mamários em geral e pode ser totalmente assintomático e descoberto apenas incidentalmente, ou pode ser sintomático, apresentando-se como massa palpável, dor mamária e, mais raramente, com secreção papilar associada. Estudos relatam que, em mulheres, a prevalência das doenças fibrocísticas ao longo da vida pode estar entre 70% e 90%.

Epidemiologia e fisiopatologia

A etiologia dos cistos mamários é desconhecida. No entanto, a maioria dos casos está associada a alterações do desenvolvimento e involução normais. Essa teoria se baseia no fato de que a maioria dos distúrbios benignos da mama ocorre devido a algumas pequenas anormalidades nos processos fisiológicos usuais de desenvolvimento da mama após a resposta cíclica de crescimento normal e involução.

As alterações fibrocísticas da mama compreendem um amplo espectro de alterações no tecido mamário. Os cistos simples se formam a partir de uma alteração no desenvolvimento natural da mama e são caracterizados por uma cavidade cheia de líquido revestida por epitélio, dentro do parênquima mamário circundante. Podem variar de pequenos/microcistos a grandes/macrocistos e podem ser únicos ou múltiplos.

As alterações fibrocísticas são classificadas como não proliferativas, proliferativas sem atipias ou proliferativas com atipias. Enquanto o cisto mamário simples é um processo de doença benigna não proliferativa, a atipia (ou hiperplasia ductal atípica) na doença fibrocística tem um potencial maligno, e existem outras lesões císticas malignas de natureza muito semelhante que podem ocorrer e aparecer. A relação entre alterações fibrocísticas e câncer de mama é complicada e controversa. Por isso, diagnóstico, tratamento e manejo adequados dos cistos mamários são essenciais.

Os macrocistos surgem da unidade ducto lobular terminal (UDLT) do epitélio apócrino. A secreção excessiva do epitélio apócrino, combinada aos efeitos osmóticos dos produtos de secreção, resultaria na dilatação progressiva das UDLT e na formação de microcistos.

Quadro clínico

As alterações fibrocísticas, referidas como mastalgia cíclica, às vezes são caracterizadas por um aumento na sensibilidade e/ou dor nas mamas imediatamente antes da menstruação. Os cistos mamários geralmente são descobertos incidentalmente, com apenas 20% dos cistos sendo encontrados em mulheres com mastalgia cíclica.

A grande maioria das alterações fibrocísticas sintomáticas não se apresenta com dor, mas como um nódulo mamário palpável. O diagnóstico adequado da doença cística no tecido mamário é feito seguindo a abordagem de avaliação tripla: avaliação clínica, imagem e histopatologia de aspiração com agulha fina ou biópsia com agulha grossa.

Embora a queixa de dor e massa palpável possam ser preocupantes para as pacientes, a dor como sintoma de malignidade da mama é extremamente rara. Além disso, a doença fibrocística por si só não é estritamente um fator de risco para o desenvolvimento de malignidade da mama.

Diagnóstico diferencial

O diagnóstico diferencial de cistos mamários inclui uma ampla variedade de processos de doenças benignas e malignas.

Papilomas maiores podem ser vistos dentro de uma estrutura cística, que é essencialmente um ducto muito dilatado, e podem ser confundidos com um cisto complexo, mas não carregam um risco aumentado de câncer de mama. Um abscesso também pode se apresentar semelhante a um cisto, mas, devido à natureza infecciosa, é uma etiologia muito diferente do cisto simples.

Embora os tumores *phyllodes* sejam tipicamente sólidos, existe a possibilidade de que eles tenham componentes císticos que podem confundir o diagnóstico. As cicatrizes radiais também podem ter componentes microcísticos.

A presença de um carcinoma intracístico é muito rara, e alguns estudos relatam que ele representa menos de 0,1% de todas as malignidades da mama. Um estudo de Rosemond relatou que apenas três tipos de câncer foram identificados em mais de 3.000 cistos aspirados e estudados. O carcinoma adenoide cístico (ACC) é realmente derivado de um tumor da glândula salivar e pode ocorrer na mama, sendo responsável por 0,1% a 1% de todas as malignidades da mama.

Embora sua malignidade seja triplo-negativa e tenha uma alta taxa de recorrência, o ACC muito raramente metastatiza ou se desloca para os linfonodos circundantes e, por isso, tem uma excelente taxa de sobrevida, desde que o câncer seja de baixo grau.

Propedêutica e diagnóstico

A avaliação precoce dos cistos é fundamental quando se tem uma condição mamária sintomática. Embora a maioria deles seja doença fibrocística benigna, é importante manter uma investigação adequada para descartar a malignidade. Também é importante lembrar que a maioria das mastalgias cíclicas não está relacionada a uma massa mamária identificável e, portanto, pode ser muito difícil tratá-las adequadamente. Para garantir uma avaliação adequada, as mulheres devem passar por uma avaliação tripla com qualquer massa mamária que inclui anamnese e exame físico, imagem por ultrassom ou mamografia e, finalmente, diagnóstico histológico ou celular.

A avaliação clínica adequada deve incluir uma história detalhada da queixa apresentada, uma descrição da dor e sua relação com o ciclo menstrual, qualquer trauma recente na área, alterações no mamilo e na pele e/ou secreção mamilar. Também deve incluir uma história completa de problemas médicos e cirúrgicos passados, história familiar e social pertinente, medicamentos atuais e alergias a eles.

Mais especificamente, a idade da menarca, menopausa e qualquer história familiar ou pessoal de câncer de mama devem ser exploradas. Essa história é seguida por um exame físico completo, que deve incluir a avaliação de ambas as mamas, bem como da axila, pescoço e tórax, para linfonodos palpáveis.

A utilização da ultrassonografia como método de rastreamento complementar à mamografia tem permitido o diagnóstico cada vez mais precoce dessas lesões, principalmente em pacientes que possuem alta densidade do parênquima mamário.

Na ultrassonografia, um cisto simples é visto como uma lesão arredondada, bem circunscrita, anecoica e com parede imperceptível. Esse é um achado benigno e geralmente não requer intervenção, a menos que seja sintomático. O cisto complexo é visualizado na ultrassonografia como ecogenicidade heterogênea, com detritos que se mobilizam com a mudança de posição. Os cistos complexos também são caracterizados por paredes espessas, massas intracísticas e/ou componentes sólidos discretos.

A mamografia não é tão útil quanto a ultrassonografia para determinar entre massas císticas ou sólidas, como fibroadenomas, mas é mais apropriada para avaliação da mama em pacientes com mais de 35 anos. Pacientes com menos de 35 anos geralmente apresentam tecido mamário mais denso, que é mais bem avaliado com o ultrassom. A mamografia pode ser útil na classificação e identificação de microcalcificações associadas, bem como outras características suspeitas.

A ressonância magnética também é uma modalidade de imagem utilizada, mas, devido ao custo e à disponibilidade, não é rotineiramente solicitada como o ultrassom ou a mamografia.

A punção aspirativa com agulha fina (PAAF) é realizada diretamente ou por ultrassonografia na presença de cisto sintomático ou com componentes sólidos suspeitos. Normalmente o conteúdo aspirado aparece cor de palha, mas pode ser opaco, verde escuro ou mesmo espesso e purulento, no caso de galactocele. Se o aspirado parecer purulento, deve ser enviado para sensibilidade a antibióticos e análise microbiológica. No entanto, se for uma galactocele, ele é tipicamente estéril. Aspirado com sangue deve ser enviado para citologia. A maioria dos cistos simples aspirados desaparece após a aspiração, e o tratamento é considerado completo. Se o cisto recorrer, então a biópsia por agulha grossa deve ser considerada para avaliar componentes sólidos invisíveis.

Biópsias com agulha grossa são feitas quando o ultrassom mostra a presença de componentes sólidos, de achados mamográficos suspeitos, incluindo distorções arquitetônicas ou calcificações, ou de pequenos componentes sólidos que são difíceis de aspirar por uma agulha de grande diâmetro. Se a amostra adequada não puder ser coletada por biópsia com agulha grossa, ou se o cisto continuar a recorrer mesmo após uma biópsia com agulha grossa, a biópsia excisional deve ser considerada.

Tratamento

A maioria dos cistos simples aspirados desaparece após a aspiração, e o tratamento é considerado completo. Exames de acompanhamento e imagem variam de acordo com o cisto e achados de aspiração ou biópsia. Para um cisto simples, a repetição da imagem deve ser feita 4 a 6 semanas após a aspiração. Cistos rapidamente reformados após exames de imagem repetidos são sugestivos de malignidade. No entanto, devido à prevalência muito baixa de malignidade em cistos simples, foi sugerido que o acompanhamento de rotina por imagem 4 a 6 semanas após a aspiração pode ser abandonado com segurança com as pacientes, a menos que haja novos sintomas ou nódulos recorrentes.

Cistos complexos são normalmente acompanhados mais de perto. Se os resultados da histopatologia parecerem benignos após a aspiração ou biópsia inicial, o acompanhamento por imagem deve ser planejado a cada 6 a 12 meses por 2 anos. Se, após 2 anos, não houver alterações no cisto, a repetição da imagem pode ser interrompida. Se houver alguma alteração preocupante, a repetição da biópsia ou excisão cirúrgica é indicada.

A maioria das lesões císticas da mama é benigna e, portanto, não requer tratamento oncológico. As raras lesões císticas malignas são tratadas como o câncer de mama seria tratado: uma combinação de ressecção cirúrgica e tratamento adjuvante. O tratamento adjuvante inclui terapia hormonal, quimioterapia, radioterapia, imunoterapia e o uso de agentes biológicos.

O prognóstico dos cistos mamários varia de acordo com a etiologia da lesão subjacente. Se for um cisto mamário simples, sem componentes sólidos, que se resolve com a punção aspirativa, então ele é totalmente benigno. Se o cisto tiver componentes sólidos e/ou for recorrente após a punção, isso pode refletir uma malignidade subjacente.

Embora o carcinoma intracístico seja extremamente raro, apresentando-se como 0,1% a 1% de todas as malignidades da mama, ele deve ser mantido no diferencial ao avaliar um cisto mamário.

Fluxograma de conduta

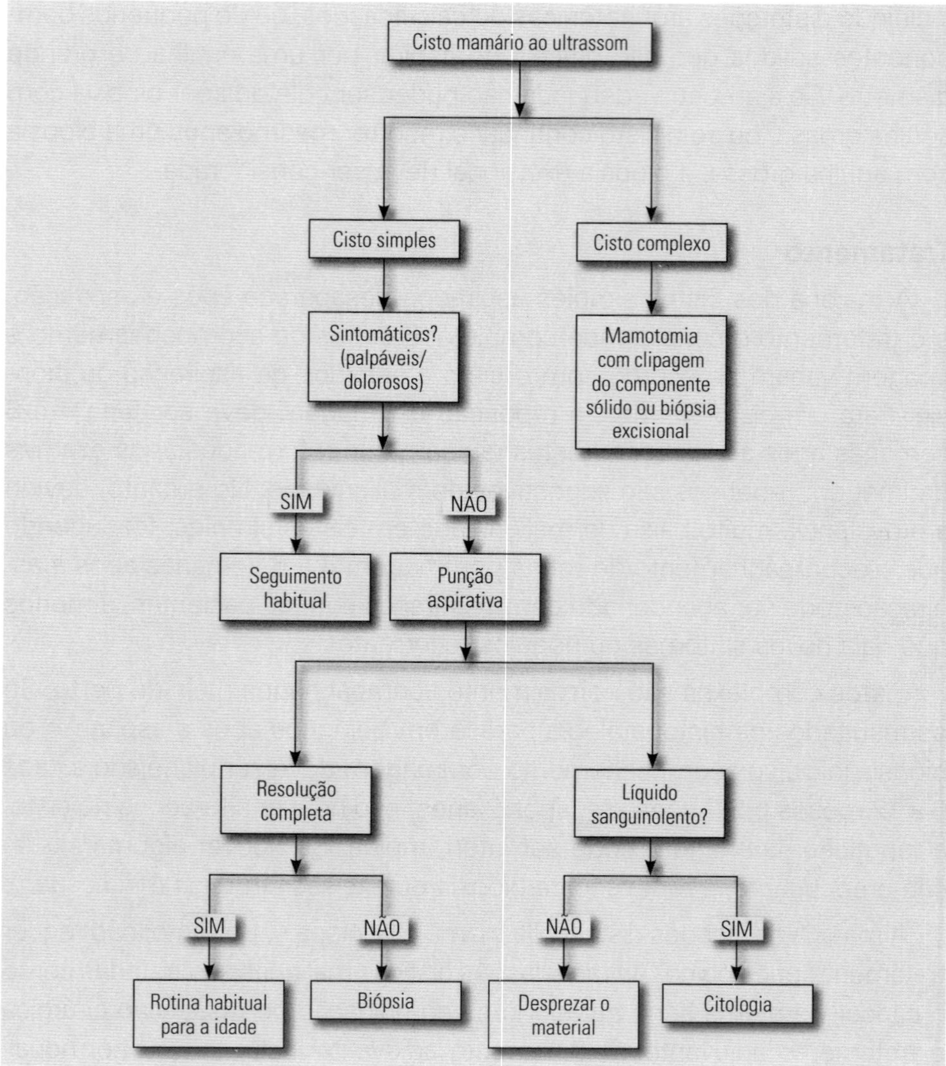

Figura 10.1. *Condutas nos cistos mamários simples e complexos*

Capítulo 11

Dor mamária

Fábio Bagnoli

Renata Suzuki Brondi

Fabiana Coelho

Introdução e definição

A dor mamária, também chamada de mastalgia, causa ansiedade e medo nas mulheres e corresponde à queixa mamária mais frequente que as levam a procurar atendimento médico, tanto de forma eletiva como em pronto- socorro.

Epidemiologia

Durante a vida, cerca de 50% das mulheres apresentarão algum grau de dor mamária de forma leve a moderada, e 10% a 17% delas apresentarão dor de forma severa, com comprometimento na qualidade de vida.

Quando a dor se torna crônica, chega a comprometer a vida sexual de 48% das mulheres e atrapalha as atividades físicas, laborais e a vida social de 37% delas, mas estudos mostram que a associação de mastalgia isolada e câncer de mama é extremamente rara.

Tipos de dores mamárias

As dores mamárias podem ser verdadeiras (provenientes do próprio tecido mamário) ou extramamárias (irradiadas para as mamas devido a origem não ser no tecido mamário). As verdadeiras se subdividem em cíclicas e acíclicas.

Mastalgia cíclica

A mastalgia cíclica, juntamente com os fluxos papilares fisiológicos e as nodularidades ou espessamentos mamários, faz parte das alterações funcionais benignas da mama (AFBM).

Apesar de poder acometer apenas uma das mamas, a dor relacionada à mastalgia cíclica usualmente é bilateral e pode acometer parcialmente ou toda a mama. Geralmente a dor é sentida em forma de pontada e de manifestação aguda.

A etiologia exata da mastalgia cíclica permanece indefinida, entretanto, está diretamente relacionada com o ciclo menstrual. Dessa forma, ocorre em mulheres no menacme, mais frequentemente entre os 30 e os 40 anos de idade, e geralmente apresenta seu pico de dor 5 dias antes do início do período menstrual.

Em sua fisiopatologia, além da relação direta com estrogênio também pode ter relação com altos níveis de prolactina, o que explicaria a melhora do sintoma em mulheres com hiperprolactinemia tratadas com medicamentos dopaminérgicos. Alguns autores também acreditam, apesar de pouca evidência científica, em uma relação com hábitos de vida que culminam com aumento desse hormônio em seu organismo, como tabagismo, ingestão de bebida alcoólica e de alimentos que contêm metilxantinas (presente principalmente no café, chá preto e chocolate).

A mastalgia cíclica pode ser classificada como, leve, moderada ou severa. A dor leve não interfere na qualidade de vida; a dor moderada interfere na qualidade de vida, mas não nas atividades habituais; e a dor severa interfere nas atividades diárias e na qualidade de vida.

Mastalgia acíclica

A mastalgia acíclica é definida por uma dor de origem na mama, constante ou intermitente, sem relação com ciclo menstrual e que acomete mais frequentemente mulheres entre os 40 e os 50 anos de idade.

Em seu diagnóstico a dor ocorre de forma unilateral, geralmente em um quadrante, em forma de pontada ou queimação, podendo irradiar para axila homolateral. Na maioria das vezes apresenta melhora espontânea ou com uso de analgésicos.

No entanto, um exame físico detalhado das mamas e um exame complementar de imagem, para elucidar eventuais achados responsáveis pelo quadro álgico (Tabela 11.1), são necessários.

Tabela 11.1. *Causas de mastalgia acíclica*

• Hipertrofia mamária
• Ectasia ductal
• Mastite
• Trauma
• Gestação
• Nódulos benignos de grandes dimensões
• Macrocistos
• Tromboflebite (síndrome de Mondor)
• Cirurgia e radioterapia prévias
• Medicamentos (Tabela 11.2)
• Câncer

Tabela 11.2. *Medicamentos relacionados a dores mamárias*

Hormonais	• Anticoncepcionais hormonais orais • Terapia de reposição hormonal • Clomifeno • Cetoprofeno
Antidepressivos	• Amitriptilina • Venlafaxina • Sertralina
Outras classes	• Domperidona • Cimetidina • Metildopa • Ciclosporina • Minoxidil • Digoxina • Prostagladina • Espirinolactona • Metadona • Cetoconazol • Metronidazol

Dores extramamárias

Esse tipo de dor, como o próprio nome sugere, não tem origem nas mamas, mas irradia para elas, e a principal origem é torácica. Importante ter conhecimento das principais causas, para elucidação dos diagnósticos diferenciais, conforme Tabela 11.3.

Tabela 11.3. *Principais causas de dores extramamárias*

• Dor muscular
• Costocondrite (Síndrome de Tietze)
• Neurite intercostal
• Bursite escapular
• Radiculopatia cervical
• Trauma na parede torácica (fratura de costela)
• Herpes-zóster
• Pericardite
• Refluxo gastroesofágico
• Úlcera péptica
• Doença coronariana

Manejo e tratamento

Dor extramamária e mastalgia acíclica

Tratar a causa que levou a paciente a apresentar os sintomas.

Mastalgia cíclica

- Tratamento não medicamentoso

Orientação verbal

Cerca de 70% a 80% dos casos de mastalgia cíclica são solucionados com orientação verbal após o médico explicar à paciente que a dor não está relacionada à presença de câncer, o qual é descartado após a realização, quando necessário, de exames de imagem. Considera-se uma boa resposta clínica não só a ausência total de dor, mas também quando a dor passa a ser tolerada pela paciente.

Medidas comportamentais

Sutiãs apertados ou com hastes metálicas que comprimem o tórax ou as costelas devem ser evitados. O uso de *tops* ou sutiãs nos tamanhos certos e com sustentações adequadas apresentam, isoladamente, bons resultados no alívio da dor à medida que se evita a mobilização excessiva, principalmente de mamas grandes e com ptose. Atividade física regular e medidas que propiciem diminuição da ansiedade, como lazer e técnicas de relaxamento, são recomendadas, uma vez que o sedentarismo e o estresse foram associados à dor mamária em vários estudos. Evitar o excesso de álcool, tabaco e alimentos ricos em xantinas pode contribuir com a melhora dos sintomas.

Suplementos vitamínicos

O potencial de melhora após a utilização das vitaminas B12 e E estaria baseado em seus efeitos antioxidantes. Estudos randomizados não conseguiram mostrar melhora quando comparados ao placebo. Dessa forma, não há indicação formal para o uso de suplementos.

Acupuntura

A analgesia por acupuntura é amplamente utilizada em pacientes com anormalidades mamárias há muitos anos na China, inclusive no tratamento das dores mamárias. Pode ser um tratamento promissor, mas ainda faltam evidências de alta qualidade que comprovem sua eficácia.

■ Tratamento medicamentoso

Uma tentativa de terapia farmacológica pode ser considerada quando a paciente tem dor intensa ou quando as medidas conservadoras falham.

Analgésicos e anti-inflamatórios não esteroidais (AINE) orais

Esses medicamentos podem ser utilizados para diminuir o quadro álgico.

Anti-inflamatórios não esteroidais (AINE)

A aplicação tópica de diclofenaco de sódio a 2% 3 vezes ao dia por um período de 3 a 6 meses teve boa resposta tanto na dor cíclica quanto na acíclica. Atualmente essa é uma das primeiras opções no tratamento medicamentoso das mastalgias.

Tamoxifeno (TMX)

O tamoxifeno é um modulador seletivo dos receptores de estrogênio (SERM) e tem efeito antiestrogênico nas mamas ao competir diretamente pelos receptores de estrógenos, demonstrando eficácia superior ao placebo no tratamento da mastalgia. A posologia indicada é de 10 mg/dia por 3 meses, reavaliando após esse período e podendo estender o uso por mais 3 meses. Em algumas situações, aumentar a dose para 20 mg/dia. Nas pacientes que apresentam eventos adversos severos a apresentação em gel tópico tem se mostrado eficaz em ensaios clínicos aleatorizados e com redução significativa dos efeitos colaterais. No entanto, essa apresentação ainda não está disponível no nosso meio.

Danazol

O danazol se mostrou eficaz em relação ao placebo no controle da dor. Entretanto, em razão dos altos efeitos colaterais, tornou-se cada vez menos utilizado no tratamento da mastalgia. A dose recomendada é de 100 mg/dia por 3 a 6 meses.

Os efeitos adversos mais comuns são náuseas, cefaleia e aqueles causados pelo potencial androgênico, como acne, ganho de peso, irregularidade menstrual, hirsutismo e mudança na voz.

Derivados da ergotamina

Inúmeros estudos randomizados controlados mostram que agentes dopaminérgicos, como bromocriptina, cabergolina e lisurida, apresentam efeito benéfico no tratamento da mastalgia cíclica, com taxas de melhora entre 70% e 80%.

O tratamento com bromocriptina tem início com a dosagem de 1,25 mg/ dia ao deitar, aumentando 1,25 mg/dia gradativamente a cada 2 semanas até atingir a dose máxima de 5 mg, subdivididas em 2,5 mg 2 vezes/dia por períodos de 3 a 6 meses. No entanto, devido aos seus efeitos colaterais e ao aparecimento de outros medicamentos mais efetivos e com menos eventos adversos para as mastalgias refratárias, os derivados da ergotamina estão em desuso. Quando indicado, a melhor opção é a cabergolina 0,5 mg dose única semanal nas duas semanas da fase lútea, que apresenta boa resposta e menos efeitos colaterais.

Antagonista do hormônio liberador de gonadotrofina (GnRH)

A goserelina na dose de 3,6 mg, via subcutânea, é a mais usada, sendo muito eficaz nas mastalgias intensas e refratárias em pacientes na menacme. No entanto, seu uso é limitado devido aos efeitos colaterais importantes, como náusea, cefaleia, depressão, ressecamento vaginal, perda de libido, redução da massa óssea e alterações menstruais.

Contraceptivos hormonais (CH)

A literatura apresenta referências no tratamento das mastalgias que, em algumas pacientes, são mencionadas como causa ou como fator de piora. No entanto, outras pacientes referem alívio, principalmente nas mastalgias cíclicas. O importante é ressaltar que nas mastalgias cíclicas e acíclicas, excetuando as secundárias aos carcinomas de mamas, que são eventos muitos raros, como citado anteriormente, não há contraindicações para o seu uso.

- Tratamento cirúrgico

O tratamento cirúrgico tem papel extremamente limitado e não deve ser indicado, pois não há dados suficientes para sua recomendação.

Conclusão

A dor mamária ou mastalgia é a queixa clínica mamária mais comum nos consultórios, principalmente pelo medo ou mesmo ansiedade de estar relacionada ao câncer de mama e também pelo fato de, dependendo da intensidade, interferir na qualidade de vida das pacientes. Anamnese e exame físico adequados são fundamentais para o diagnóstico correto do tipo de dor mamária ou extramamária que a paciente apresenta e para que exames complementares desnecessários não sejam realizados. No caso da mastalgia cíclica a orientação verbal é a melhor estratégia, resolvendo a maioria dos casos sem necessidade de exames ou medicamentos. Tranquilizar, apoiar, escutar e entender a queixa da paciente é essencial para um desfecho favorável desse quadro clínico que acomete grande parcela da sociedade. Para mulheres com sintomas graves, que têm a qualidade de vida prejudicada, estratégias farmacológicas devem ser oferecidas, não esquecendo de explicar seus efeitos adversos. Nos casos da mastalgia acíclica e dores extramamárias o tratamento do agente causador está indicado. É importante ressaltar o fato de que a associação de mastalgia isolada e câncer de mama é extremamente rara, porém, quando a mastalgia está associada a outros sinais ou sintomas, como a presença de nódulos, a incidência é maior, principalmente em faixas etárias mais elevadas.

Fluxograma de diagnóstico e conduta

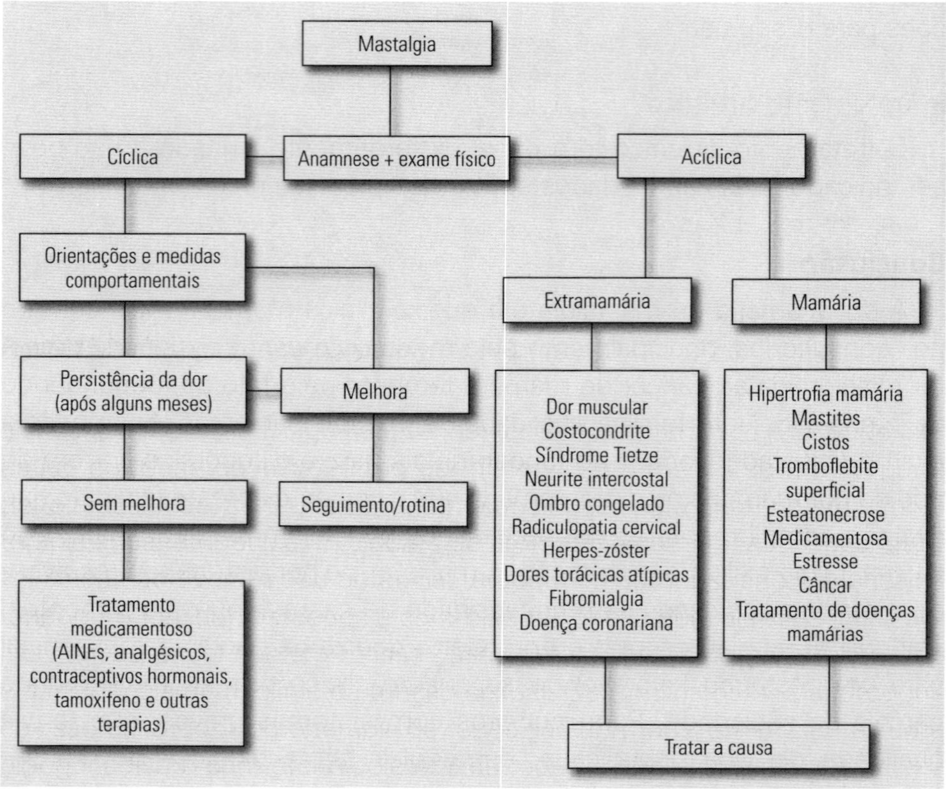

Figura 11.1. *Diagnóstico e tratamento das dores mamárias. Nas pacientes com achados clínicos e nas faixas etárias de rastreamento, os exames de imagens são mandatórios.*

Leitura sugerida

- Cornell LF, Sandhu NP, Pruthi S, Mussallem DM. Current Management and Treatment Options for Breast Pain. Mayo Clin Proc. 2020 Mar;95(3):574-80.
- Dave RV, Bromley H, Taxiarchi VP, Camacho E, Chatterjee S, Barnes N et al. No association between breast pain and breast cancer: a prospective cohort study of 10830 symptomatic women presenting to a breast cancer diagnostic cinic. Br J Gen Pract. 2022 Mar 31;72(717):e234-e243.
- Fox H, Walker LG, Heys SD, Ah-See AK, Eremin O. Are patients with mastalgia anxious, and does relaxation therapy help? The Breast. 1997 Jun;6(3):138-42.
- Scurr J, Hedger W, Morris P, Brown N. The prevalence, severity, and impact of breast pain in the general population. Breast J. 2014 Sep-Oct;20(5):508-13.
- Srivastava A, Mansel RE, Arvind N, Prasad K, Dhar A, Chabra A. Evidence-based management of Mastalgia: a meta-analysis of randomised trials. Breast. 2007 Oct;16(5):503-12.

Capítulo 12

Mastites não puerperais

Fábio Bagnoli

Giovanna Araújo Borges

Vicente Renato Bagnoli

Introdução e definições

Mastites não puerperais são processos inflamatórios das mamas associados ou não a infecção que ocorrem fora do ciclo gravídico-puerperal e que podem afetar mulheres em todas as faixas etárias. O diagnóstico diferencial entre as mastites nem sempre é fácil, pois os quadros clínicos podem ser muito semelhantes. Para realizar o tratamento adequado é fundamental o diagnóstico correto. No caso das mastites infecciosas, condições de saneamento básico, higiene, hábitos, vícios e dietéticos devem ser levados em consideração. Dependendo da manifestação clínica e da não resposta ao tratamento medicamentoso proposto, a hipótese de carcinoma deve ser aventada. As mastites não puerperais também são denominadas mastites crônicas, como mostra a Figura 12.1.

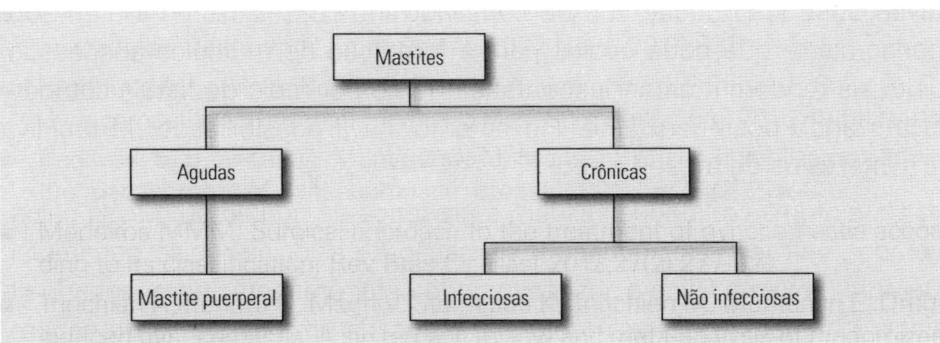

Figura 12.1. *Mastites.*

A Tabela 12.1 apresenta os tipos de mastites diagnosticados. As mastites infecciosas são classificadas como: abscesso subareolar recidivante, tuberculosa, fúngica, por micobactérias, viral e sifilítica. Já as mastites não infecciosas podem ser subdivididas em: doença de Mondor, periductal, sarcoidose, lúpica, diabética e granulomatosa idiopática.

Tabela 12.1. *Mastites crônicas infecciosas e não infecciosas*

Mastite crônica infecciosa	Mastite crônica não infecciosa
Abscesso subareolar recidivante	Doença de Mondor
Tuberculosa	Periductal
Fúngica	Sarcoidose
Micobactéria	Lúpica
Viral	Diabética
Sifilítica	Granulomatosa idiopática

Mastites crônicas infecciosas

Abscesso subareolar crônico recidivante (ASCR)

Doença inflamatória crônica e recorrente da região periareolar/subareolar, como pode ser observado na Figura 12.2, sendo mais frequente durante o período reprodutivo, especialmente entre 30 e os 40 anos. O principal fator de risco para seu desenvolvimento é o tabagismo ativo ou passivo. Frequentemente é unilateral, embora possa acometer ambas as mamas. Essa condição representa aproximadamente 1% a 2% de todas as manifestações sintomáticas da mama. Embora seja benigna, causa impacto significativo na qualidade de vida das mulheres acometidas.

A fisiopatologia mais aceita para o desenvolvimento do quadro resulta da ação da cotinina, um metabólito da nicotina, que leva a metaplasia do epitélio glandular ductal em escamoso que produzirá queratina e resulta na obstrução ductal papilar, causando inflamação de uma área sub/periareolar e que pode evoluir para a formação de múltiplos abscessos, os quais tendem a drenar espontaneamente por meio de fístula cutânea, cicatrizando posteriormente. No entanto, há a possibilidade de recidiva em intervalos de meses a anos.

Os sintomas relatados incluem a presença de nódulo ou massa palpável, dor, vermelhidão, inchaço e sensação de calor na região periareolar. Durante o exame físico o abscesso pode estar presente acompanhado de sinais inflamatórios. Geralmente é identificada uma fístula de drenagem, que costuma estar localizada na borda da aréola.

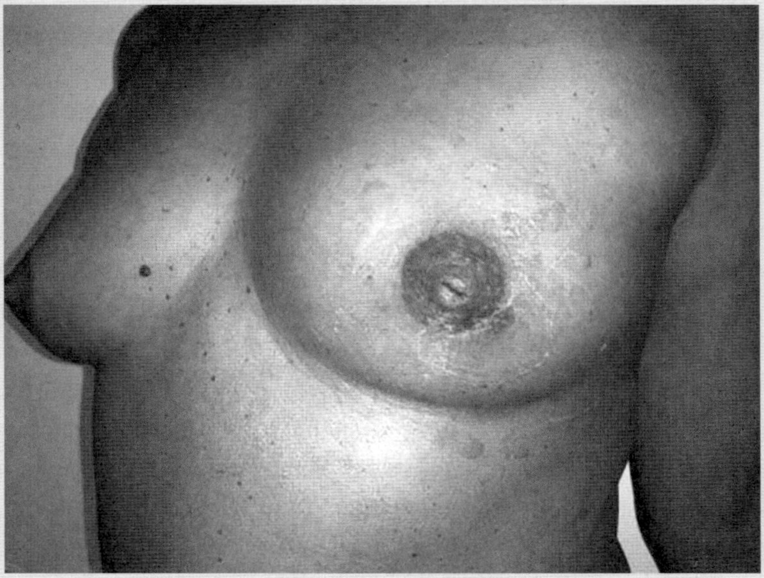

Figura 12.2. *Abscesso subareolar crônico recidivante.*

O tratamento na fase aguda é realizado com antibióticos por via oral, com cobertura para aeróbios e anaeróbios. Os mais comumente utilizados incluem cefalexina em combinação com metronidazol ou clindamicina; ciprofloxacino ou amoxicilina em associação com clavulanato por um período de 14 dias. Pode-se associar anti-inflamatório não esteroide (AINE) e/ou analgésicos para aliviar o quadro álgico. Quando há presença de fístula e casos recidivantes torna-se necessário o tratamento cirúrgico, com a realização de fistulectomia. Em pacientes na pós-menopausa ou com prole constituída é possível realizar a remoção de todos os ductos principais por meio da cirurgia de Urban ou do diamante invertido, visando diminuir o risco de recorrência. Para o sucesso do tratamento, é altamente recomendável que a paciente interrompa o tabagismo.

Mastite tuberculosa

Trata-se de uma mastite granulomatosa que afeta mais comumente mulheres em idade reprodutiva. Essa condição é rara, ocorrendo em apenas 0,1% dos casos, mas em áreas endêmicas pode corresponder a aproximadamente 3% dos casos. O principal agente etiológico é a *Mycobacterium tuberculosis*, bacilo responsável pela tuberculose.

O acometimento das mamas ocorre principalmente como manifestação secundária, resultante da proliferação dos bacilos por disseminação linfática, hematogênica ou por contiguidade. A forma mais comum é a disseminação linfática retrógrada, em que a doença primária afeta os linfonodos axilares. Por outro lado, a forma primária da doença, em que as mamas são o único foco da infecção, é extremamente rara.

As manifestações clínicas mais comuns incluem nódulo endurecido no quadrante súpero-lateral ou na região central da mama, úlceras, abscessos, linfadenopatia e fístulas com drenagem de secreção purulenta. Sintomas sistêmicos também podem estar presentes.

O ultrassom pode evidenciar nódulos hipoecoicos com margens indistintas, e a mamografia pode apresentar assimetria focal ou difusa, distorção do parênquima mamário e espessamento cutâneo. Para o diagnóstico definitivo é necessário realizar a avaliação histológica por meio de biópsia da lesão, na qual podem ser identificados granulomas caseosos. A cultura pode ser utilizada para identificar o bacilo álcool-ácido resistente (BAAR). Recentemente foi desenvolvido um teste sanguíneo com alta sensibilidade (95%) e especificidade (98%), o Interferon Gama Release Assay (IGRA), que detecta a produção de interferon-gama por linfócitos T estimulados por antígenos específicos presentes no bacilo da tuberculose.

O tratamento é realizado com tuberculostáticos com o esquema rifampicina, isoniazida, pirazinamida e etambutol (RIPE) por 60 dias, seguido por rifampicina e isoniazida por 120 dias. Em alguns casos pode ser necessário realizar drenagem e ressecção de nódulos.

Mastite fúngica

É uma mastite granulomatosa caracterizada por processo infeccioso e inflamatório. Manifesta-se por meio de nódulos amolecidos ou endurecidos, únicos ou múltiplos, que variam de tamanho, e pode ser bilateral. Em exames de imagem, é possível observar que os nódulos podem ser irregulares e até mesmo espiculados.

A identificação da Cândida é feita por pesquisa e cultura, Criptococose pela coloração direta com tinta da China/antígeno criptococócico sérico, Actinomicose pela presença do anaeróbio gram-positivo *Actinomyces israelli* e de outros fungos pela pesquisa direta (*histoplasma capsulatum* e *Sporotrix schenki*). Todos por meio da histologia das lesões.

O tratamento da cândida consiste na remoção de agentes predisponentes e no uso de antifúngico sistêmico (fluconazol 200 mg/dia por 14 a

21 dias). No caso da criptococose, são necessários a exérese cirúrgica e o uso de antifúngico sistêmico por 6 a 8 semanas. Para a actinomicose, é recomendada a administração de penicilina G cristalina, na dose de 4 milhões de UI a cada 4 horas, ou ampicilina 2 g endovenosa a cada 6 horas por 4 semanas. Em seguida, é indicada a continuação do tratamento com ampicilina 500 mg por via oral a cada 6 horas por até 6 semanas.

Mastite por micobactéria

A mastite por micobactéria resulta de processo infeccioso de evolução lenta nas mamas. Há relação com portadoras de próteses de silicone e é mais frequente em pacientes HIV positivo com CD4 inferior a 50/mm^3. O diagnóstico é realizado por hemocultura e/ou cultura de material retirado da mama (tecido ou secreções), que identifica micobactérias atípicas. O tratamento é por associação dos medicamentos claritromicina, etambutol e rifabutina por 6 meses. Há descrição de identificação da *Mycobacterium avium-intracellulare* (MAC) na cultura de usuárias de implante de silicone em mulheres imunocompetentes. O tratamento realizado inclui a retirada do implante e o uso de claritromicina por 6 meses.

Mastite viral

A mastite viral é um processo infeccioso mamário causado pelo herpes simples ou herpes-zoster, podendo estar associado ao herpes oral e/ou genital. É rara, tendo poucos casos descritos na literatura.

O diagnóstico é clínico e geralmente se manifesta com múltiplas lesões vesiculares dolorosas e recorrentes, que afetam o complexo areolopapilar e a pele adjacente, que podem estar associadas a febre, mal-estar e exantema antes do surgimento das erupções cutâneas. A duração da infecção costuma ser autolimitada, com melhora em 7 a 10 dias. Geralmente afeta pacientes imunossuprimidas. Pode ser realizado o teste de Tzanck, que consiste na raspagem da base e dos lados da vesícula, seguido pela coloração de Giemsa ou Wright.

O tratamento é realizado com aciclovir 400 mg por via oral durante 5 a 7 dias. Em casos de sintomas mais graves é recomendada a via endovenosa. Recomendam-se cuidados locais para prevenir infecções bacterianas secundárias.

Mastite sifilítica

A sífilis é uma doença sexualmente transmissível causada pelo *Treponema pallidum*, uma bactéria gram-negativa. Sua manifestação nas mamas é rara e normalmente está relacionada ao contato com o parceiro portador da doença, que apresenta úlcera (o cancro duro) na boca, por meio de mordeduras no mamilo, resultando na inoculação da bactéria.

A apresentação clínica na sua forma primária consiste em lesões cutâneas no complexo areolopapilar. Na forma secundária as lesões maculosas podem evoluir para pápulas, e, na forma terciária, podem se manifestar como nódulos endurecidos, evoluindo para ulceração ou fistulização. O principal diagnóstico diferencial é a doença de Paget. O diagnóstico é feito por meio da história clínica, da dosagem dos antígenos treponêmicos pelo *Veneral Disease Research Laboratory* (VDRL) e/ou da absorção de anticorpo fluorescente antitreponêmico (FTA-ABS), ou na presença da espiroqueta em microscopia de campo escuro.

O tratamento consiste na administração de penicilina G benzatina na dose de 2,4 milhões de unidades por via intramuscular, repetindo a dose após uma semana.

Além disso, é importante mencionar a existência de outras formas raras de mastite infecciosa, tais como a hanseníase mamária, mastite por helmintos e mastite gonocócica.

Mastites crônicas não infecciosas

Síndrome de Mondor

A Síndrome de Mondor é uma condição benigna rara, também conhecida como tromboflebite da veia toracoepigástrica superficial, e geralmente apresenta curso autolimitado, com resolução espontânea em algumas semanas e meses. É caracterizada por um "cordão fibroso" doloroso no trajeto venoso comprometido, e acredita-se que esteja associada a trauma local, cirurgia e biópsia. As gestantes, pelo aumento da vascularização e volume mamário, possuem maior risco.

O diagnóstico é baseado na avaliação clínica dos sinais e sintomas, mas a ultrassonografia com doppler pode ser utilizada para descartar a presença de trombose venosa profunda.

O tratamento geralmente é conservador e visa aliviar os sintomas e promover a resolução da tromboflebite. Medidas como repouso, uso de analgésicos e anti-inflamatórios podem ser recomendadas para aliviar a dor. Antibióticos e anticoagulantes não são indicados.

Mastite por ectasia ductal

Condição benigna que afeta os ductos mamários, resultando em inflamação e dilatação dos mesmos. É mais comum em mulheres na perimenopausa e pós-menopausa, mas também pode ocorrer em mulheres mais jovens.

A ectasia ductal ocorre devido ao acúmulo de secreções nas dilatações dos ductos mamários, causando inflamação e aumento da sensibilidade nas mamas. Os sintomas mais comuns incluem mastalgia acíclica unilateral, retração mamilar, fluxo papilar e possível formação de nódulos ou áreas endurecidas.

A etiologia é desconhecida, mas acredita-se que alterações nos ductos mamários, como dilatação e obstrução, possam desencadear a inflamação. Fatores de risco para o desenvolvimento dessa mastite incluem idade avançada, tabagismo e histórico de amamentação.

O diagnóstico geralmente é feito com base nos sintomas clínicos e em exames físicos das mamas, mas exames de imagem, para avaliar a extensão da lesão e descartar carcinoma, devem ser realizados.

O tratamento envolve medidas para aliviar os sintomas e prevenir complicações. Isso pode incluir a aplicação de compressas quentes nas mamas, uso de analgésicos, higiene adequada dos mamilos e uso de sutiãs de suporte. Em casos mais graves ou quando há complicações, como abscessos mamários, fístulas e fluxo papilar persistente, há indicação de cirurgia (drenagem, fistulectomia ou ressecção de ductos principais), além de antibioticoterapia nos casos de abscessos presentes.

Sarcoidose mamária

A sarcoidose é uma mastite granulomatosa caracterizada pela formação de granulomas epitelioides não caseosos em vários tecidos, sendo os pulmões, o sistema linfático, os olhos e a pele os mais frequentemente afetados. A etiologia dessa condição ainda é desconhecida.

O envolvimento das mamas na sarcoidose é raro, ocorrendo em menos de 1% dos casos, e geralmente outros órgãos já estão comprometidos.

A manifestação clínica mais comum é o surgimento de uma massa palpável, indolor, de consistência variável, com margens lisas ou irregulares. Na mamografia, pode aparecer como área/massa bem definida ou espiculada, única ou múltipla. Na ultrassonografia se apresenta como uma lesão hipoecoica, com bordas indistintas, não podendo diferenciar de malignidade.

O diagnóstico da sarcoidose mamária é feito por meio de análise histológica, que confirma a presença de granulomas sem necroses caseosas agregados com histiócitos epiteliais e algumas células gigantes de Langhans.

Além disso, o teste cutâneo tuberculínico (PPD) é negativo, enquanto o teste de Kveim é positivo.

O tratamento da sarcoidose mamária pode ser realizado por observação ou com administração de medicamentos: corticoide de 4 a 12 meses (prednisona 20 a 40 mg/dia) ou metotrexato (7,5 a 12,5 mg/semana).

Mastite lúpica

A mastite lúpica é rara, correspondendo a 3% dos casos, e se caracteriza pelo curso clínico crônico de remissão e exacerbação. A incidência é maior entre os 30 e os 50 anos de idade, e geralmente as pacientes já têm conhecimento de que são portadoras de lúpus. O exame clínico revela a presença de nódulo, ulceração e atrofia da pele, mas o diagnóstico confirmatório é feito por meio do exame histológico proveniente de biópsia, que revela infiltrado inflamatório constituído por linfócitos B, T e plasmócitos. O tratamento é feito pelo controle do lúpus, e as opções terapêuticas são: corticoide, difosfato de cloroquina (4 mg/Kg/dia) e hidroxicloroquina (6 mg/Kg/dia).

Mastopatia diabética

A mastopatia diabética *é* uma doença fibrótica benigna rara da mama, que ocorre em pacientes portadoras de diabetes mellitus de longo prazo, mais comumente observada em mulheres portadoras de diabetes tipo I, podendo acometer 13% delas. Geralmente ocorre em mulheres no menacme, na faixa etária dos 20 aos 40 anos. Entretanto e apesar de rara, também pode acometer homens diabéticos.

Sua fisiopatologia ainda não é completamente compreendida, mas uma das hipóteses é a de que a hiperglicemia crônica e as alterações hormonais associadas ao diabetes possam desempenhar papel importante no seu desenvolvimento. Tem-se como teoria que o excesso de glicose no sangue causa aceleração da glicosilação. Níveis altos dos produtos finais dessa reação química podem induzir resposta autoimune, que resulta em infiltração linfocítica e fibrose.

A manifestação clínica pode variar, mas geralmente se apresenta como massa palpável, indolor, de contorno irregular e móvel. Essas alterações podem ser unilaterais, bilaterais, múltiplas ou até não palpáveis. A recidiva ocorre em até 80% dos casos.

O diagnóstico pode ser feito pela história clínica, exame físico das mamas e exames de imagens, como mamografia e ultrassom. A realização de biópsia para avaliação histológica geralmente é necessária, principalmente para excluir malignidade.

O tratamento envolve o controle adequado do diabetes e eventuais infecções secundárias.

Mastite granulomatosa idiopática (MGI)

Doença crônica rara e benigna, caracterizada, na ausência de infecção específica, por processo inflamatório granulomatoso que ocorre em torno dos lóbulos e ductos mamários. Essa condição apresenta resolução lenta e pode se estender por meses ou até anos. Apresenta altas taxas de recidiva, que chegam a aproximadamente 50% e acomete mulheres em idade reprodutiva entre os 20 e os 50 anos, geralmente com história de gestação e lactação prévia.

A fisiopatologia é incerta, mas acredita-se que possa estar relacionada a fatores etiológicos, como a resposta autoimune a secreções extravasadas dos lóbulos mamários decorrentes de traumas, infecções ou exposição a produtos químicos. Outros fatores, como hiperprolactinemia, diabetes mellitus, tabagismo e deficiência de alfa-1 antitripsina, também podem ser considerados possíveis causadores da doença.

No exame físico é possível observar a presença de massa dolorosa ou indolor associada à hiperemia e espessamento difuso da pele e do complexo areolopapilar, podendo simular carcinoma inflamatório. A variabilidade na apresentação clínica e a duração dos sintomas caracterizam sua heterogeneidade. Uma característica importante dessa patologia é o acometimento lobular, o que a diferencia da sarcoidose (**Figura 12.3**).

O diagnóstico é baseado na histologia da lesão por meio de biópsia com identificação de lesões granulomatosas sem necrose caseosa, leucócitos polimorfonucleares e células gigantes multinucleadas. Importante afastar a presença e associação de microrganismos ou outros patógenos. Os achados nos exames de imagem são inespecíficos.

Ainda não há consenso na literatura quanto ao tratamento de escolha para a mastite granulomatosa idiopática. Pode ser considerado o uso de corticoterapia em altas doses, variando de 0,5 a 0,8 mg/kg/dia na primeira semana, com redução gradual ao longo de 6 a 8 semanas. O metotrexato também pode ser opção terapêutica. Antibióticos devem ser prescritos apenas nos casos em que houver evidência de infecção associada. Recomenda-se evitar a excisão cirúrgica, especialmente quando a doença acometer mais de um quadrante da mama, pois os resultados estéticos geralmente são insatisfatórios.

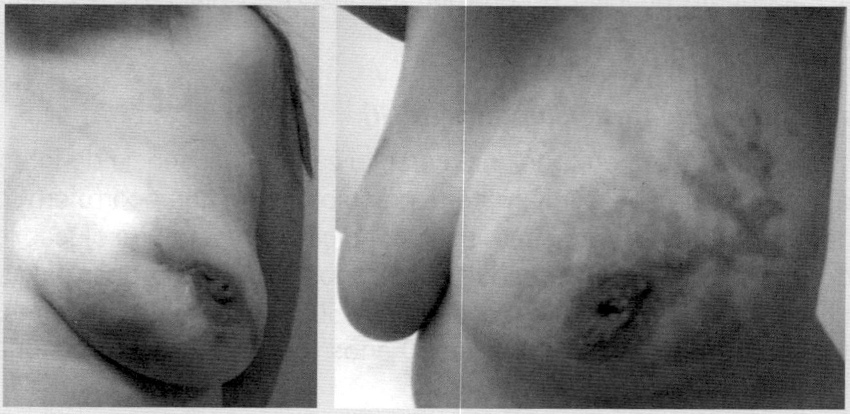

Figura 12.3. *Mastites granulomatosas idiopáticas.*

Conclusão

As mastites crônicas constituem grupo heterogêneo, com diversos agentes etiológicos. O diagnóstico diferencial entre elas pode ser difícil nos casos menos incidentes, principalmente devido à semelhança dos quadros clínicos. Métodos de imagens e de biópsia do tecido mamário comprometido são essenciais para realizar o diagnóstico correto em grande parte dos casos. Na maioria das vezes o tratamento clínico exclusivo é adequado para o manejo dessas entidades. A cirurgia está indicada na mastite subareolar recidivante e nos casos de abscessos de grandes volumes, mas geralmente ela é considerada como último recurso em outras situações, sendo reservada para as pacientes em que o tratamento clínico não é eficaz e nas complicações como fístulas.

Fluxograma de conduta

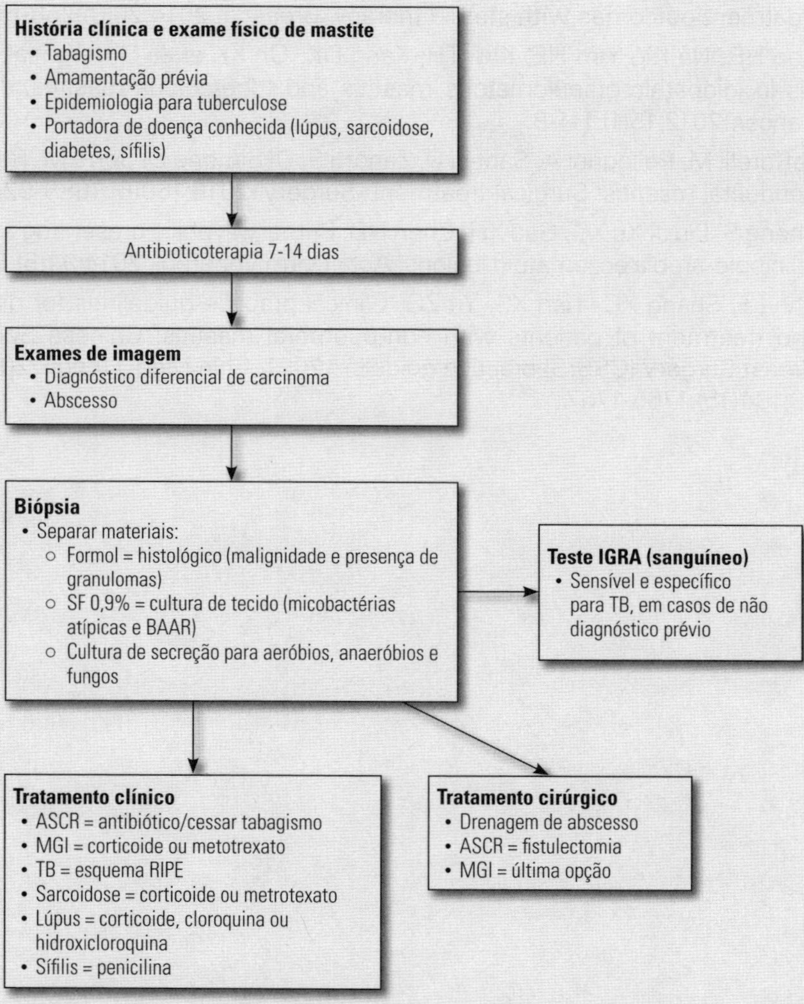

ASCR: abscesso subareolar recidivante crônico; MGI: mastite granulomatosa idiopática; TB: tuberculose.

Figura 12.4. *Fluxograma: mastite crônica diagnóstico e conduta.*

Leitura sugerida

- Pandey TS, Mackinnon JC, Bressler L, Millar A, Marcus EE, Ganschow PS. Idiopathic granulomatous mastites – a prospective study of 49 women and treatment outcomes with steroid therapy. Breast J. 2014;20(3):258-66.
- Seo HR, Na KY, Yim HE, Kim TH, Kang DK, Oh KK et al. Differential diagnosis in idiopathic granulomatous mastitis and tuberculous mastitis. J Breast Cancer. 2012;15(1):111-8.
- Taffurelli M, Pellegrini A, Santini D, Zanotti S, Di Simone D, Serra M. Recurrent periductal mastitis: Surgical treatment. Surgery. 2016;160(6):1689-92.
- Zheng S, Liu J, Xu XG, Gao XH, Chen HD. Primary syphilis presenting as bilateral nipple-areola eczematoid lesions. Acta Derm Venereol. 2014;94(5):617-8.5.
- Zhou F, Shang XC, Tian XS, Yu ZG. Clinical practice guidelines for diagnosis and treatment of patients with non-puerperal mastitis: Chinese Society of Breast Surgery (CSBrS) practice guideline 2021. Chin Med J (Engl). 2021 May 19;134(15):1765-1767.

Capítulo 13

Mastites no ciclo gravídico-puerperal

Evandro Fallaci Mateus

Uriel Guilherme Pereira

Marco Antonio Cupolillo

Introdução e definições

As mastites são um processo inflamatório mamário que podem estar associadas a uma infecção.

No ciclo gravídico-puerperal elas são relacionadas em quase sua totalidade à mastite lactacional, em razão de diversos fatores relacionados ao período. Todavia, não se devem descartar as mastites crônicas, que podem coincidir com esse período e confundir o correto diagnóstico e tratamento.

Epidemiologia e fisiopatologia

Por sua alta incidência, a mastite lactacional pode ser observada em 10% a 30% das pacientes, principalmente nas primeiras seis semanas de amamentação.

O processo se inicia pelo contato dos agentes patogênicos com a mama pela principal porta de entrada, que são as fissuras mamilares causadas, principalmente, por mal posicionamento do recém-nascido na amamentação. Em concomitância à entrada do agente infeccioso, a estase láctea, ocasionada geralmente por esvaziamento incompleto da mama, auxilia na proliferação bacteriana, por ser um rico meio de cultura.

Durante esse processo, se não houver uma correta intervenção ou, dependendo do agente infeccioso e da condição de saúde da paciente, existe um risco de complicações como formação de abscesso, fístula e necrose, que pode levar à sepse.

Os agentes mais comuns são: *Staphylococccus aureus* (sendo responsável por mais de 50% dos casos); *Staphylococccus epidermidis*; *Streptococcus* sp.; *Escherichia coli*; *Proteus*, entre outros, em menor frequência.

Quadro clínico

O quadro tem início com o endurecimento de uma região mamária, seguido de edema, hiperemia e aumento da temperatura. Em raros casos é possível observar acometimento bilateral, pois, na maioria das vezes, as mastites lactacionais acontecem unilateralmente.

Após surgimento dos sinais inflamatórios clássicos é possível observar flutuação por formação de abscesso, fístulas e até acometimento da pele, podendo formar necrose.

Além desses sinais, a paciente pode apresentar queixas sistêmicas, como febre, calafrios, dor mamária e anorexia. O conjunto dos sinais e sintomas apresentados leva a paciente a interromper a amamentação e ordenha, o que resulta na piora do quadro clínico e gera um ciclo vicioso.

Diagnósticos diferenciais

É preciso ficar atento às várias possibilidades de diagnósticos que ocasionalmente podem acontecer no ciclo gravídico-puerperal, com diagnósticos de menor ou maior gravidade.

Entre os possíveis diagnósticos estão abscesso subareolar crônico recidivante, mastite tuberculosa, mastite luética (sífilis mamária), mastite periductal, mastite granulomatosa idiopática, sarcoidose mamária e câncer de mama. Esses e outros diagnósticos podem ser encontrados nos capítulos "Mastites não puerperais" e "Câncer de mama".

Apojadura, obstrução de ducto mamário e galactocele podem produzir sinais similares, porém, sem sintomas sistêmicos.

Dentre outros diagnósticos diferencias também se encontram lesões dermatológicas das mais variadas formas e outras com sintomatologia semelhante, como a Doença de Mondor, caracterizada por tromboflebite de uma veia superficial, e Síndrome de Tietze, encontrada em paciente com inflamação das cartilagens costais. Outros diagnósticos que podem cursar com dor mamária podem ser encontrados no capítulo "Dor mamária".

Propedêutica

O diagnóstico é essencialmente clínico, após o qual a ultrassonografia mamária pode auxiliar na identificação de coleções purulentas e ainda determinar o volume delas, para a tomada de decisão na drenagem, que pode ser realizada por punção aspirativa com agulha fina (PAAF) ou cirurgia.

Tratamento

O tratamento consiste em orientações com relação a amamentação, higiene, ordenha das mamas e sustentação mamária, além do correto posicionamento do bebê na horizontal, com a pega correta, ficando a mãe em posição sentada.

Instruir na identificação de áreas de estase láctea e realizar massagens circulares durante a amamentação, incentivando sua continuidade, apesar do quadro mamário, e terminar o esvaziamento da mama.

A drenagem sempre será indicada quando houver coleção purulenta. A determinação entre drenagem cirúrgica ou punção guiada por ultrassonografia se estabelece da seguinte forma: até cinco centímetros, a opção é pela punção guiada; a partir de cinco centímetros, drenagem cirúrgica. No entanto, existem estudos que mostram a eficácia da punção em coleções de maior volume, o que nos leva a acreditar que esse ponto de corte pode ser alterado dependendo do local e da rotina do hospital em que se faz o atendimento.

O tratamento medicamentoso consiste em analgésicos, anti-inflamatórios e antibioticoterapia, ainda que de modo empírico.

Antes da escolha do antimicrobiano é preciso observar se a mastite lactacional é simples ou complicada, para então decidir por um tratamento ambulatorial ou hospitalar e se existe a necessidade de investigação ultrassonográfica.

Para tratamento ambulatorial, na mastite simples:

- cefalexina 500 mg ou 1 g de 6/6 horas por 7 a 14 dias;
- cefadroxila 500 mg ou 1 g de 12/12 horas por 7 a 14 dias;
- amoxicilina/clavulanato 875 mg de 12/12 horas por 7 a 14 dias;
- clindamicina 300 mg de 8/8 horas ou 6/6 horas por 7 a 14 dias.

Em paciente com critério de internação hospitalar as opções a serem seguidas são:

- cefalotina 1 g de 6/6 horas;
- clindamicina 600 mg de 6/6 horas;

- cefuroxima 500 g de 8/8 horas;
- oxacilina 1 a 2 g de 6/6 horas;
- vancomicina 1 g de 12/12 horas.

Fluxograma de conduta

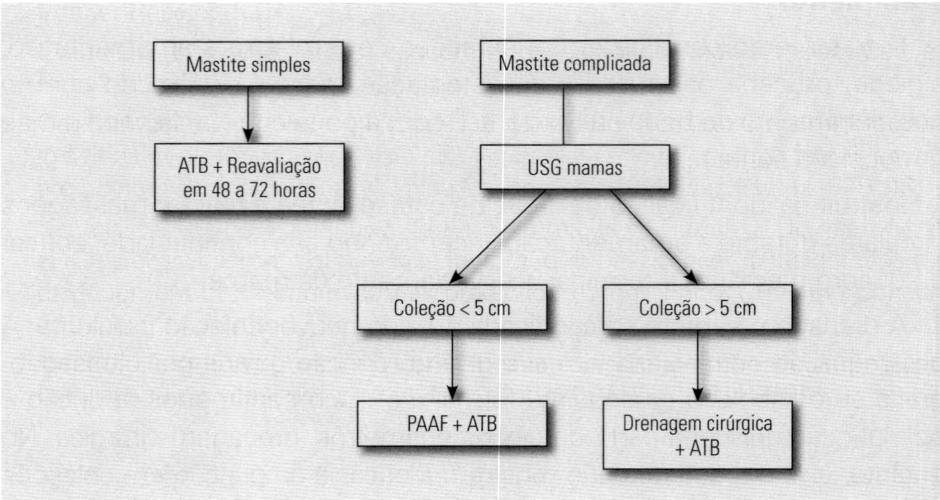

Figura 13.1.

Leitura sugerida

- Amir LH; The Academy of Breastfeeding Medicine Protocol Committee. ABM clinical protocol #4: Mastitis, Revised March 2014. Breastfeed Med. 2014 Jun;9(5):239-43.
- Colin C, Delov AG, Peyron-Faure N, Rabilloud M, Charlot M. Breast abscesses in lactating women: evidences for ultrasound-guided percutaneous drainage to avoid surgery. Emerg Radiol. 2019 Oct;26(5):507-14.
- Dixon JM, Khan LR. Treatment of breast infection. BMJ. 2011 Feb 11;342:d396.
- Kvist LJ, Larsson BW, Hall-Lord ML, Steen A, Schalén C. The role of bacteria in lactational mastitis and some considerations of the use of antibiotic treatment. Int Breastfeed J. 2008 Apr 7;3:6.
- Qian Y, Chang C, Zhang H. Ultrasound Imaging Characteristics of Breast Lesions Diagnosed During Pregnancy and Lactation. Breastfeed Med. 2019 Dec;14(10):712-7.

Capítulo 14

Alterações do desenvolvimento mamário

Evandro Fallaci Mateus
Uriel Guilherme Pereira
Marco Antonio Cupolillo

Introdução e definições

As alterações do desenvolvimento mamário consistem em malformações de origem embrionária que surtem efeito estético e funcional, acometem mama e mamilo e podem, em alguns casos, estar associadas a outras anormalidades, como em membros superiores e no trato urinário.

As alterações estéticas causam baixa autoestima e, por consequência, perda da saúde. Por esse motivo, faz-se necessário resolver os problemas mamários, mesmo quando o único problema é o estético.

Epidemiologia e fisiopatologia

As malformações ou alterações do desenvolvimento mamário podem ser divididas em quatro grupos: infância, juventude, gestação e homem.

A fisiopatologia e sua incidência podem variar de acordo com a idade do paciente e o tipo de alteração encontrada.

Existem alterações no recém-nascido que podem surgir por exposição a hormônios maternos na vida intrauterina, a agente infeccioso externo ou por transtornos da evolução embrionária.

Na juventude ou adolescência as modificações apresentam maior impacto em razão de o paciente começar a compreender o próprio corpo e se comparar aos seus iguais. Englobam desde alterações já vistas na infância até aquelas que se manifestam na puberdade ou juventude.

Por fim, algumas alterações podem ser observadas durante o período gestacional, e, em específico, no homem, como, por exemplo, a ginecomastia, cuja abordagem completa será analisada em capítulo próprio.

Quadro clínico

Infância

- Hipertrofia mamária fisiológica do recém-nascido

Caracterizada por aumento das papilas mamárias em razão da exposição ao estrógeno materno. Circunstância rara, pois a glândula mamária se apresenta imatura. Surge como uma nodulação na região mamária e pode apresentar secreção leitosa conhecida como "leite de bruxa" devido a uma antiga lenda.

- Mastite neonatal

Quadro apresentado como nodulação na região mamária com hiperemia, flutuação e saída de secreção purulenta. A queda dos hormônios maternos após o parto pode desencadear a secreção da prolactina. Como não há estímulo para saída do leite forma-se a galactocele, a qual pode complicar dar origem à mastite neonatal, que, em quase 90% das vezes, tem o *Staphylococcus aureus* como agente etiológico (**Figura 14.1A**).

- Politelia e polimastia

A politelia pode ser caracterizada por mamilos adicionais que surgem fora da região mamária, geralmente ao longo da linha de leite, em locais como pescoço, abdome, vulva, coxa etc., e está associada a outras malformações congênitas. Já a polimastia está associada à presença da glândula mamária com ou sem a presença de mamilos e aréolas em outros locais que não na mama, sendo o mais comum no prolongamento axilar e axila. As mamas ectópicas podem sofrer as mesmas alterações de uma mama normal, mesmo as alterações malignas (**Figuras 14.1B e C**).

- Amastia

Ausência total das mamas. A amastia é caracterizada por não haver glândula ou complexo areolopapilar e geralmente está associada à síndrome de Poland, que se apresenta com atrofia ou ausência do músculo peitoral maior, mas pode acometer também outros músculos, como o peitoral menor e o serrátil. Essa síndrome pode estar associada a outros fenômenos, como sindactilia ipsilateral, hipoplasia da mão e alterações ósseas. Sua incidência é de 1:32000 e 1:80000 e está presente em 10% dos pacientes com sindactilia (**Figuras 14.1D e E**).

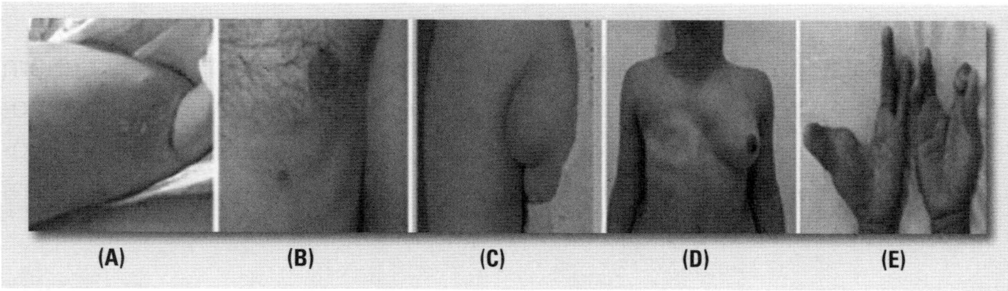

Figura 14.1. *Alterações do desenvolvimento mamário na infância.* **A.** *Mastite neonatal.* **B** *e* **C.** *Politelia e polimastia.* **D** *e* **E.** *Amastia.*

Juventude

Na juventude é possível observar algumas das alterações citadas e observadas na infância, como amastia, politelia, polismastia e síndrome de Poland. Porém, além delas, existem várias outras alterações, que podem ser intrínsecas ou extrínsecas.

■ Amazia

A amazia se caracteriza pela presença do complexo areolopapilar, porém, ausência da glândula mamária. Ela é considerada o grau máximo da uma hipoplasia mamária (Figura 14.2A).

■ Hipoplasia mamária

Mamas com diminuição do tecido mamário e com presença do complexo areolopapilar. A hipoplasia mamária pode estar presente na síndrome de Turner (Figura 14.2B).

■ Atrofia mamária

Diminuição severa do tamanho da mama. Pode estar associada a hipoestrogenismo, catabolismo e principalmente à perda de peso.

■ Hipotrofia mamária ou hipomastia

Mamas de volume pequeno uni ou bilateral. Ocorre quando a mama não está em tamanho esperado para a idade, altura e peso e quando o tamanho é desproporcional ao tórax, aos ombros e aos quadris. Se o volume é extremamente pequeno, diz-se que há micromastia.

- Simastia

Perda do sulco intermámario, fazendo com que as duas mamas fiquem conectadas entre si. Geralmente está presente de forma congênita, porém, pode acontecer por cirurgia de colocação de próteses de grande volume ou por descolamento excessivo da parte medial das mamas (**Figura 14.2C**).

- Hipertrofia juvenil/virginal

Mamas de grande volume, uni ou bilateral, com crescimento excessivo, podendo chegar à gigantomastia. Além do aumento excessivo da mama, pode apresentar outros problemas relacionados, como dor na coluna, estrias, hipovascularização e constrangimento psicossocial (**Figura 14.2D**).

- Assimetria mamária

As mamas não são perfeitamente simétricas na maioria das mulheres, porém, existem assimetrias que são muito acentuadas e que podem causar baixa autoestima. Essas assimetrias mamárias podem ser fisiológicas ou adquiridas, como, por exemplo, em pacientes acometidas por queimadura na região do tórax (**Figura 14.2E**).

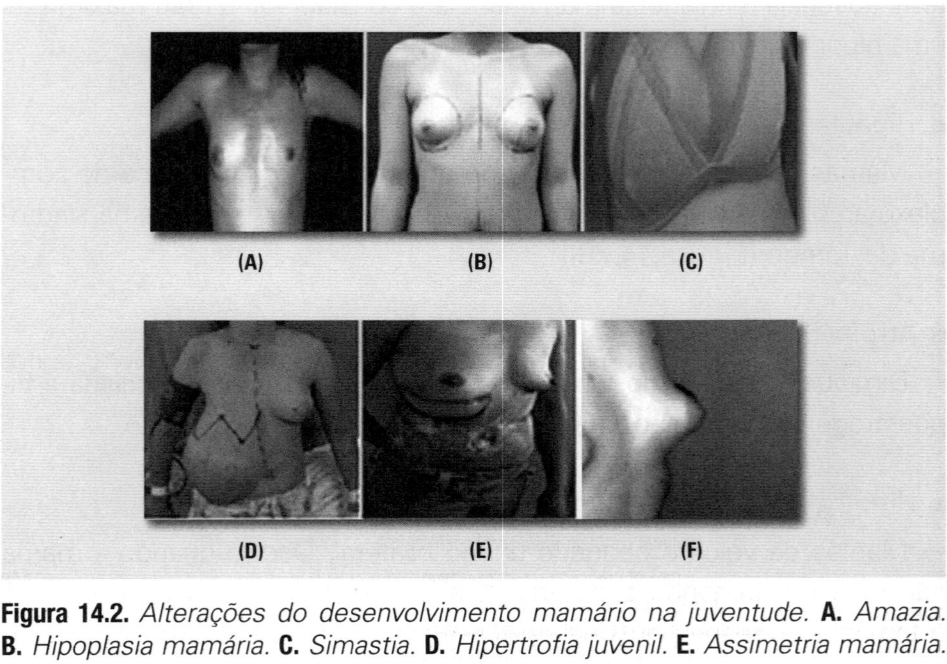

Figura 14.2. *Alterações do desenvolvimento mamário na juventude.* **A.** *Amazia.* **B.** *Hipoplasia mamária.* **C.** *Simastia.* **D.** *Hipertrofia juvenil.* **E.** *Assimetria mamária.* **F.** *Mamas tuberosas.*

- Mamas tuberosas

Também chamadas de mamas tubulares, as mamas tuberosas têm essa denominação pela semelhança com raízes de plantas tuberosas. Acontece por inexistência da lâmina superior da fáscia superficial no complexo areolopapilar, formando um anel fibroso periareolar, que força o crescimento somente em direção à aréola (**Figura 14.2F**).

Gravidez

- Gigantomastia gravídica

Crescimento rápido e excessivo das mamas no período gestacional. Geralmente ocorre no primeiro trimestre da gestação e acomete de 1 a cada 28.000 a 118.000 gestações. Apresenta os mesmos sintomas de hipertrofia juvenil, porém, com crescimento mais acelerado. Mastalgia, problemas posturais, ulcerações, celulite e hemorragia que pode levar prejuízo ao feto são algumas das complicações possíveis (**Figura 14.3**).

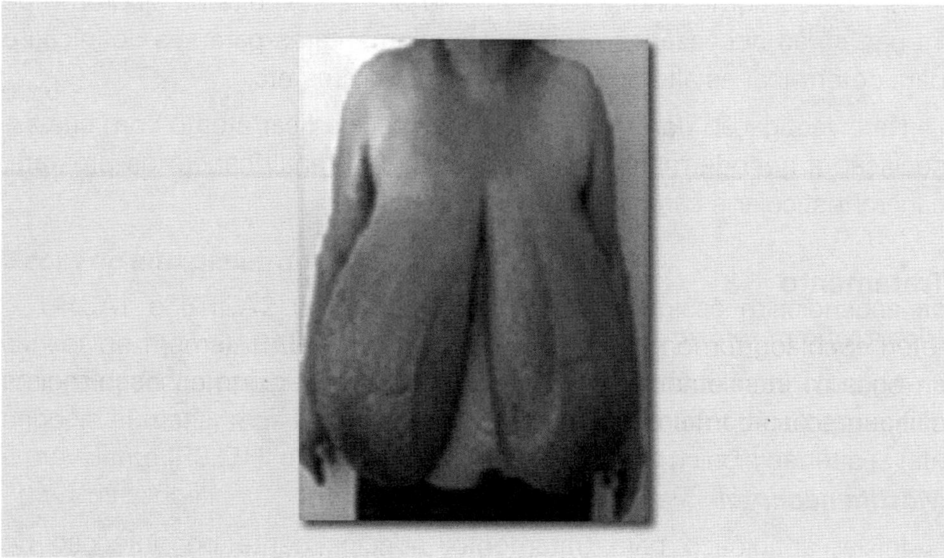

Figura 14.3. *Gigantomastia gravídica.*

Diagnósticos diferenciais

Muitas vezes as alterações do desenvolvimento têm seu diagnóstico ao nascimento, exceto por alterações que aparecem na adolescência ou vida adulta.

Os diagnósticos diferenciais relacionados às alterações por aumento excessivo das mamas serão com tumores fibroepiteliais, como fibroadenoma e *phyllodes*, ou até mesmo o carcinoma mamário propriamente dito. A politelia pode ser confundida com nevus, pela aparência escurecida em relação à pele.

As assimetrias podem existir também por alterações extrínsecas, como queimadura, infecções ou até traumatismos, e não necessariamente problemas no desenvolvimento mamário.

Com relação às alterações intrínsecas, as mamas podem apresentar assimetrias por apresentação anômala do tórax, como acontece no peito de pombo ou tórax carinado, tórax em quilha ou *pectus excavatum*, ou até mesmo alterações na coluna vertebral por cifose ou escoliose.

Propedêutica

As alterações são identificadas e diagnosticadas somente com avaliação clínica, seguindo exame físico mamário completo.

Em casos como síndrome de Poland ou na suspeita da síndrome de Turner, serão necessários exames complementares para sua definição e para determinar as alterações ósseas, musculares etc.

Na investigação dentro da politelia, é preciso ficar atento com sua associação a genodermatoses, adenocarcinoma renal, cancro da próstata, cancro testicular e carcinoma da bexiga urinária.

Tratamento

Hipertrofia mamária fisiológica do recém-nascido

Aguardar resolução espontânea, com início da regressão nos primeiros dias e resolução total em algumas semanas.

Mastite neonatal

Iniciar antibiótico para tratamento, principalmente por infecção de *Staphylococcus aureus*. Pode ser indicada drenagem, porém, com extrema cautela, para não ressecar a diminuta glândula mamária e causar amazia iatrogênica.

Politelia e polimastia

Não há necessidade de intervenção cirúrgica no momento do diagnóstico. A cirurgia deve ser indicada apenas na juventude ou vida adulta.

Amazia, pipoplasia mamária, hipotrofia mamária, atrofia mamária e mamas tuberosas

Alterações que necessitam de correção mamária de aumento. Podem ser realizadas quando a paciente estiver na vida adulta.

Assimetria mamária

A correção mamária é indicada em casos de assimetrias acentuadas, com prejuízo estético e funcional. Recomenda-se a correção cirúrgica apenas na vida adulta.

Simastia

Correção cirúrgica indicada para melhora do defeito estético, também a ser realizada na vida adulta. Consiste na separação da junção medial da mama, com curativo compressivo em local do sulco intermamário.

Atelia e amastia

Após estabilização do crescimento das mamas, pode ser realizada reconstrução com tecido autólogo ou com micropigmentação, que, nas técnicas atuais, apresenta bom resultado estético.

Hipertrofia juvenil e hipertrofia mamária

Pacientes com aumento mamário importante. Portanto, a redução do volume mamário deverá ser realizada com técnica de mamoplastia redutora.

Síndrome de Poland

A reconstrução do paciente acometido por essa síndrome pode apresentar uma variedade de alterações morfológicas. Após determinar quais dessas deformidades o paciente apresenta será possível programar uma reconstrução cirúrgica que levará algumas etapas, as quais poderão envolver uma equipe multiprofissional.

Gigantomastia gravídica

Pacientes que apresentam essa comorbidade em uma gravidez possuem um risco exponencial de apresentar a mesma patologia em uma próxima gestação. Por esse motivo, quando a paciente pretende engravidar novamente, a conduta mais apropriada é a mastectomia simples. Outra possibilidade de resolução do quadro seria a mamoplastia redutora, porém, o tecido remanescente pode cursar com novo crescimento em uma próxima gestação. Uma possibilidade de tratamento não cirúrgico seria o uso de sutiã para sustentação mamária com o emprego da bromocriptina de 5 a 7,5 mg/dia. No entanto, não se extingue o risco de ulcerações ou necrose da mama.

Fluxograma de conduta

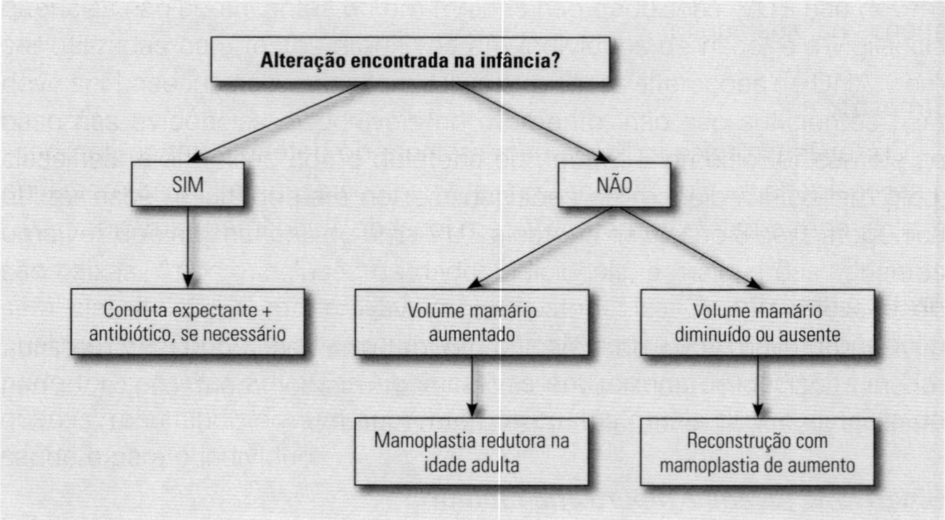

Figura 14.4.

Leitura sugerida

- Harris JR, Lippman ME, Morrow M, Osborne CK. Diseases of the Breast. 5th ed. Wolters Kluwer, 2014.
- Kulkarni D, Dixon JM. Congenital abnormalities of the breast. Womens Health (Lond). 2012 Jan;8(1):75-86.
- Rezai S, Nakagawa JT, Tedesco J, Chadee A, Gottimukkala S, Mercado R et al. Gestational Gigantomastia Complicating Pregnancy: A Case Report and Review of the Literature. Case Reports in Obstetrics and Gynecology. 2015; 347(4):284-7.
- Sociedade Brasileira de Mastologia. E-book – Mastologia: do diagnóstico ao tratamento. 2022.
- Yiyit N, Işıtmangil T, Öksüz S. Clinical analysis of 113 patients with Poland syndrome. Ann Thorac Surg. 2015;99(3):999-1004.

Capítulo 15

Ginecomastia

Fábio Bagnoli
Nathalia Oliveira Lemos
Vicente Renato Bagnoli

Introdução e definições

A ginecomastia corresponde à proliferação benigna do tecido mamário em indivíduos do sexo masculino, podendo ser transitória ou definitiva, unilateral ou bilateral. A prevalência é bastante variável, e dados da literatura estimam entre 32% e 65% dessa condição nos adultos, podendo ser fisiológica, originada de doenças, agentes químicos, drogas, além de fatores idiopáticos.

Sua incidência pode chegar até 60% na fase da puberdade e tem origem no desequilibro da relação androgênio/estrogênio, com involução esperada dentro de 2 a 3 anos.

A associação com câncer de mama é rara, exceto em portadores de síndrome de Klinefelter.

Importante diferenciar a ginecomastia da pseudoginecomastia ou lipomastia, que ocorre devido ao acúmulo de gordura na região mamária.

Fisiopatologia e epidemiologia

O desenvolvimento da mama em ambos os sexos depende do equilíbrio existente entre hormônios como estrogênio, progesterona, prolactina, hormônio do crescimento (GH) e IGF-1. Na mama masculina o desenvolvimento adicional é mínimo e permanece rudimentar, enquanto na mama feminina observa-se um desenvolvimento intenso sob forte estímulo hormonal.

O estrogênio responsável pelo desenvolvimento ductal provém dos níveis de estradiol circulante ou de estrogênios produzidos localmente pela conversão dos esteroides androstenediona e testosterona em estrona, estradiol e estriol. Esse processo é mediado pela enzima aromatase. Qualquer estado, doença ou uso de medicamentos que leve a um desequilíbrio hormonal entre a ação estimulatória dos estrógenos e inibitória dos andrógenos pode induzir a ginecomastia.

A ginecomastia fisiológica pode ser vista em três fases da vida. A primeira fase ocorre logo após o nascimento, quando há altos níveis de hormônios maternos na circulação fetal, o que pode estimular o tecido mamário do recém-nascido. Geralmente tem declínio após 3 a 4 semanas e pode estar associada à secreção do "leite de bruxa". A segunda fase é na puberdade, por volta dos 10 aos 14 anos, quando cerca de 40% a 60% dos meninos têm ginecomastia clinicamente detectável. Isso ocorre devido à diminuição da produção de andrógenos ou ao aumento da aromatização dos andrógenos circulantes, que aumentam a proporção de estrogênios. É esperada uma resolução espontânea dentro de 3 anos após seu início. Por último, na idade adulta, ou no pico da senilidade, tem-se uma prevalência que varia de 36% a 70% nos maiores de 60 anos. Os mecanismos associados nesse caso não são totalmente conhecidos, mas acredita-se que sejam devidos ao aumento da atividade da aromatase periférica secundária ao aumento da gordura corporal total, além do aumento nos níveis de LH e da diminuição dos níveis de testosterona associados ao envelhecimento.

A ginecomastia patológica pode ser dividida didaticamente em causas tumorais (benignas ou malignas), não tumorais e farmacológica (**Tabela 15.1**).

Os tumores secretores de estrógeno incluem os tumores de células de Leydig, tumores de células de Sertoli, tumores de células da granulosa e tumores adrenais (**Tabela 15.2**).

Causas não tumorais que levam ao aumento dos níveis circulantes de estrogênio incluem a obesidade devido ao aumento da atividade da aromatase nos tecidos periféricos e o deslocamento de esteroides pela SHBG causado por medicamentos por exemplo.

A diminuição dos níveis de testosterona também pode ser causa de ginecomastia. O hipogonadismo primário clássico representado pela Síndrome de Klinefelter cursa com baixos níveis de testosterona e altos níveis de LH. Essa síndrome ocorre em uma proporção de 1:600 a 1:700

Tabela 15.1. *Causas de ginecomastia*

Fisiológicas	• Neonatal • Puberal • Senilidade
Neoplasias benignas ou malignas	• Testiculares (Leydig, Sertoli, germinativos) • Adrenocorticais, pulmonares, hipofisários e hepáticos
Patológicas não tumorais	• Hipogonadismo primário ou secundário • Hiperprolactinemia • Deficiência ou mutação dos receptores de androgênio • Realimentação após longos períodos de restrição alimentar • Doenças hepáticas (cirrose) • Falência renal e diálise • Obesidade e hipertireoidismo • Síndrome de Klinefelter • Síndrome do excesso de aromatase • Defeito na síntese de testosterona • Síndrome da resistência androgênica • Hermafroditismo verdadeiro • HIV
Farmacológicas	• Inúmeras classes (vide Tabela 15.3)
Idiopática	• Idiopática

Tabela 15.2. *Tumores que causam ginecomastia*

Tipo de tumor	Prevalência	Pico de incidência	Principais hormônios produzidos	Suspeita
Tumor de células de Leydig	2% a 3%	20 a 60 anos	Testosterona e estrogênio	Níveis elevados de estrogênio, massa testicular palpável
Tumor de células de Sertoli	< 1%	menores de 13 anos, sendo mais incidente em menores de 6 meses	Estrogênio ou testosterona	Hiperatividade da aromatase da Síndrome de Peutz-Jeghers e no complexo de Carney
Tumor de células da granulosa	Raros	45 anos	Estrogênio	Diagnóstico diferencial com linfoma
Tumor de células germinativas	O mais frequente entre os tumores de testículos	15 a 35 anos	Estrogênio	Adulto jovem com ginecomastia associada a perda de libido e impotência
Tumores adrenais	0,04%	Crianças	Estrogênio, DHEA, DHEA-S e androstenediona	Virilização prematura em crianças

homens e é causada por alterações cromossômicas, com adição de pelo menos um cromossomo X ao cariótipo (mais prevalente cariótipo XXY). Importante destacar que quando associado à síndrome de Klinefelter, há um aumento no risco de desenvolver câncer de mama (20 a 66,5 vezes mais incidente que na população masculina habitual). Outras causas nesse espectro de alteração laboratorial incluem doenças testiculares como a criptorquidia, orquite bacteriana ou viral grave e neoplasia maligna testicular. O hipogonadismo secundário ocorre devido ao aumento da conversão de precursores adrenais em estrogênios e tem origem em patologias hipotalâmicas ou hipofisárias como a Síndrome de Kallmann ou prolactinomas.

As síndromes de resistência aos androgênios também fazem parte do espectro de patologias que podem levar à ginecomastia, mas com dosagens elevadas de testosterona e LH. Como mecanismo fisiopatológico temos diminuição da capacidade de resposta androgênica com prejuízo total ou parcial do processo de virilização intraútero. Indivíduos com a forma completa da doença têm feminização na puberdade, com mamas normais ou aumentadas, contornos corporais femininos e ausência de acne, devido à produção de estrogênio pelos testículos e pela aromatização periférica da testosterona.

Outras doenças que podem ser citadas incluem doença renal, doenças hepáticas, tireotoxicose, distúrbios da medula espinhal e HIV.

Cerca de 20% das causas de ginecomastia podem ser atribuídas ao uso de medicamentos ou produtos químicos exógenos (**Tabela 15.3**). Causas idiopáticas correspondem a 25% dos casos.

Tabela 15.3. *Drogas que causam ginecomastia*

Classe de droga	Medicamento
Antibióticos	Isoniazida, Cetoconazol, Metronidazol, Etionamida
Psiquiátricos	Diazepam, Haloperidol, Fenotiazida, Antidepressivos tricíclicos
Hormônios	Androgênios, Estrogênios, Esteroides anabolizantes, Hormônio do crescimento, hCG
Cardiovasculares	Verapamil, Espironolactona, Reserpina, Enalapril, Nifedipina, Captopril, Anlodipino, Amiodarona, Estatina, Diltiazem, Metildopa
Quimioterápicos	Metotrexato, Ciclofosfamida, Agente alquilante
Gastrointestinais	Inibidores da bomba de prótons, Ranitidina, Metoclopramida, Cimetidina, Domperidona
Antiandrogênios	Flutamida, Finasterida, Ciproterona
Outros	Maconha, Antirretrovirais, Fenitoína, Álcool, Anfetamina, Heroína, Metadona

Achados clínicos

Devido à diversidade de causas etiológicas, é imprescindível a realização de anamnese e exame físico criteriosos para um correto diagnóstico e tratamento. Na anamnese do homem adulto devem ser questionados antecedentes patológicos, uso de medicamentos atuais e prévios, incluindo drogas, hábitos e vícios, ganho de peso, alterações na libido ou alterações testiculares.

O exame físico da mama deve ser realizado com o paciente em decúbito dorsal, com a palpação sendo realizada desde a periferia até a aréola. Em caso de nódulo palpável, esse deve ser avaliado quanto ao seu tamanho, mobilidade, consistência e alterações na pele subjacente. Clinicamente pode ser identificado nódulo discoide, elástico, bem delimitado, não aderido a planos profundos, de crescimento concêntrico à aréola. Retração de papila, alterações cutâneas ou fluxo papilar não estão presentes. Normalmente pode ser bilateral e com aumento de sensibilidade. Deve-se suspeitar de malignidade em caso de nódulo unilateral, endurecido, mais periférico e com alterações cutâneas ou descarga papilar. A palpação deve proceder com a pesquisa de linfonodos em cadeias axilares e supraclaviculares.

Na suspeita de causa testicular, exame físico de testículos e de bolsa escrotal devem ser realizados.

A classificação de Simon é simples e amplamente utilizada e classifica a ginecomastia em graus I, II e III (**Figura 15.1**).

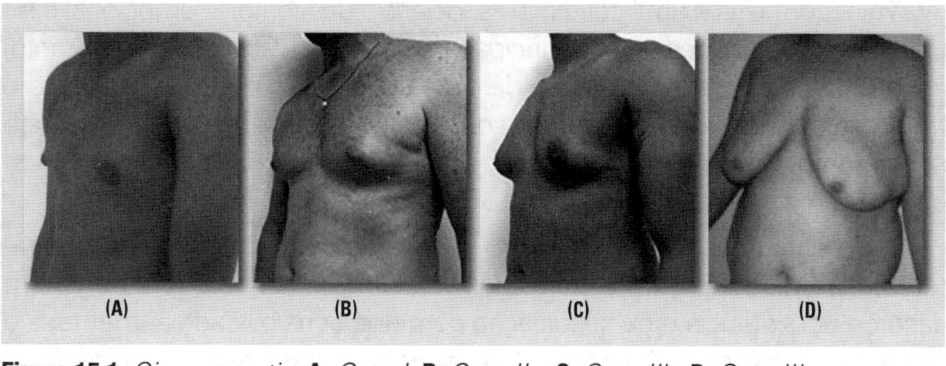

Figura 15.1. *Ginecomastia.* **A.** *Grau I.* **B.** *Grau IIa.* **C.** *Grau IIb.* **D.** *Grau III.*

- Grau I: pequeno aumento visível da mama, sem excesso de pele.
- Grau IIa: aumento moderado da mama, sem excesso de pele.
- Grau IIb: aumento moderado da mama, com excesso de pele.
- Grau III: aumento grande da mama, com excesso de pele.

Diagnóstico diferencial

Pseudoginecomastia ou lipomastia, que se trata do acúmulo de tecido adiposo e não glandular. Exame físico e exame de mamografia diferenciam a ginecomastia da pseudoginecomastia.

Exames complementares

No caso das ginecomastias de causas fisiológicas, principalmente no recém-nascido e na puberdade, não há necessidade da realização de exames complementares.

No indivíduo adulto, exames de imagem como mamografia e ultrassom da mama devem ser solicitados para confirmar a suspeita de ginecomastia, lipomastia, ambos e afastar a presença de nódulo. Na confirmação de ginecomastia, deve-se lançar mão de exames complementares. A avaliação laboratorial inicial deve incluir dosagens de testosterona sérica, estradiol, LH e hCG. Outros exames devem ser avaliados de acordo com a história clínica, exame físico e suspeita diagnóstica, como dosagens de hormônios tireoidianos, função hepática, renal e sorologias.

Para avaliação de tumores testiculares deve ser solicitado ultrassom de testículos, e para tumores não testiculares secretores de hCG, exames como tomografia computadorizada de tórax e abdome (**Figura 15.2**).

Tratamento

A ginecomastia é uma condição associada a desconforto emocional com impacto em atividades diárias principalmente na população jovem. Portanto, após uma criteriosa investigação da causa etiológica, deve ser proposto o tratamento adequado para cada caso, que pode ser desde orientação para seguimento, mudanças de hábitos e vícios, suspensão, alteração ou prescrição medicamentosa e intervenção cirúrgica (**Figura 15.3**).

O paciente deve ser tranquilizado quanto a condição benigna e de caráter autolimitado em grande parte das vezes e em especial a puberal. Em caso de persistência e/ou associação com dor, sensibilidade aumentada e desconforto psicológico o tratamento adequado deve ser proposto.

Tratamento medicamentoso pode ser prescrito nos casos com menos de um ano de aparecimento da ginecomastia. Após esse período (fase fibrótica) o benefício é pequeno. As opções disponíveis atualmente são os andrógenos (testosterona, dihidrotestosterona e danazol), antiestrogênios (clomifeno e tamoxifeno) e inibidores da aromatase. O tamoxifeno foi analisado em estudos randomizados, duplos-cegos, nos quais foi

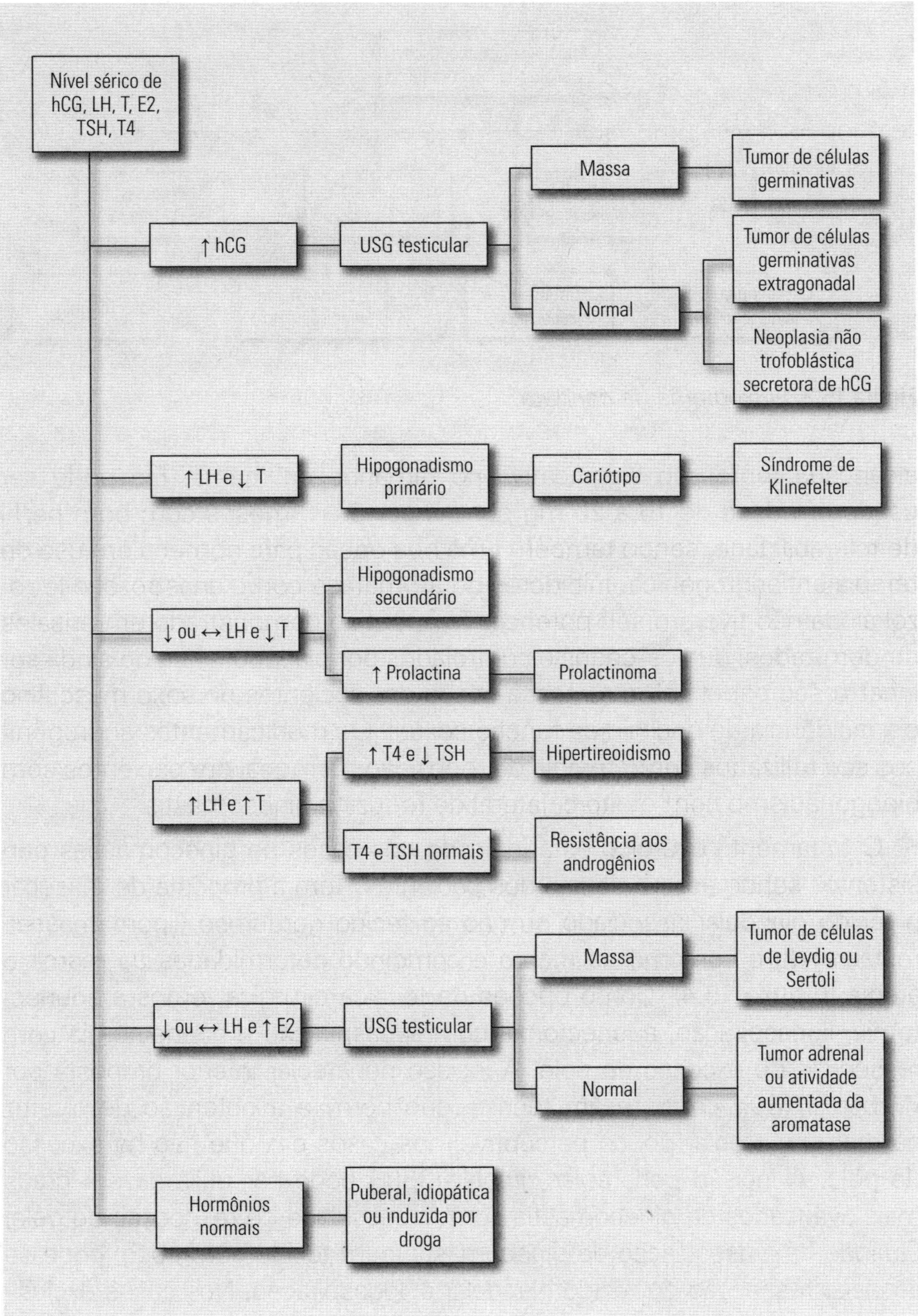

Figura 15.2. *Avaliação laboratorial da ginecomastia.*

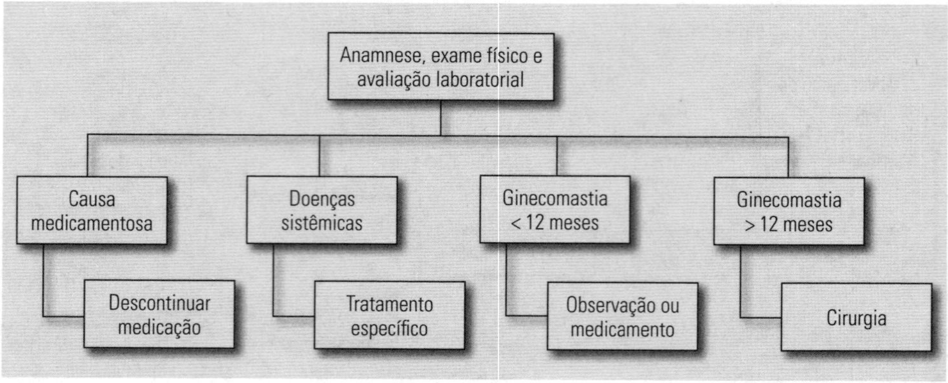

Figura 15.3. *Fluxograma de conduta.*

alcançada regressão significativa no tamanho da mama. Ele pode ser usado em dose de 10 a 20 mg por dia por 3 a 6 meses com bom perfil de tolerabilidade, sendo também uma boa opção para homens em uso de terapia antiandrogênica. Inibidores de aromatase como anastrozol e letrozol ainda não tiveram seu potencial terapêutico demonstrado em ensaios randomizados, duplos-cegos e controlados por placebo, além de ainda ser incerto seu papel sobre a massa óssea em pacientes do sexo masculino e a incidência de declínio da função sexual. Os medicamentos androgênicos são utilizados como terapia de reposição hormonal em pacientes com hipogonadismo com efeito colateral de reduzir a ginecomastia.

O tratamento cirúrgico está indicado nos casos de ginecomastias persistentes sendo esse o desejo dos pacientes. Tem a proposta de ressecar o tecido glandular associado ou não ao tecido gorduroso (lipomamastia), restaurando o contorno da mama e corrigindo deformidades da mama e aréola (**Figura 15.4**). Como opções de técnica cirúrgica temos a adenectomia, lipoaspiração, adenectomia com lipoaspiração e adenectomia com ressecção de excesso de pele. A incisão periareolar inferior proposta por Webster (180°) consiste em técnica que permite a obtenção de cicatriz na margem areolar pouco perceptível nos casos em que não há excesso de pele. A incisão periareolar circular (360°) pode ser utilizada em graus mais avançados de ginecomastia com necessidade de ressecção de pele. Quando há a associação de ginecomastia com tecido gorduroso, pode-se associar ressecção do tecido glandular à lipoaspiração. Nos casos exclusivos de pseudoginecomastia ou lipomastia o tratamento pode ser exclusivo por lipoaspiração. As complicações mais frequentes incluem sangramento, seroma, infecção, retração da pele, cicatriz hipertrófica ou queloide, necrose da aréola e mamilo, inversão do mamilo e recorrência (**Figura 15.5**).

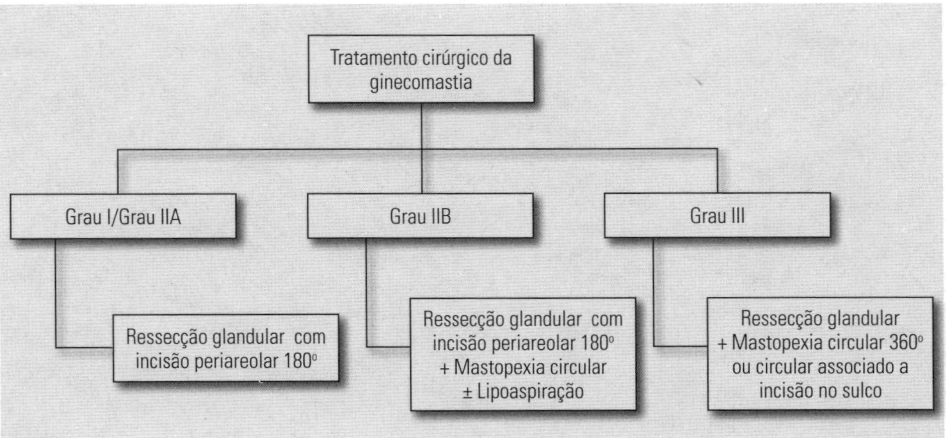

Figura 15.4. *Tratamentos cirúrgicos da ginecomastia de acordo com o grau de classificação.*

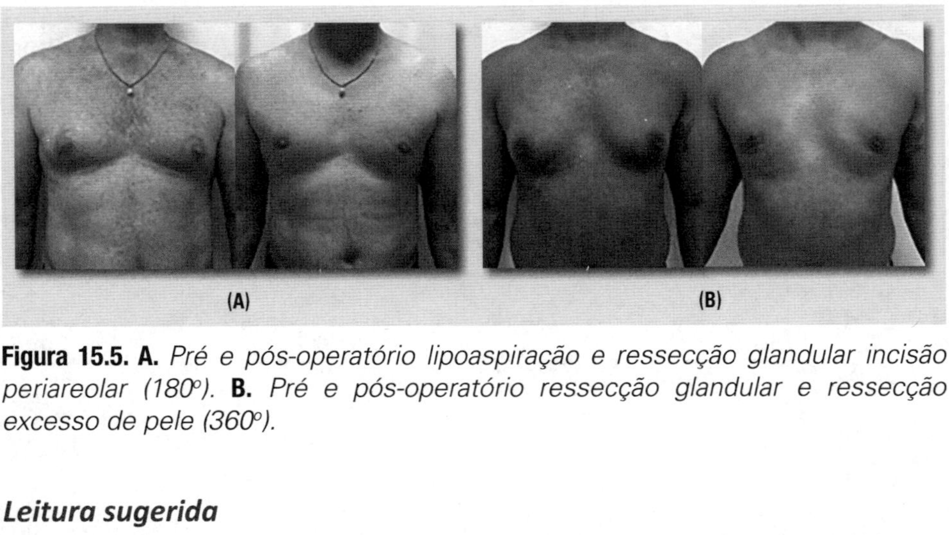

Figura 15.5. A. *Pré e pós-operatório lipoaspiração e ressecção glandular incisão periareolar (180°).* **B.** *Pré e pós-operatório ressecção glandular e ressecção excesso de pele (360°).*

Leitura sugerida

- Berger O, Landau Z, Talisman R. Gynecomastia: A systematic review of pharmacological treatments. Front Pediat. 2022 Nov 1;10:978311.
- Fagerlund A, Lewin R, Rufolo G, Elander A, Santanelli di Pompeo F, Selvaggi G. Gynecomastia: A systematic review. J Plast Surg Hand Surg. 2015;49(6):311-8.
- Hanavadi S, Banerjee D, Monypenny IJ, Mansel RE. The role of tamoxifen in the management of gynaecomastia. Breast. 2006 Apr;15(2):276-80.
- Medeiros MMM. Surgical approach to the treatment of gynecomastia according to its classification. Rev Bras Cir Plást 2012;27(2):277-82.
- Trinchieri A, Perletti G, Magri V, Stamatiou K, Trinchieri M, Montanari E. Drug-induced gynecomastia: A systematic review and meta-analysis of randomized clinical trials. Arch Ital Urol Androl. 2021 Dec 21;93(4):489-96.

Capítulo 16

Fluxo papilar

Evandro Fallaci Mateus
Marco Antonio Cupolillo
Uriel Guilherme Pereira

Introdução e definições

Cerca de 80% das mulheres apresentarão descarga papilar durante a vida. Diferentemente da descarga lactacional (produção de leite) e fisiológica (branca, verde ou amarela) que são normalmente bilaterais e envolvem múltiplos ductos, a descarga patológica é espontânea, mais comum acometer um único ducto podendo ter aspecto claro, seroso ou sanguinolento (Figura 16.1).

Causa mais comum é o papiloma(s) intraductal ou ectasia ductal, em 5 a 33% dos casos podem estar relacionados com malignidade (Figura 16.2).

O fluxo ou descarga papilar corresponde a aproximadamente 5% das queixas clínicas na mama, e 95% de sua etiologia será benigna. É a terceira queixa mais comum relacionada às mamas e cursa com medo e ansiedade nas pacientes pelo receio de câncer de mama.

Quadro clínico

O médico deve avaliar se o fluxo é espontâneo ou induzido, em um ou mais ductos e se uni ou bilateral. As características da descarga precisam ser definidas: serosa, serosanguinolenta, incolor, láctea, colorida. A frequência em que ocorre e a quantidade de fluido também devem ser consideradas, principalmente nos casos de galactorreia, quando a descarga láctea é espontânea, abundante e ocorre por múltiplos ductos bilateralmente.

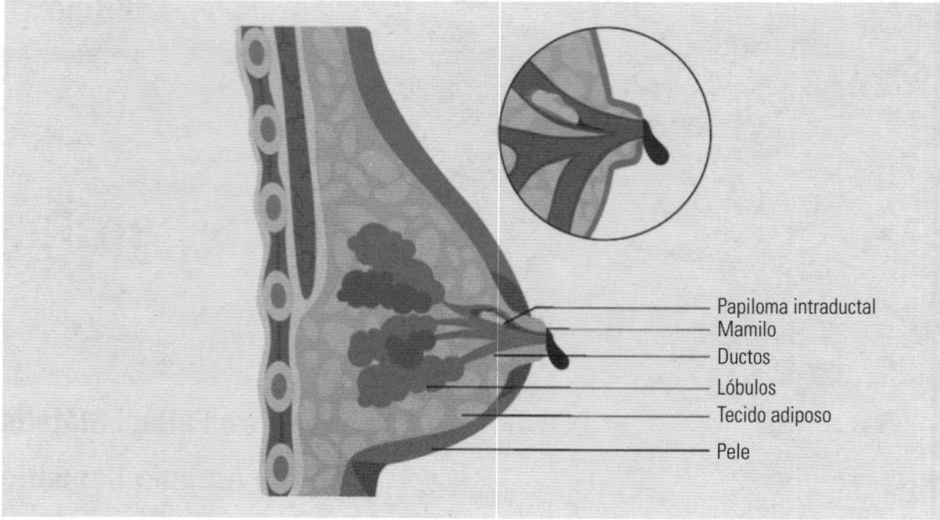

Figura 16.1. *Papiloma intraductal.*

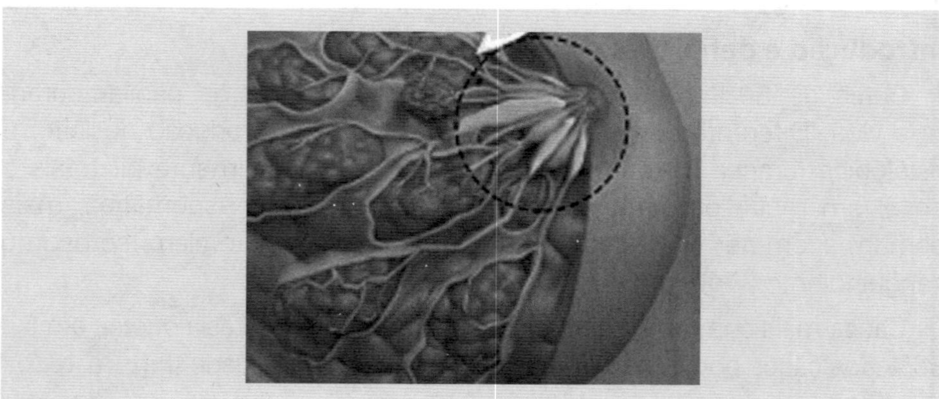

Figura 16.2. *Ectasia ductal.*

Diagnósticos diferenciais

Cerca de 2/3 das pacientes não lactantes apresentarão uma pequena quantidade de fluxo papilar à expressão. A secreção fisiológica na maioria dos casos é não espontânea, bilateral, proveniente de múltiplos ductos e pode variar em coloração.

O fluxo papilar patológico geralmente consiste em secreção sanguinolenta ou serossanguinolenta, transparente límpida como água de rocha, espontânea, unilateral e uniductal. Secreções de aspecto purulento estão associadas a processos inflamatórios e infecciosos, como as mastites.

O papiloma intraductal é a lesão mais comumente associada à descarga papilar serosa e/ou sanguinolenta (35% a 56% dos casos). Outra alteração benigna associada é a ectasia ducal (5% a 59%). O carcinoma, principalmente *in situ*, é observado em cerca de 5% a 33% dos casos.

A galactorreia ocorre quando há presença de fluxo papilar leitoso em mulheres sem histórico gestacional ou lactação recentes. Geralmente ocorre bilateralmente, por múltiplos ductos. O principal fator a ser investigado é a hiperprolactinemia, condição que pode estar associada ao uso de medicamentos que atuam no sistema nervoso central, tumores hipofisários, distúrbios endócrinos, estresse, alterações do sono, entre outros.

Propedêutica

A propedêutica diagnóstica inclui anamnese e exame físico completo das mamas, a fim de identificar a presença ou não de lesões associadas, uso de medicações e herbáceos. Durante o exame físico, a estimulação da secreção pelo mamilo ajuda a identificar o ducto ou os ductos envolvidos. A pressão no sentido horário ao redor da aréola e a massagem da periferia em direção ao mamilo (ponto de "gatilho") podem auxiliar a identificar o local específico de um ducto causador de descarga.

Exames complementares

Exames de imagem como a ultrassonografia e/ou mamografia (em pacientes com mais de 30 anos de idade) auxiliam na investigação de fluxo papilar patológico. O ultrassom permite a visualização de ductos dilatados e lesões nodulares intraductais com pelo menos 5 mm de diâmetro, podendo identificar 63% a 69% das lesões não visíveis na mamografia.

A mamografia tem alta sensibilidade para câncer de mama, mas nem todas as lesões malignas da mama que causam fluxo papilar são visualizadas por esse exame, que, na maioria das vezes, apresenta resultados normais. A sensibilidade da mamografia para pacientes com fluxo papilar é de apenas 57%, com valor preditivo positivo de 16,7% e valor preditivo negativo de 91,4%. Apesar disso, ela deverá ser feita em mulheres com a idade recomendada, pois, em caso de identificação de lesão, poderá ajudar a identificar a causa da descarga.

A incidência de malignidade em ductos únicos dilatados é baixa, principalmente em pacientes assintomáticas, mas, na presença de sintomas clínicos, é necessário fazer uma avaliação adicional, inclusive biópsia.

Em um estudo retrospectivo para determinar a acurácia diagnóstica entre os diversos exames de imagem utilizados para avaliar a descarga papilar foi visto que a combinação de mamografia e ultrassonografia detectou 93% de patologias malignas associadas a esse sintoma e obteve 98% de valor preditivo negativo para malignidade.

A ressonância magnética (RM) das mamas aparece como nova e importante indicação para descargas papilares, com sensibilidade geral de 90% a 99% na detecção do câncer de mama. Principal achado patogênico é o "realce sem massa", com distribuição linear e segmentar mais associada à malignidade, de acordo com a Sociedade Europeia de Imagens Mamárias (Eusobi). Em pesquisa de 2018 do Colégio Americano de Radiologia (ACR), 60% dos radiologistas recomendam RM das mamas em casos de mamografia e ulltrassom negativos.

A obtenção de imagem da árvore ductal pela ductografia (galactografia) pode identificar lesões intraductais, mas possui baixa sensibilidade (60%) para malignidade. A falha de enchimento ou obstrução do ducto tem um alto valor preditivo positivo para a presença de papiloma ou carcinoma (HARRIS). Devido às suas desvantagens e disponibilidade de outras opções, perdeu grande parte de sua relevância clínica e não pode mais ser considerada obrigatória na investigação do fluxo papilar.

Embora alguns estudos tenham relatado resultados com citologia do fluxo papilar, ela tem baixo valor diagnóstico. A variabilidade dos resultados relatados não pode ser confiável na avaliação de rotina da secreção mamilar. De acordo com o Colégio Americano de Radiologia, esse exame não demonstrou eficácia satisfatória na diferenciação entre lesões benignas e malignas, não sendo recomendado rotineiramente.

Tratamento

A exérese cirúrgica dos ductos é indicada às pacientes com fluxo papilar patológico principalmente para afastar malignidade, que ocorre em apenas 5% a 8% dos casos. Isso significa que cerca de 92% a 95% desses procedimentos são realizados por causas benignas.

É possível realizar a excisão dos ductos principais ou, seletivamente, do ducto afetado. Quando seletiva, é possível a preservação do restante do sistema ductal, o que é uma boa opção para as pacientes que desejam amamentar. Já a excisão dos ductos principais proporciona maior detecção de malignidade e menores taxas de reabordagem.

Fluxograma de conduta

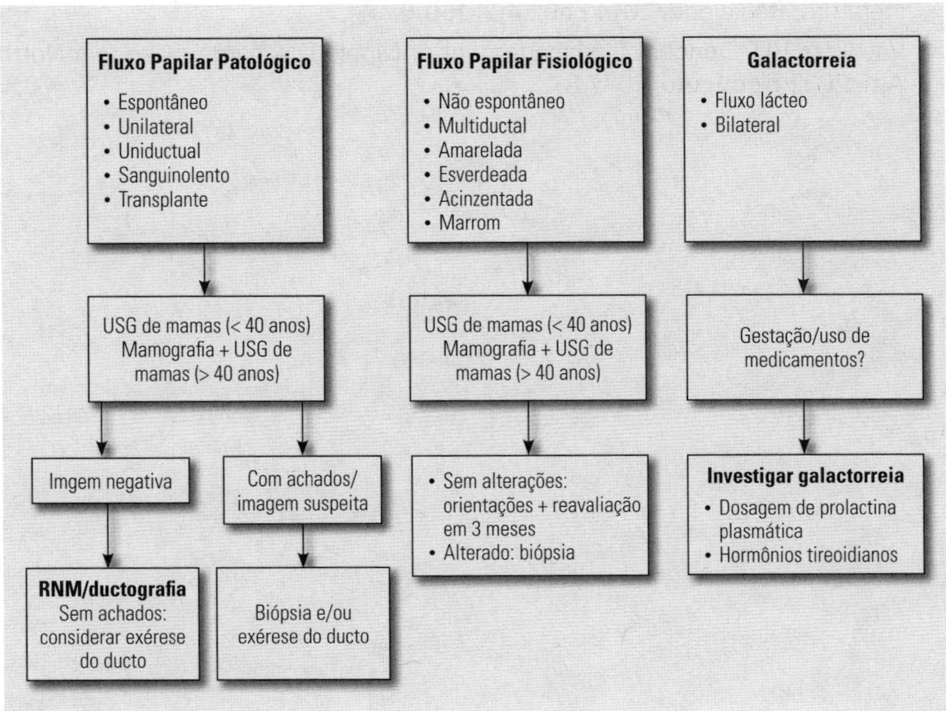

Figura 16.3.

Leitura sugerida

- Chung HL, Bevers TB, Legha RS, Speer ME, Tso HH, Sun J et al. Nipple Discharge Imaging Evaluation with Mammography, Ultrasound Galactography, and MRI. Acad Radiol. 2023 May;30(5):783-97.
- Lee SJ, Trikha S, Moy L, Baron P, diFLorio RM, Green ED et al. ACR Appropriateness Criteria Evaluation of Nipple Discharge. J Am Coll Radiol. 2017;14:(5S):S138-S153.
- Morrogh M, Park A, Elkin EB, King TA. Lessons learned from 416 cases of nipple discharge of the breast. Am J Surg. 2010 Jul;200(1):73-80.
- Panzironi G, Pediconi F, Sardanelli F. Nipple discharge: The state of the art. BJR Open. 2018 Nov;1(1):20180016.
- Patel BK, Ferraro C, Kosiorek HE, Loving VA, D`orsi C, Newell M et al. Nipple Discharge: Imaging Variability Among U.S. Radiologists. AJR. 2018 Oct;211(4):920-5.
- Scheurlen K, Schnitzer A, Krammer J, Kaiser C, Schönberg SO, Wasser K.

- Value of galactography for the diagnostic work-up of pathological nipple discharge in multimodal breast diagnostics. Part 2: a systematic review of the literature. Radiologe. 2014 Feb;54(2):160-6.
- Vavolizza RD, Dengel LT. Management of Nipple Discharge. Surg Clin North Am. 2022 Dec;102(6):1077-87.

Capítulo 17

Identificação da mulher de alto risco

Lincon Jo Mori

João Batista Pereira Júnior

Introdução

A definição de alto risco para câncer de mama é variável e multifatorial e inclui a ocorrência de mutações em genes de alta penetrância, o histórico de hiperplasia ductal atípica e neoplasia lobular *in situ*, o histórico de câncer de mama em familiares de primeiro grau, entre outras situações. Estima-se que 75% a 80% dos casos de câncer de mama originem-se de forma esporádica, 10% são considerados tumores hereditários e 10% a 15% são provenientes de câncer familiar sem associação com variantes patogênicas conhecidas.

Definição de risco vitalício médio, moderado e alto

Mulheres consideradas de alto risco para o desenvolvimento de câncer de mama têm risco vitalício maior ou igual a 20% (RR > 2,5); as de risco moderado, entre 15% e 20% (RR 1,6-2,5); e as de risco médio (população geral); < 15% (RR < 1,5). O risco vitalício médio para a população geral é de 12,9% (1 em cada 8 mulheres terá câncer de mama ao longo da vida). A **Figura 17.1** apresenta alguns números.

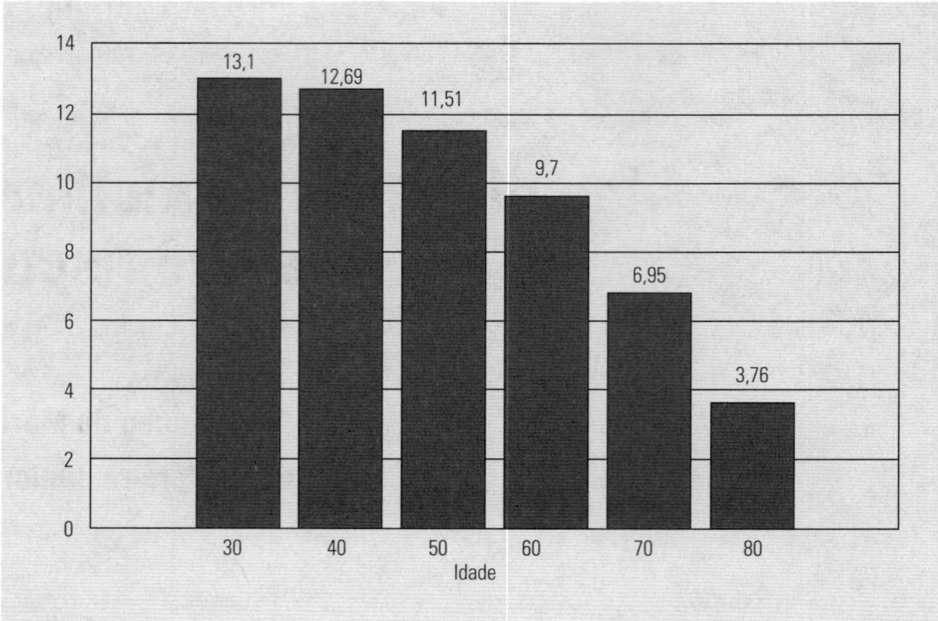

Figura 17.1. *Risco vitalício de câncer de mama para a população geral.*
Fonte: Dados do Instituto Nacional do Câncer (NCI) dos Estados Unidos – Surveillance, epidemiology, and end results (SEER).

Cálculo de risco baseado na anamnese

Os principais fatores de risco para o câncer de mama são o gênero e a idade. Ele ocorre 100 vezes mais frequentemente em mulheres do que em homens, e o risco aumenta com a idade.

- Do nascimento aos 49 anos: 2,1% (1 em 49 mulheres).
- Entre 50 e 59 anos: 2,4% (1 em 42 mulheres).
- Entre 60 e 69 anos: 3,5% (1 em 28 mulheres).
- 70 anos ou mais: 7% (1 em 14 mulheres).

Além da idade e do gênero feminino, múltiplos fatores de risco para câncer de mama devem ser investigados durante a avaliação, conforme a Tabela 17.1.

Modelos matemáticos de cálculo de risco

Modelos matemáticos foram desenvolvidos para determinar o risco de um indivíduo abrigar uma variante patogênica nos genes BRCA1 e BRCA2, assim como estimar o risco de desenvolvimento do câncer de mama em mulheres. Eles podem subestimar a probabilidade de um indivíduo ter

Tabela 17.1. *Fatores de risco para câncer de mama*

Antecedentes familiares	RR
Câncer de mama ou ovário (1 parente de 1º grau > 50 anos)	1,8
Câncer de mama ou ovário (1 parente de 1º grau < 50 anos)	3,3
Câncer de mama ou ovário (1 parente de 2º grau)	1,5
Câncer de mama ou ovário (2 parentes de 1º grau > 50 anos)	3,6
Câncer de mama bilateral	3,2
Câncer de mama e ovário no mesmo indivíduo	3
Câncer de mama masculino	3-5
Mutação genética conhecida	4-8
Antecedentes pessoais	
biópsia mamária prévia com atipia ou carcinoma	4
Irradiação torácica antes dos 30 anos	3
Origem judaica asquenazi	4-8
Menarca precoce	1,3
Menopausa tardia	1,2-1,5
Nuliparidade ou 1ª gestação após os 30 anos	1,7-1,9
Ausência de amamentação	1,2
Uso de TH (E+P ou tibolona) na pós-menopausa	1,2
Densidade mamária elevada na pós-menopausa	5,23
Obesidade na pós-menopausa	1,2-1,9
Níveis elevados de estrogênio circulante	5
Consumo constante de álcool (> 2 taças/dia)	1,24

uma variante patogênica em BRCA1 e BRCA2, bem como outros genes relacionados ao câncer de mama. Na prática clínica, são úteis para: estimar os riscos de câncer de mama em mulheres de baixo risco e/ou que se recusam a realizar o teste genético; determinar a probabilidade de o indivíduo portar mutação BRCA1/2 antes do painel genético; fins de justificativa às seguradoras de saúde; fornecer segurança aos pacientes de baixo risco; estimar risco de câncer de mama após teste negativo dos genes BRCA1 e BRCA2.

Os modelos mais utilizados são Gail, Tyrer-Cuzick, CanRisk/ BOADICEA, BCSC e BRCAPRO

Modelo de Gail

- Descrição

Avaliação de risco de câncer de mama individualizada com base nos dados de risco do SEER com inclusão de fatores de risco personalizados. Oferece avaliação de risco em 5 anos e ao longo da vida. Avaliação de risco em 5 anos ≥ 1,67% usado para avaliar elegibilidade para medidas redutoras de risco.

- Fatores incluídos

Idade, idade da menarca, idade ao primeiro nascimento vivo, histórico familiar (parentes de primeiro grau do gênero feminino com câncer de mama, apenas), número de biópsias de mama prévias, diagnósticos de hiperplasia com atipia.

- Benefícios

Validado em vários estudos e coortes, acessível online, disponível para avaliar elegibilidade para medidas redutoras de risco, atualizações periódicas baseadas em alterações nos dados de incidência do câncer de mama.

- Limitações

Não pode ser usado em indivíduos < 35 anos, uso limitado em não brancos, considera apenas parentes de primeiro grau, não inclui a idade ao diagnóstico da parente de primeiro grau, não inclui história familiar de outros diagnósticos de câncer, subestima o risco de desenvolvimento de câncer de mama em pacientes com mutação BRCA1 e BRCA2 com histórico familiar de câncer de mama ou de ovário, linhagem paterna, não brancos e pacientes com hiperplasia atípica.

Tyrer-Cuzick

- Descrição

Modelo computadorizado com base nos dados do United Kingdom Thames Cancer Registry 2005-2009. Atribuição de risco com base em dados de histórico familiar. Fornece personalização de risco de câncer de mama baseada em fatores de risco individuais e história familiar. Risco vitalício de câncer até 85 anos e estimativas de risco em 10 anos.

- Fatores incluídos

Idade, história reprodutiva (idade da menarca, idade no primeiro parto, menopausa), IMC, terapia hormonal, história familiar, biópsias mamárias prévias (incluindo atipias e CLIS), densidade da mama, resultados de testes genéticos (somente BRCA1/2).

- Benefícios

Pode ser usado em indivíduos < 35 anos, acessível online, cálculo simultâneo de risco de mutação patogênica BRCA1/2, incorporação abrangente de história familiar e estrutura familiar em geral (parentes acometidos em primeiro, segundo e terceiro grau), parentes com diagnóstico de câncer de ovário e de câncer de mama masculino, parentes não afetados, atualizações periódicas baseadas em dados de incidência de câncer de mama.

- Limitações

Não considera risco de radiação torácica prévia, superestima o risco para o desenvolvimento de câncer de mama em: indivíduos hispânicos, hiperplasia atípica e CLIS, mamas densas.

The Breast Cancer Surveillance Concortium (BCSC)

- Descrição

Ferramenta interativa projetada para estimar o risco em 5 anos de uma mulher desenvolver câncer de mama invasivo, incluindo diagnósticos de doenças benignas da mama, e para estimar tanto o risco de câncer de mama tanto em 5 anos quanto em 10 anos.

- Fatores incluídos

Idade, raça/etnia, história familiar de câncer de mama em parentes de primeiro grau, histórico de biópsias mamárias prévias com diagnóstico de doenças benignas da mama e densidade mamária.

- Benefício

Acessível online.

- Limitações

A calculadora não é aplicável a indivíduos que atendem a qualquer um dos seguintes critérios: parentes que não saõ de primeiro grau; < 35 anos ou > 74 anos; diagnóstico prévio de câncer de mama ou CDIS; mamoplastia de aumento; e mastectomia.

BRCAPRO

- Descrição

Modelo bayesiano de herança autossômica dominante com base na história familiar.

- Fatores incluídos

Incorpora indivíduos não afetados em comparação com dados SEER. Os dados de prevalência/penetrância de BRCA1 e BRCA2 são baseados em revisão de literatura.

- Benefícios

Predileção individual e probabilidade combinada de mutação nos genes BRCA1 e BRCA2.

- Limitações

Subestima a frequência de portadoras em famílias com câncer, subestima a frequência de portadores em famílias com câncer de próstata, estatísticas para populações minoritárias de pacientes precisam de melhoria, não permite a incorporação de parentes de terceiro grau, exclui informações limitadas ou desconhecidas sobre a família, as idades devem ser estimadas, caso não sejam conhecidas, não considera nenhum gene além do BRCA1/2, não é disponível gratuitamente sem registro.

CanRisk/BOADICEA

- Descrição

Modelo de riscos de câncer de mama e câncer de ovário com base na história familiar e nas variantes patogênicas em BRCA1/2, PALB2, CHEK2, ATM, BARD1, RAD51C e RAD51D. Validado prospectivamente, tanto para a previsão de probabilidades de portadoras de variantes patogênicas quanto para previsão de risco de câncer.

- Fatores incluídos

Incorpora os efeitos de variantes genéticas, estilo de vida, características hormonais e clínicas, densidade da mama e patologias mamárias.

- Benefícios

Acessível online, inclui fatores de risco pessoais e estilo de vida, inclui histórico familiar de neoplasias de mama/não mama em parentes próximos e distantes, fornece estimativas de risco para câncer de mama e ovário, inclui pacientes com antecedente pessoal de câncer de mama, pode ser usado com variantes de suscetibilidade de risco alto/moderado diferentes de BRCA1 e BRCA2 e incorpora estimativas de risco poligênico (PRS).

■ Limitações

O uso rotineiro de PRS na avaliação de risco não é incentivado, população não branca, não considera fatores de risco pessoais como amamentação, biópsias mamárias prévias e atipias, não considera irradiação torácica prévia.

Fluxograma de conduta

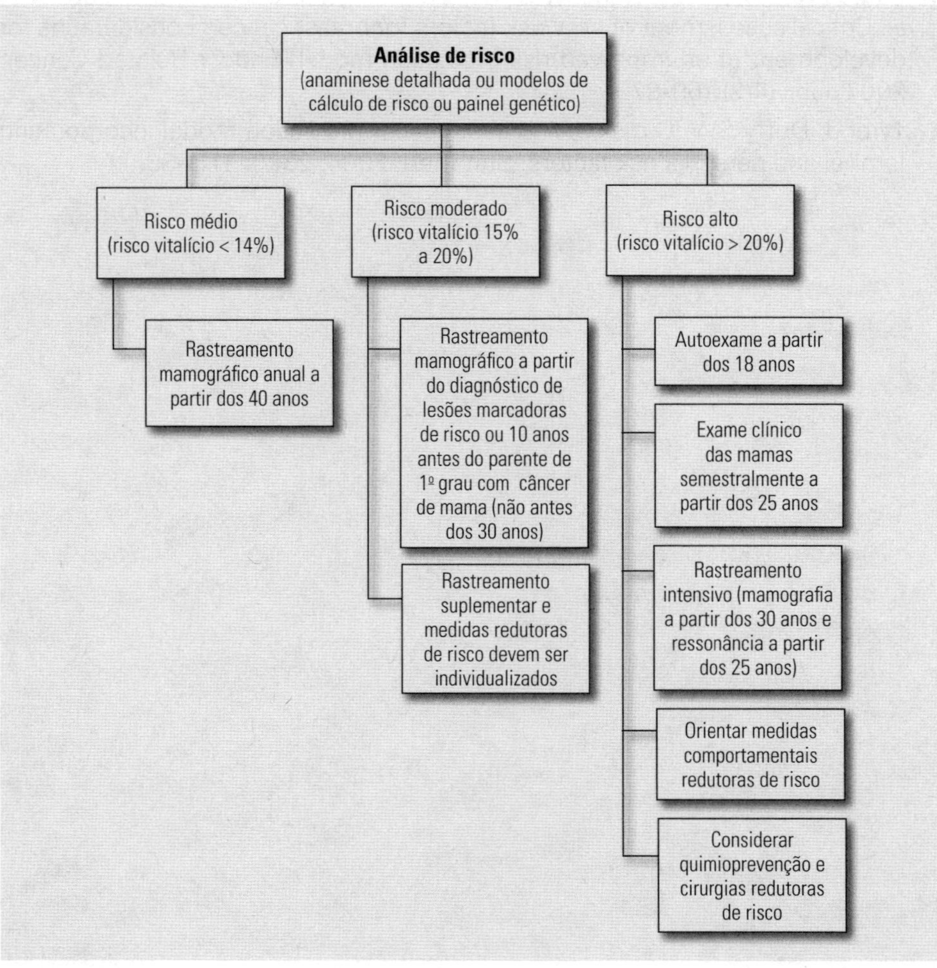

Figura 17.1.

Leitura sugerida

- Berry DA, Parmigiani G, Sanchez J, Schildkraut J, Winer E. Probability of carrying a mutation of breast-ovarian cancer gene BRCA1 based on family history. J Natl Cancer Inst, 1997;89(3):227-38.
- Brentnall AR, Harkness E, Astley SM, Donnelly LS, Stavrinos P, Sampson S et al. Mammographic density adds accuracy to both the Tyrer-Cuzick and Gail breast cancer risk models in a prospective UK screening cohort. Breast Cancer Res. 2015 Dec;17(1):147.
- Evans DG, Howell A. Breast cancer risk-assessment models. Breast Cancer Res. 2007;9(5):213.
- Gail MH, Brinton LA, Byar DP, Corle DK, Green SB, Schairer C et al. Projecting individualized probabilities of developing breast cancer for white females who are being examined annually. J Natl Cancer Inst. 1989 Dec;81(24):1879-86.
- Santen RJ, Boyd NF, Chlebowski RT, Cummings S, Cuzick J, Dowsett M et al. Critical assessment of new risk factors for breast cancer: consideratins for development of an improved risk prediction model. Endocr Related Cancer. 2007 Jun; 14(2):169-87.
- Tyrer J, Duffy SW, Cuzick J. A breast cancer prediction model incorporating familial and personal risk factors. Stat Med, 2004; 23(7): 1111-30.

Capítulo 18

Avaliação genética

Lincon Jo Mori

João Batista Pereira Júnior

Introdução

A maioria das neoplasias de mama é esporádica. Mutações germinativas em genes de predisposição hereditária ao câncer são responsáveis por cerca de 5% a 10% de todos os casos diagnosticados de câncer de mama. As pacientes portadoras de mutação têm o que se denominou de câncer de mama hereditário. A identificação de indivíduos portadores de alterações genéticas permite a personalização de estratégias de prevenção, de rastreamento e de redução de risco para portadores assintomáticos que fazem parte de uma mesma família, um guia de definição terapêutica clínico-cirúrgica de pacientes em tratamento do câncer de mama e que familiares sejam alertados para a investigação de variantes patogênicas.

Mutações somáticas são alterações no DNA que ocorrem após a concepção, em qualquer célula do corpo. Mutações germinativas são alterações genéticas na célula reprodutiva que é incorporada ao DNA de cada célula do corpo, transmitidas geneticamente entre gerações. A partir da identificação da mutação no probando (indivíduo acometido), há 50% de chance de que familiares de primeiro grau possuam a mesma mutação.

A decisão de oferecer testes genéticos evolve três etapas relacionadas: aconselhamento pré-teste; consideração dos testes mais adequados a serem solicitados; e aconselhamento pós-teste, feito quando os resultados são divulgados. Recomenda-se que um profissional da saúde com experiência em oncogenética esteja envolvido em cada etapa, sempre que possível.

O aconselhamento genético inclui a avaliação das necessidades do paciente em relação ao conhecimento de testes genéticos para risco de câncer, seus potenciais benefícios, riscos e limitações. Atualmente existem a coleta de uma história familiar abrangente (questionamento sobre parentes de primeiro, segundo e terceiro graus; ascendência/etnia; sítios e subtipos de câncer, lateralidade, idade no diagnóstico; confirmação com resultados anatomopatológicos ou demais exames complementares já realizados), histórico pessoal de neoplasia, exposição a agentes carcinógenos (como, por exemplo, histórico de radioterapia), histórico reprodutivo, uso de hormônios ou contraceptivos orais, antecedentes de cirurgias redutoras de risco e exame físico geral e específico de acordo com a investigação realizada. O objetivo é gerar diagnósticos diferenciais e educar o paciente sobre seus padrões de herança genética, penetrância, expressividade e a possibilidade de heterogeneidade genética. Além disso, preperá-lo para possíveis resultados do teste (patogênico, provavelmente patogênico, incerto, provavelmente benigno e benigno), obter consentimento informado, discutir planos de divulgação dos resultados quando apropriado, investigar opções de gerenciamento caso uma variante patogênica/provavelmente patogênica seja identificada, assim como a influência dos resultados na vigilância aprimorada, na decisão de agentes redutores de risco e na decisão terapêutica. Nessa etapa, deve-se discutir o custo do painel genético e fornecer uma visão geral da legislação atual sobre privacidade da informação genética.

Tipos de testes e metodologia

O Next Generation Sequencing (NGS) é uma tecnologia poderosa que permite a caracterização de grandes quantidades de sequências de DNA de forma muito mais rápida e com um custo inferior ao da sequenciação Sanger tradicional, a qual realiza um teste sequencial em um único gene. O NGS pode facilitar a identificação da suscetibilidade hereditária ao câncer (e outras doenças), seja no curso do perfil de mutação somática ou por meio de testes diretos de painel multigênico (multiplex) de linha germinativa. Além disso, ele analisa simultaneamente um conjunto de genes que estão associados a um fenótipo de câncer familiar específico ou fenótipos múltiplos.

A decisão de painel multigene, gene específico ou pesquisa de mutação familiar deve ser personalizada. O teste deve incluir o sequenciamento completo do gene, a análise de deleção/duplicação e a detecção de variantes patogênicas conhecidas. A história pessoal e/ou familiar de um indivíduo pode ser explicada por mais de uma síndrome hereditária de câncer. Testes direcionados ao fenótipo com base na história pessoal e familiar por meio de um teste de painel multigene personalizado geralmente é mais eficiente e econômico e aumenta o rendimento da detecção de uma variante patogênica em um gene que afetará o tratamento médico para o indivíduo ou seus familiares em situação de risco.

Os testes disponíveis comercialmente diferem nos métodos de análise de DNA/ RNA, genes específicos analisados, assistência para testes em cascata de parentes. Esses fatores, aliados à indicação do exame, à acreditação e à experiência do laboratório, devem ser ponderados no momento da escolha.

Principais mutações genéticas e risco para câncer de mama

Genes associados a câncer de mama hereditário têm ações diferentes nas células normais do indivíduo acometido e distintos padrões de neoplasias às quais são associados (**Tabela 18.1**). Genes cujas variantes patogênicas têm fenótipos de câncer de mama podem ser divididos em três grupos (**Figura 18.1**).

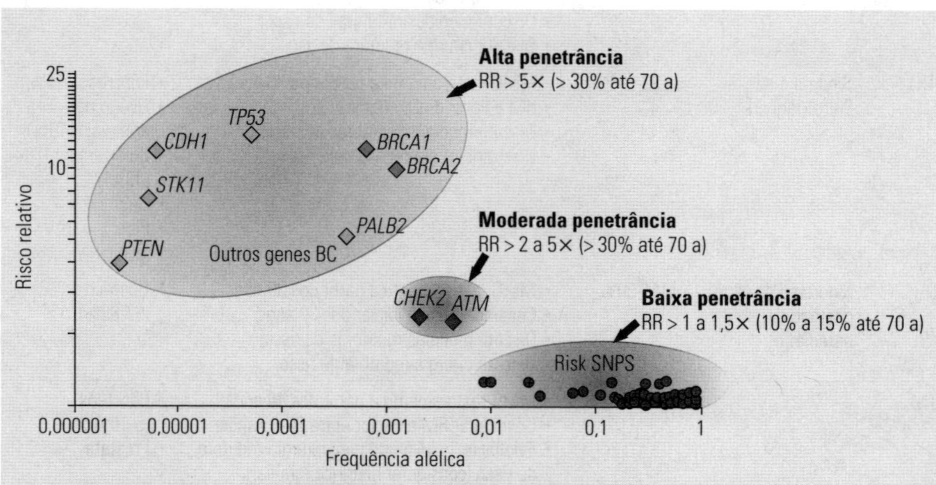

MMG: Mamografia; RM: Ressonância magnética de mamas.

Figura 18.1. *Perfil de risco de penetrância para fator de suscetibilidade genética.*
Fonte: Adaptada de Turnbull C, Sud A, Houlston R. Nat Genet. 2018,50(9) e NIH Genetics of Breast and Gynecologic Cancers, 2023.

Tabela 18.1. *Genes associados a câncer de mama hereditário*

Gene	Síndrome	Risco absoluto	Recomendação em relação ao câncer de mama	Outros sítios de neoplasia
BRCA1	Síndrome de predisposição ao câncer de mama e ovário	> 60%	• Autoexame a partir dos 18 anos; • Exame clínico das mamas semestral a partir dos 25 anos; • MMG rastreamento a partir dos 30 anos; • RM a partir dos 25 anos; • Discutir medidas redutoras de risco; • Considerar cirurgia redutora de risco.	• Ovário (39-58%); • Pâncreas (≤5%); • Próstata (7-28%)
BRCA2	Síndrome de predisposição ao câncer de mama e ovário	>60% Câncer de mama masculino 1,8-7,1%	• Autoexame a partir dos 18 anos; • Exame clínico das mamas semestral a partir dos 25 anos; • MMG rastreamento a partir dos 30 anos; • RM a partir dos 25 anos; • Discutir medidas redutoras de risco; • Considerar cirurgia redutora de risco.	• Ovário (13-29%); • Pâncreas (5-10%); • Próstata (19-61%)
TP53	Síndrome de Li-Fraumeni	>60%	• Autoexame a partir dos 18 anos; • Exame clínico das mamas semestral a partir dos 20 anos; • MMG rastreamento a partir dos 30 anos; • RM a partir dos 20 anos; • Discutir medidas redutoras de risco; • Considerar cirurgia redutora de risco.	• Sarcomas; • Melanoma; • Cólon; • Sistema nervoso central; • Pâncreas (5-10%).
PALB2	—	41-60%	• MMG rastreamento a partir dos 30 anos; • RM a partir dos 30 anos; • Discutir medidas redutoras de risco; • Discutir cirurgia redutora de risco.	• Pâncreas (5-10%).
PTEN	Síndrome de Cowden	40-60%	• Autoexame a partir dos 18 anos; • Exame clínico das mamas semestral a partir dos 25 anos; • MMG rastreamento a partir dos 35 anos; • RM a partir dos 35 anos; • Discutir medidas redutoras de risco; • Discutir cirurgia redutora de risco.	• Colorretal; • Endométrio; • Renal.
STK11	Síndrome de Peutz-Jeghers	32-54%	• MMG rastreamento a partir dos 30 anos; • RM a partir dos 30 anos; • Discutir medidas redutoras de risco; • Discutir cirurgia redutora de risco.	• Pâncreas >15%; • Ovário não-epitelial (>10%); • Colorretal; (39%); • Gástrico; • Pele; • Testicular.
CDH1	Síndrome do câncer gástrico difuso herediátio	41-50%	• MMG rastreamento a partir dos 30 anos; • Considerar RM e iniciar aos 30 anos; • Discutir medidas redutoras de risco; • Discutir cirurgia redutora de risco.	• Gástrico (67-83%).
ATM	—	20-40%	• MMG rastreamento a partir dos 40 anos; • Considerar RM e iniciar entre 30-35 anos; • Evidência insuficiente para cirurgia redutora de risco (considerar histórico familiar).	• Pâncreas (5-10%); • Próstata.
BARD1	—	20-40%	• MMG rastreamento a partir dos 40 anos; • Considerar RM iniciada entre 30-35 anos; • Evidência insuficiente para cirurgia redutora de risco (considerar histórico familiar).	—

(Continua)

Tabela 18.1. *Genes associados a câncer de mama hereditário (continuação)*

Gene	Síndrome	Risco absoluto	Recomendação em relação ao câncer de mama	Outros sítios de neoplasia
CHECK2	—	20-40%	• MMG rastreamento a partir dos 40 anos; • Considerar RM e iniciar entre 30-35 anos; • Evidência insuficiente para cirurgia redutora de risco (considerar histórico familiar).	• Colorretal.
NF1	—	20-40%	• MMG rastreamento a partir dos 30 anos; • Considerar RM entre 30-50 anos; • Evidência insuficiente para cirurgia redutora de risco (considerar histórico familiar).	• Tumor maligno da bainha do nervo periférico (TMBNP); • GIST; • Outros.
RAD51C	—	20-40%	• MMG rastreamento a partir dos 40 anos; • Considerar RM a partir dos 40 anos; • Evidência insuficiente para cirurgia redutora de risco (considerar histórico familiar).	—
RAD51D	—	20-40%	• MMG rastreamento a partir dos 40 anos; • Considerar RM a partir dos 40 anos; • Evidência insuficiente para cirurgia redutora de risco (considerar histórico familiar).	—
MSH2/ MLH1/ MSH6/ PMS2/ EPCAM	Síndrome de Lynch	<15%	• Evidência insuficiente para cirurgia redutora de risco (considerar histórico familiar).	• Pâncreas (5-10%); • Colorretal; • Útero; • Outros.
BRIP1	—	Dados insuficientes	• Manejo baseado no histórico familiar	—

Genes de alta penetrância (5x risco de câncer)

BRCA1 e BRCA2 (50% das variantes patogênicas relacionadas ao câncer de mama), PALB2, PTEN, STK11, TP53 e homozigosidade/heterozigosidade composta no CHEK2. O TP53 raramente está mutado na espécie humana, mas na população brasileira há uma mutação específica e prevalente (R337H) que deve ser considerada nos painéis genéticos (até 70% dos casos).

Genes de moderada penetrância (2-5x risco de câncer)

ATM, heterozigose em CHEK2, NBN, BARD1 e NF1.

Baixa penetrância (1-2x risco de câncer)

O risco poligênico definido com a combinação de múltiplas variantes de baixa penetrância pode provocar aumento no risco de câncer de mama. Em contrapartida, essas alterações não são avaliadas nos painéis genéticos comercializados no momento.

Indicações – quem deve fazer o teste

Durante o aconselhamento genético é preciso identificar o melhor membro da família a se submeter ao teste. Em geral, a pessoa escolhida é o adulto com diagnóstico de câncer em idade mais precoce, com maior suspeita de estar relacionado à síndrome hereditária em investigação. Os testes são realizados, preferencialmente, a partir da coleta de saliva ou de sangue do indivíduo. A partir da identificação de uma variante patogênica, os familiares podem pesquisar apenas ela, sem a necessidade de repetir o mapeamento genético abrangente.

Diretrizes da National Comprehensive Cancer Network (NCCN) fornecem critérios detalhados para identificar candidatos a aconselhamento e teste genético. Os principais critérios para avaliação e teste de risco de câncer hereditário incluem uma história pessoal e são apresentados na Tabela 18.2.

Tabela 18.2. *Critérios para avaliação e painel genético para câncer hereditário*

Histórico pessoal de câncer de mama e um critério	Somente no histórico familiar de câncer de mama
• ≤ 50 anos	
• Indicações de tratamento: ○ Para auxiliar nas decisões de tratamento sistêmico usando Inibidores de PARP para câncer de mama em pacientes metastático ○ Para auxiliar nas decisões de tratamento adjuvante com olaparibe para alto risco e câncer de mama HER2-negativa	Se o parente afetado tiver câncer de pâncreas ou câncer de próstata, apenas parentes de primeiro grau devem ser oferecidos teste, a menos que indicado com base na história familiar adicional
• Patologia/histologia: ○ Câncer de mama triplo negativo ○ Múltiplos cânceres de mama primários (síncronos ou metacrônicos) ○ Câncer de mama lobular com pessoal ou familiar história de câncer gástrico difuso • Câncer de mama masculino • Ascendência judaica Ashkenazi	Um indivíduo afetado (que não atende aos critérios de teste listados) ou indivíduo não afetado com um parente de sangue de primeiro ou segundo grau que atende a qualquer um dos critérios listados (exceto indivíduos não afetados cujos parentes atendem aos critérios apenas para a tomada de decisão de terapia sistêmica)
• Histórico familiar (≥1 parente consanguíneo próximo com QUALQUER): ○ Câncer de mama em idade ≤50 anos; ○ Câncer de mama masculino; ○ Câncer de ovário; ○ Câncer de pâncreas; ○ Câncer de próstata com metastático ou grupo de risco alto/muito alto; ○ ≥ 3 diagnósticos totais de câncer de mama em paciente e/ou parentes de sangue próximos; ○ ≥ 2 parentes de sangue próximos com mama ou câncer de próstata (qualquer grau).	Um indivíduo afetado ou não afetado que de outra forma não atende aos critérios acima, mas tem uma probabilidade > 5% de uma variante patogênica BRCA1/2 com base em modelos de probabilidade anteriores (por exemplo, Tyrer-Cuzick, BRCAPro, CanRisk)

Fonte: Adaptada de Diretrizes da National Comprehensive Cancer Network (NCCN), 2022.

Além dos critérios listados anteriormente, salienta-se a importância de avaliar a composição das famílias materna e paterna do indivíduo, com atenção para estruturas familiares limitadas, ausência de dois familiares de 1°, 2° e 3° graus do gênero feminino em uma das linhagens que tenha vivido além dos 45 anos de idade (possibilidade da transmissão silenciosa da variante patogênica sem fenótipo identificável) ou casos em que se desconhecem dados da família biológica.

No Brasil o Sistema Único de Saúde (SUS) não dispõe de cobertura para o teste genético, e o sistema de saúde suplementar está autorizado a realizar o teste de acordo com o ROL da ANS.

Interpretação dos resultados

De acordo com a classificação da International Agency of Research on Cancer (IARC), indivíduos portadores de uma variante da classe 1 devem ser orientados como se nenhuma mutação fosse detectada. Portadores da classe 5, orientados como variantes patogênicas convencionais. Variantes nas classes 2 e 4 devem ser tratadas clinicamente como variantes nas classes 1 e 5, respectivamente (**Tabela 18.3**).

Tabela 18.3. *Sistema de classificação para variantes identificadas por testes genéticos e recomendações associadas a cada classe variante*

Classe e descrição	Patogenicidade	Testes clínicos	Recomendações de vigilância	Pesquisa de membros da família
1. Não patogênico ou sem significado clínico	< 0,001	Ausência de mutação detectada	Avaliar histórico familiar e outros fatores de risco	Não indicado
2. Provavelmente não patogênico ou de pouco significado clínico	0,001-0,049	Ausência de mutação detectada	Avaliar histórico familiar e outros fatores de risco	Pode ser útil para classificar melhor a variante
3. Incerto	0,05-0,0949	Ausência de mutação detectada	Avaliar histórico familiar e outros fatores de risco. Reavaliar a variante a cada 1-2 anos	Pode ser útil para classificar melhor a variante
4. Provavelmente patogênico	0,95-0,99	Mutação detectada	Vigilância de alto risco	Testar parentes em risco para variante
5. Patogênico	> 0,99	Mutação detectada	Vigilância de alto risco	Testar parentes em risco para a variante

Fonte: Adaptada de Moghadasi S, Eccles DM, Devilee P, Vreeswijk MPG, van Asperen CJ. 2016. https://doi.org/10.1002/humu.22956. Classificação recomendada pela Internacional Agency of Research on Cancer (IARC).

As alterações de DNA que estão na classe 3 são classificadas com variantes de significado clínico incerto (VUS, do inglês *variant of unknown significance*). Além das variantes patogênicas clássicas que bloqueiam ou inativam proteínas, o desenvolvimento contínuo de várias tecnologias baseadas em sequências de DNA e testes multigenes resulta na detecção de um número crescente de variantes para os quais o significado clínico é desconhecido. Essas variantes incluem variantes sem sentido, pequenas deleções ou inserções, substituições de nucleotídeos, alterações em sequências não codificantes ou em regiões não traduzidas. VUS não devem ser utilizadas para testes preditivos em indivíduos de risco, e a vigilância deve ser baseada na história familiar, já que essas alterações de DNA, com base nas evidências disponíveis no momento, não são suficientes para classificar a alteração como deletéria ou neutra. É preciso ter cautela ao utilizar esse resultado para nortear decisões de manejo clínico-cirúrgico, uma vez que as chances de uma VUS aleatória na classe 3 ser patogênica são baixas. Após a inclusão de dados adicionais, a maioria das variantes será classificada como provavelmente patogênica. A comunicação de qualquer VUS pode levar a sofrimento psicológico, e sua má interpretação pode ter sequelas adversas significativas em termos de decisões inadequadas, resultando em um aumento nos custos gerais para o sistema de saúde e para o indivíduo.

Fluxograma de conduta

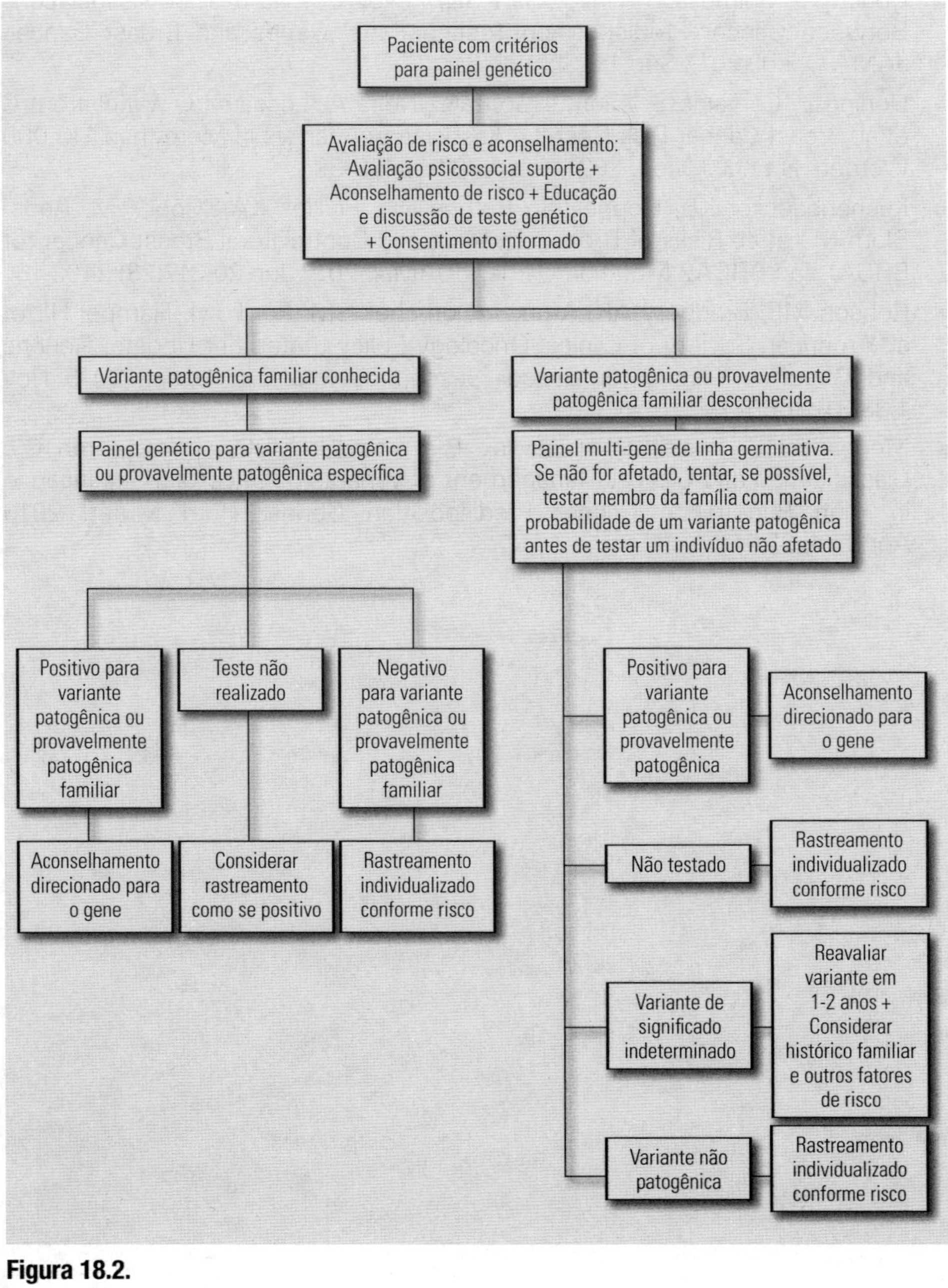

Figura 18.2.

Bibliografia consultada

- Couch FJ, Shimelis H, Hu C, Hart SN, Polley EC, Na J et al. Associations Between Cancer Predisposition Testing Panel Genes and Breast Cancer. JAMA Oncol. 2017 Sep 1;3(9):1190-6.
- Dorling L, Carvalho S, Allen J, González-Neira A, Luccarini C, Wahlström C et al. Breast Cancer Risk Genes – Association Analysis in More than 113,000 Women. N Engl J Med. 2021 Feb 4;384(5):428-39.
- Kuchenbaecker KB, Hopper JL, Barnes DR, Phillips KA, Mooij TM, Roos-Blom MJ et al. Risks of Breast, Ovarian, and Contralateral Breast Cancer for BRCA1 and BRCA2 Mutation Carriers. JAMA. 2017 Jun 20;317(23):2402-16.
- Robson ME, Bradbury AR, Arun B, Domchek SM, Ford JM, Hampel HL et al. American Society of Clinical Oncology Policy Statement Update: Genetic and Genomic Testing for Cancer Susceptibility. J Clin Oncol. 2015 Nov 1;33(31):3660–7.
- Moghadasi S, Eccles DM, Devilee P, Vreeswijk MPG, van Asperen CJ. Classification and Clinical Management of Variants of Uncertain Significance in High Penetrance Cancer Predisposition Genes. Hum Mutat. 2016 Apr;37(4):331-6.

Capítulo 19

Medidas comportamentais para prevenção do câncer de mama

Lincon Jo Mori

João Batista Pereira Júnior

Introdução

Além da prevenção secundária estabelecida (rastreamento) para câncer de mama, cada vez mais sabemos que medidas comportamentais podem impactar na melhora dos desfechos clínicos (incidência, recorrência e sobrevida), inclusive nas pacientes que já tiveram tumor. Destacam-se os hábitos (estilo) de vida e os fatores ambientais interferindo na iniciação e principalmente na promoção e agravamento de tumor mamário. Esforços na mudança para um estilo de vida mais saudável impactam positivamente no bem-estar físico-mental-social, melhorando a qualidade de vida da paciente.

As várias diretrizes mundiais e institucionais (American Cancer Society, American Society Clinical Oncology, European Society Medical Oncology, Center for Disease Control and Prevention and World Cancer Research Fund etc.) indicam relação de câncer de mama e piora no prognóstico em:

- Consumo de bebidas alcoólicas.
- Sedentarismo e falta de atividade física regular.
- Dieta rica em alimentos processados e industrializados e alto teor de carne.
- Alto índice de massa corpórea e grande piora em pacientes com síndrome metabólica.

- Fatores reprodutivos como paridade (principalmente nuligesta), primeira gestação tardia e não amamentação.
- Utilização de longo prazo de medicamentos hormonais (contracepção e reposição hormonal).

Índice de massa corpórea

O peso elevado influencia diferentemente no risco de acordo com o *status* menopausal.

Pós-menopausa

Pesquisas demonstraram que mulheres obesas na pós-menopausa têm maior risco de câncer de mama em relação àquelas com peso normal, e grande piora na vigência de síndrome metabólica.

Já a perda de peso apresenta efeito protetor, principalmente em mulheres que não utilizam terapia hormonal. Vários estudos estabeleceram a relação entre IMC elevado e ganho de peso na pós-menopausa com aumento do risco de câncer de mama.

Pré-menopausa

Contrariamente aos resultados anteriores, o peso elevado representa efeito protetor na pré-menopausa, mas os mecanismos dele não são muito claros. A principal hipótese é a anovulação causada pela obesidade, que pode acarretar menores níveis hormonais circulantes. Outras hipóteses seriam a diferenciação celular mais precoce ou menores níveis de fatores de crescimento.

Exercício físico

Pacientes com IMC controlado pela dieta + ginástica têm melhores ganhos quando comparadas àquelas que controlam o IMC apenas com dieta.

A carga de exercícios semanais recomendada para as pacientes sem tumores é de 150 a 300 minutos de intensidade moderada, ou de 75 a 100 minutos de intensidade vigorosa de atividade aeróbica e/ou resistida, com certeza de alta evidência de diminuição de risco para câncer de mama. Encontramos certeza moderada de evidências que apoiam a associação entre atividade física moderada a vigorosa e redução de mortalidade por todas as causas e específica por câncer de mama.

Ingestão de álcool

O consumo de bebidas alcoólicas está associado ao aumento de risco tanto em estudos epidemiológicos como em modelos pré-clínicos (animal). A principal hipótese é o efeito carcinogênico dos metabólitos do álcool, associado à interferência do estrogênio e/ou deficiências nutricionais no metabolismo.

Segundo as diretrizes da National Comprehensive Cancer Network (NCCN) 2023, deve-se limitar o consumo de álcool para 1 drink por dia (equivalente a 29 mL de licor, 177 mL de vinho, 236 mL de cerveja).

Vitamina D

Alguns estudos sugerem que o nível elevado de vitamina D reduz a chance de tumor de mama. Contudo, a maioria dessas pesquisas se refere a estudos populacionais não prospectivos e não randomizados que correlacionam os níveis séricos da vitamina D com o aparecimento do câncer.

Os níveis séricos de vitamina D dependem da alimentação (principalmente laticínios, cereais e alguns tipos de peixe) e da exposição aos raios UVB.

O real impacto da vitamina D no aparecimento do câncer de mama é desconhecido, pois os principais estudos têm grandes limitações. Dúvidas como a forma ideal de dosar o nível sérico da substância e a influência de variáveis como idade, estado menopausal e tipos tumorais permanecem em aberto.

Fitoestrogênios

A prevenção pelo uso de alimentos funcionais emerge como uma ferramenta adicional, por meio de prováveis mecanismos de ação anticancerígenos, antioxidantes, anti-inflamatórios, antiestrogênicos e antiangiogênicos.

Altos níveis de isoflavanoides estão associados com baixo risco para câncer de mama em modelos pré-clínicos, e eles são encontrados nos derivados de soja, lignanas, cimicífuga racemosa e trifolium pratense.

O consumo de alimentos ricos em fitoestrogênios, como frutas frescas, verduras frescas e óleos vegetais, tem sido relatado como protetor do câncer de mama. Entretanto, mais dados clínicos em estudos prospectivos e com melhor metodolologia são necessários para estabelecer o real benefício da ingesta deles e determinar a quantidade e concentração.

Chá verde

O chá verde é um antioxidante com efeitos benéficos na inibição da proliferação celular e está sendo estudado como protetor para alguns tipos de câncer, inclusive o de mama, mas não há dados científicos para indicá-lo, apesar de alguns estudos caso-controle demonstrarem associação positiva entre o seu uso e a diminuição da doença.

Dieta

Uma alimentação saudável é fundamental para manter uma boa qualidade de vida, permitindo melhor controle do peso e menor taxa de doenças cardiovasculares (que continuam sendo a principal causa de morte, inclusive em pacientes com tumores mamários).

Dietas ricas em alimentos industrializados e processados, em carboidratos, refrigerantes e similares apresentam relação direta e indireta com obesidade e câncer de mama, com piora no prognóstico, inclusive. Orientações quanto ao seguimento de uma dieta balanceada, equilibrada (dependente da faixa etária, gênero e ajustes ao peso), com porções de verdura, saladas, grãos (fibras) e ingesta comedida de carne, similar às dietas mediterrâneas, são aconselhadas. Má nutrição e sarcopenia precisam ser corrigidas e de preferência ajustadas por profissional especializado (nutricionista e/ou nutrólogo).

Tabagismo

Apesar de os resultados não serem uniformes, vários estudos não sugerem aumento no risco de câncer de mama em tabagistas. O risco aumentado foi mais consistente em estudos que avaliaram início precoce do tabagismo, longa duração e/ou alta taxa de maços/ano. No entanto, esse hábito (cigarro) impacta negativamente na performance clínica da paciente e aumenta o risco para outras morbidades, inclusive doenças cardiovasculares.

Desodorantes e outros cosméticos axilares

O risco de substâncias antitranspirantes talvez seja uma das dúvidas mais frequentes entre as pacientes. Hipóteses sobre a relação entre antitranspirantes e câncer de mama são altamente populares em publicações leigas, mas também em algumas científicas.

Após um estudo suíço de setembro de 2016 que estabeleceu uma ligação entre câncer de mama e sais de alumínio em camundongos ser publicado no *International Journal of Cancer*, a polêmica sobre desodorantes ou, mais precisamente, sobre sais de alumínio em antitranspirantes voltou.

Nenhum estudo epidemiológico realizado em seres humanos conseguiu estabelecer uma relação direta entre os sais de alumínio e o risco de câncer de mama. Até julho de 2023 apenas dois estudos com alto nível de evidência científica analisaram as consequências da aplicação regular de antitranspirantes, não havendo comprovação de que o uso deles tenha influência no aumento do risco de se desenvolver a neoplasia.

Aspirina e anti-inflamatórios não esteroides

O uso de aspirina e de alguns tipos de anti-inflamatórios tem sido estudado como método de prevenção em vários tipos de câncer, entre eles o colorretal e o de mama. Jack Cuzick *et al.* relataram diminuição da incidência de câncer de mama em modelos animais, mas ainda não foram realizados estudos comprovando o benefício em seres humanos. Sendo assim, não está comprovada a sua utilização como prevenção do câncer de mama.

Amamentação

O efeito protetor da amamentação tem sido mostrado em diversos estudos e sua magnitude depende da duração do aleitamento materno. Uma metanálise estimou que para cada 12 meses de amamentação há uma redução de 4,3% no risco relativo do câncer. O mecanismo que explicaria essa proteção é o fato de que a amamentação confere ciclos anovulatórios às mulheres, que, assim, ficam menos tempo expostas ao estrogênio endógeno.

Considerações finais

De uma forma relevante, mudanças comportamentais têm impacto positivo na prevenção e melhora do prognóstico do câncer de mama, e essas mudanças nesses fatores de risco, no mínimo, irão promover mais saúde e melhor qualidade de vida às pacientes.

Bibliografia consultada

- American Cancer Society. American Cancer Society [Internet]. Cancer.org. American Cancer Society. 2021. Available from: https://www.cancer.org/
- Breast Cancer Treatment (Adult) (PDQ®) – Health Professional Version - National Cancer Institute [Internet]. 2020. Available from: https://www.cancer.gov/types/breast/hp/breast-treatment-pdq
- Chlebowski RT, Aragaki AK, Pan K, Nelson RA, Barac A, Manson JE et al. Dietary influence on physical functioning in the Women's Health Initiative (WHI) randomized Dietary Modification (DM) trial. 2022;40(16_suppl):10552–2.
- NCCN Guidelines. Breast Cancer Risk Reduction. 2023;1.
- Sessa C, Balmaña J, Bober SL, Cardoso MJ, Colombo N, Curigliano G et al. Risk reduction and screening of cancer in hereditary breast-ovarian cancer syndromes: ESMO Clinial Practice Guideline. Ann Oncol. 2023;34(1);33-47.

Capítulo 20

Quimioprevenção do câncer de mama

Lincon Jo Mori

João Batista Pereira Júnior

Definição

O termo quimioprevenção, criado por Sporn em 1976, atualmente é utilizado para se referir ao uso de agentes naturais ou farmacológicos que inibem o desenvolvimento do carcinoma invasor da mama por meio do bloqueio de alterações no DNA que iniciariam a carcinogênese ou pelo impedimento e reversão da progressão de lesões precursoras existentes. As drogas utilizadas para essa finalidade, como certos moduladores seletivos de receptor estrogênico (SERMs) ou inibidores de aromatase (IA), apresentam ação antiestrogênica.

SERMs

Os SERMs testados e comprovados (tamoxifeno e raloxifeno) são compostos que agem bloqueando os receptores estrogênicos (RE). A característica que difere essas substâncias dos agonistas ou antagonistas puros é uma ação variável nos diferentes tecidos.

Inibidores de aromatase (IA)

Na pós-menopausa o estrogênio é produzido, principalmente, por meio da conversão periférica de androgênios, produzidos no córtex da adrenal ou gônadas, pelo complexo da enzima aromatase. O processo da esteroidogênese é complexo, e a enzima aromatase cataliza a conversão de androstenediona em estrona (E1), enquanto a esteroide sulfatase (STS) hidroliza sulfato de estrona (E1S) em E1. Posteriormente E1 é convertida em estradiol (E2) pela 17-ß-hidroxiesteroide desidrogenase tipo 1 (17bHSD1). A testosterona, por sua vez, é convertida em E2 pela enzima aromatase. As fontes predominantes de aromatase em mulheres na pós-menopausa são os tecidos periféricos, como músculo, pele e principalmente o tecido adiposo. O tecido adiposo mamário também apresenta capacidade para formar estrogênios a partir da aromatização de androgênios circulantes. A taxa de supressão estrogênica dos inibidores de aromatase alcança 85% a 95% de efeito.

Histórico

Em 1896, George Beatson publica um tratamento de casos inoperáveis de câncer de mama e resultados positivos com a ooforectomia, estabelecendo correlação (de dependência hormonal) de melhora do quadro clínico, algo já observado em ovelhas com tumores mamários. Estudo pivotal, randomizado, prospectivo foi o uso de tamoxifeno (TAM) na prevenção primária do câncer mamário: o NSABP-P1 (**Figura 20.1**), publicado por Fisher B *et al.* em 1998.

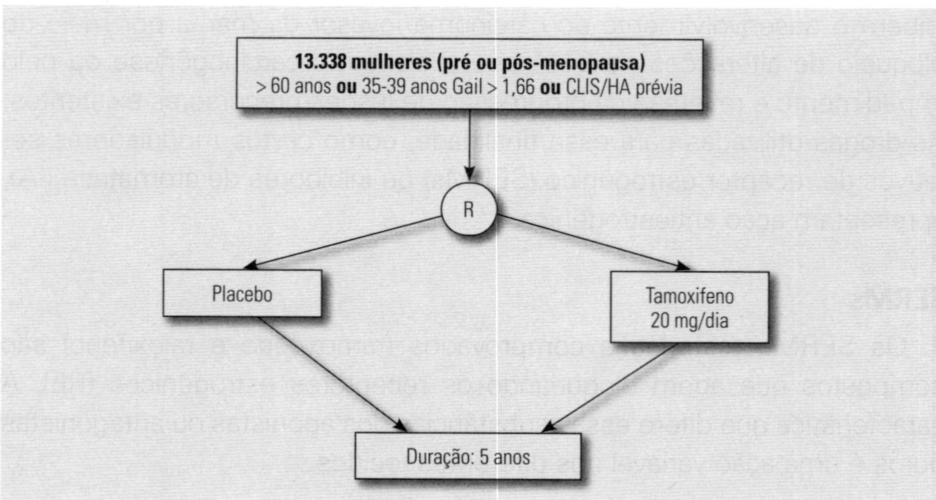

Figura 20.1. *Desenho do estudo NSABP-P1.*

Outro SERM-Raloxifeno (RAL) também foi testado na prevenção primária. Dados de pesquisa sobre osteoporose (Estudos MORE e CORE) mostraram resultados favoráveis, gerando o estudo NSABP-P2 ou STAR

(*Study of Tamoxifen and Raloxifen*), publicado por Vogel em 2006 e que comparou o raloxifeno com o tamoxifeno.

Em 2011, após os estudos com SERMs, Goss PE *et al.* publicaram (Estudo MAP.3) um ensaio clínico randomizado comparando inibidor de aromatase (exemestano) com placebo (**Figura 20.2**).

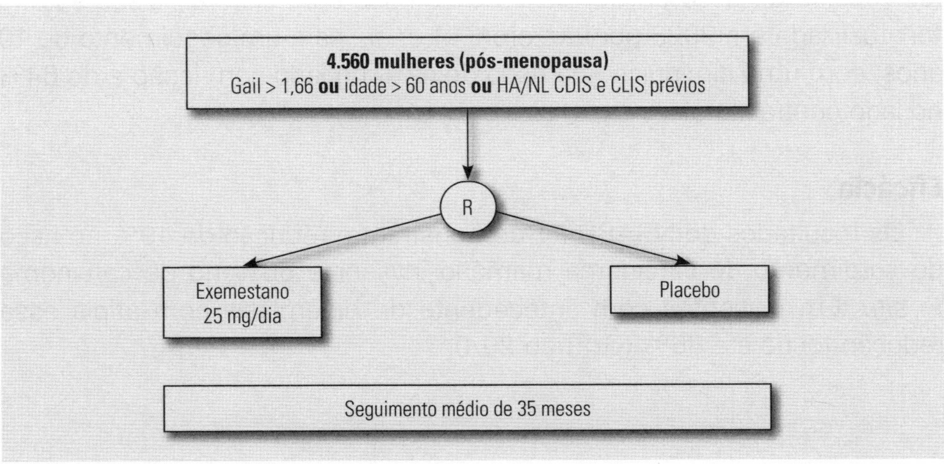

Figura 20.2. *Desenho do estudo MAP.3.*

Em 2014, Cuzik J *et al.* publicaram o estudo clínico randomizado denominado IBIS II, que comparava outra classe de inibidor de aromatase (anastrozol) com placebo (**Figura 20.3**).

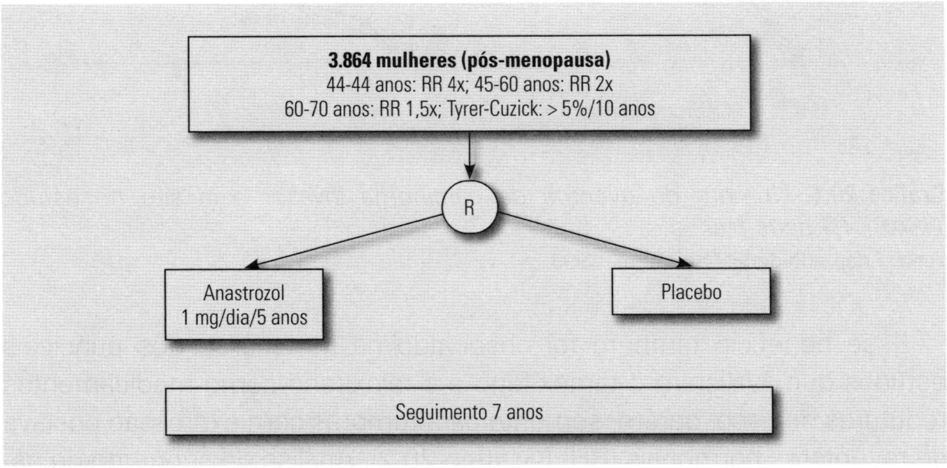

Figura 20.3. *Desenho do estudo IBIS II.*

Em 2019, DeCensi *et al.* publicaram estudo positivo e inovador de uso de tamoxifeno em baixa dosagem (5 mg/dia, em vez de 20 mg, que era o padrão) e por um período mais curto (3 anos, em vez de 5 anos), comparando com placebo em pacientes de risco (com hiperplasia ductal com atipias, hiperplasia lobular com atipias ou carcinoma ductal *in situ*), que mostrou eficácia no lado comprometido e diminuição contralateral (diminuição de risco de 52% e 75% no risco contralateral). Esse estudo foi atualizado em 2023 por Lazzeroni M *et al.*, para um seguimento de 10 anos, com uma diminuição de risco de 42% no lado com lesão e de 64% no lado contralateral.

Eficácia

Os resultados do NSABP-P1 demonstraram redução de 49% no risco de surgimento de carcinoma mamário invasor e 50% no de carcinoma *in situ*. Em pacientes com antecedente de hiperplasia com atipia essa redução foi de até 86% (**Gráfico 20.1**).

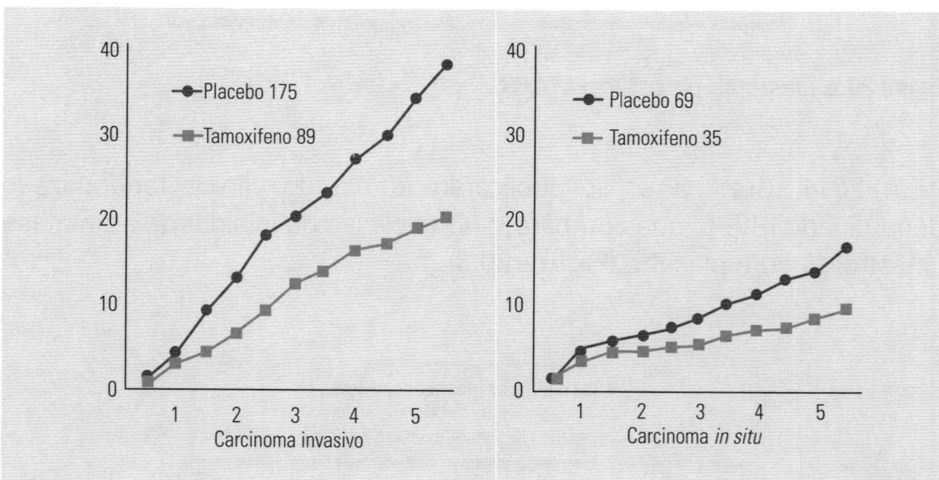

Gráfico 20.1. *Número de eventos de carcinoma invasor e* in situ *no estudo NSABP-P1 após 5 anos.*
Fonte: Adaptado de Fisher B et al., 1998.

Esse benefício também foi observado na metanálise dos principais estudos que avaliaram o tamoxifeno e o raloxifeno como medicamentos redutores de risco, porém, somente para tumores com expressão positiva de receptores hormonais (RH) (**Gráfico 20.2**). Análise de subgrupo de pacientes portadoras de mutação dos genes BRCA1/2 do estudo NSABP-P1 mostrou que não houve redução de risco nas pacientes com mutação BRCA1, provavelmente devido ao fato de a maioria delas desenvolver tumores RH negativos. Já nas pacientes com mutação do BRCA2 houve redução no risco em 68% dos casos, resultado corroborado por estudo de coorte. Portanto, o uso da quimioprevenção com SERMs aparenta ser ineficaz em mulheres com mutação de BRCA1, e os dados são limitados para BRCA2.

O estudo STAR demonstrou inferioridade do RAL em relação ao TAM na prevenção de carcinoma invasor e *in situ*, após 81 meses de seguimento (**Gráfico 20.3**).

Estudos com IA apresentaram redução do risco em desenvolver câncer de mama em relação ao placebo. O estudo com exemestano demonstrou diminuição em 65% no risco de desenvolver carcinoma invasor de mama (IC 95%: 0,18-0,70; p = 0,002) e em 35% no risco de desenvolver carcinoma *in situ*, porém, sem diferença estatística neste último (IC 95%: 0,28-1,5; p = 0,31).

Já o estudo com anastrozol demonstrou redução de 50% no risco de desenvolver carcinoma invasor (IC 95%: 0,32-0,76; p = 0,001) e de 53% de carcinoma *in situ* (IC 95%: 0,32-0,68; p < 0,0001).

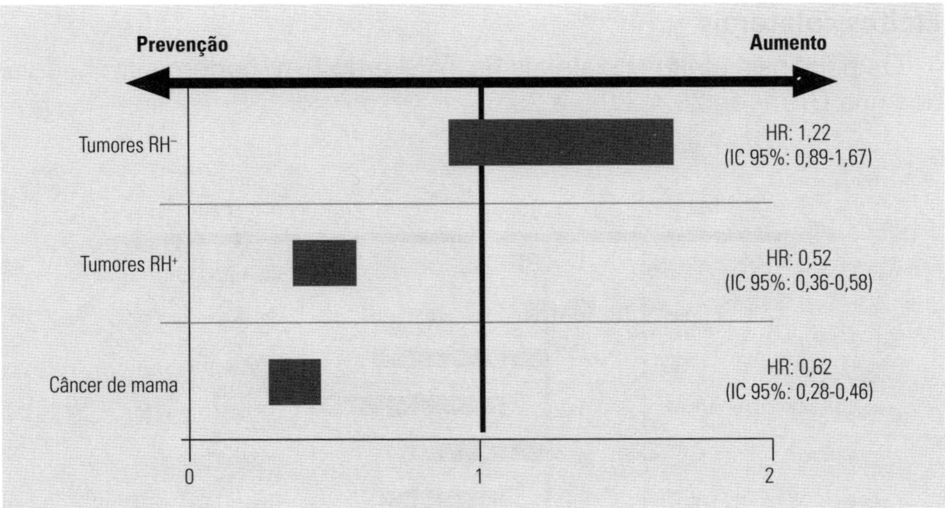

Gráfico 20.2. *Metanálise dos principais estudos sobre quimioprevenção com TAM (NSABP-P1, IBIS-1, Royal Marsden e Milão) demonstrando redução do risco nos tumores RH+.*
Fonte: Adaptado de Cuzick et al., 2003.

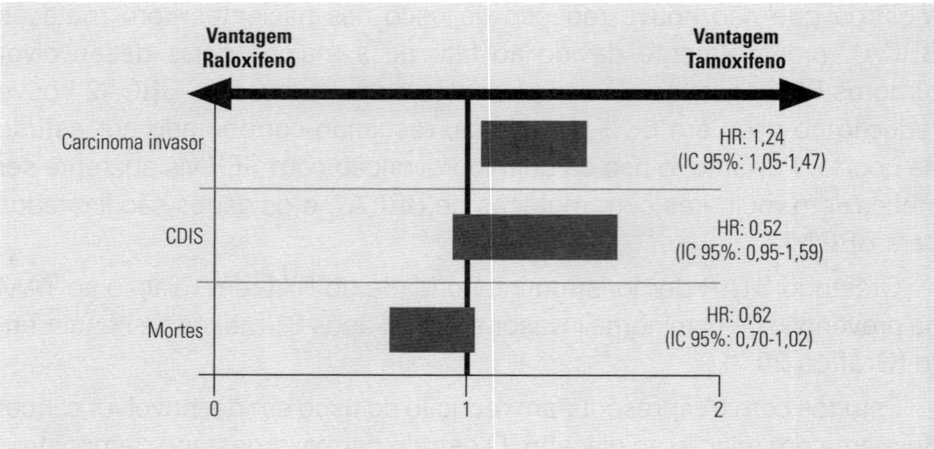

Gráfico 20.3. *Resultados da comparação entre TAM e RAL após 81 meses de seguimento.*
Fonte: Adaptado de Vogel et al., 2010.

Como comentado, o estudo TAM-01 foi positivo para a dosagem mais baixa de tamoxifeno (5 mg/dia por 3 anos), mostrando, na atualização de 10 anos (Lazzeroni *et al.* J Clin Oncol. 2023), uma diminuição de risco no lado da lesão de 42% (IC 95%: 0,35-0,95, p = 0,03) e diminuição de risco contralateral de 64% (IC 95%: 0,14-0,92, p = 0,025).

Efeitos colaterais

Os principais efeitos colaterais do TAM e do RAL podem ser observados nos Gráficos 20.4, 20.5 e 20.6.

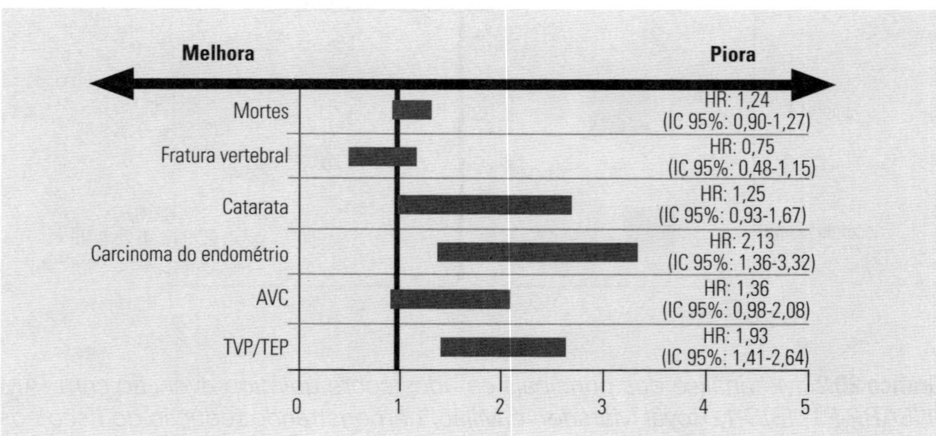

Gráfico 20.4. *Metanálise dos principais efeitos colaterais dos estudos comparando TAM com placebo.*
Fonte: Adaptado de Nelson et al., 2009.

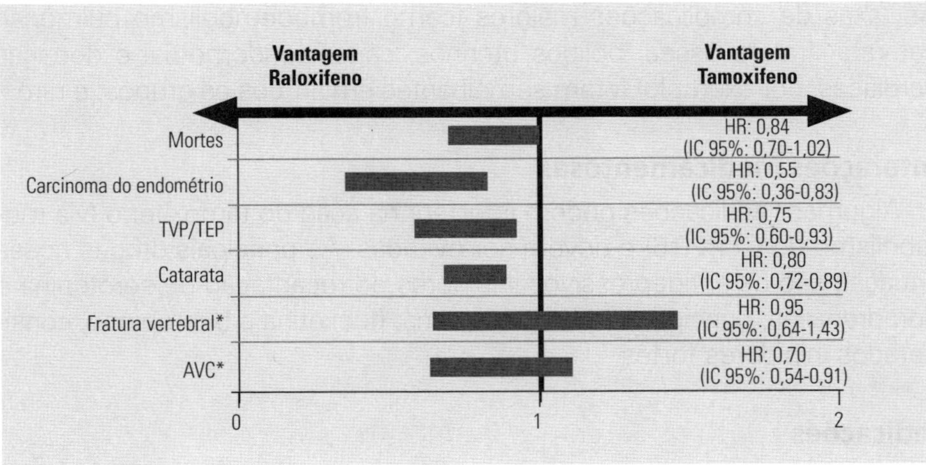

Gráfico 20.5. *Resultados do estudo STAR comparando RAL com TAM.*
Fonte: Adaptado de Vogel et al., 2010 e 2006*.

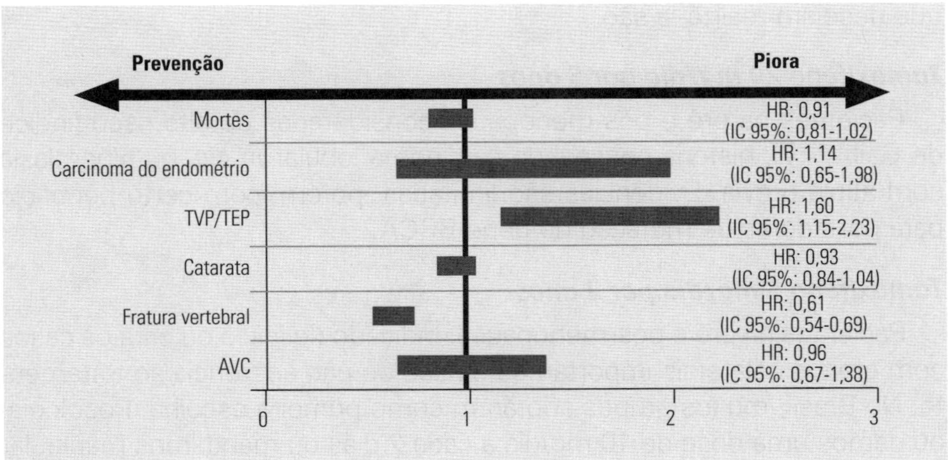

Gráfico 20.6. *Metanálise dos principais efeitos colaterais dos estudos comparando RAL com placebo.*
Fonte: Adaptado de Nelson et al., 2009.

Análises do uso de inibidores de aromatase demonstraram segurança em relação aos fenômenos tromboembólicos e endometriais. Porém, o uso dessas medicações aumentou osteoporose, dores musculares e articulares e elevação dos níveis arteriais sistêmicos.

Estudo TAM-01 mostrou menor taxa de efeitos colaterais quando comparado aos outros estudos utilizando dose de 20 mg. Em relação ao estudo, 5 mg TAM *vs.* Placebo apresentou um aumento diário discreto de fogachos (p = 0,02). Na média, houve uma taxa de incidência diária de 1,46 (IC 95%: 1,05-2,00). Não houve diferença na queixa de secura vaginal.

As taxas de complicações maiores (como tromboembolismo pulmonar, catarata, fratura óssea, pólipos uterinos, câncer endometrial e doenças cardíacas, por exemplo) foram semelhantes em ambos os grupos, e raros.

Interações medicamentosas

Algumas medicações podem interferir na ação do tamoxifeno (via metabolismo do CYP2D6) e devem ser evitadas. As principais drogas nessa situação são os antidepressivos inibidores de recaptação de serotonina e noradrenalina, principalmente a paroxetina, fluoxetina e bupropiona, considerados inibidores fortes.

Indicações

Baseado nas evidências científicas e em recomendações internacionais como as do National Comprehensive Cancer Network (NCCN), as indicações de quimioprofilaxia e respectivos agentes para as pacientes que desejam realizá-la são:

Tamoxifeno 20 mg/dia por 5 anos

Pacientes na pré e pós-menopausa consideradas de alto risco (índice de Gail ≥ 1,7); história pessoal de carcinoma lobular *in situ* ou hiperplasia com atipia prévia. Evidências são limitadas, porém, com certo benefício para portadoras de mutação do gene BRCA2.

Tamoxifeno 5 mg/dia por 3 anos

Pacientes na pré e pós-menopausa. Indicado de início ou para os casos com efeitos colaterais importantes e risco de não aderência ao tratamento. No Brasil, muitos grupos adotaram como primeira escolha. Posologia: ou damos uma dose de 10 mg/dia a cada 2 dias ou mandamos manipular a dose de 5 mg/dia de tamoxifeno (no mercado, os comprimidos de tamoxifeno encontrados são de 20 mg ou 10 mg).

Raloxifeno 60 mg/dia por 5 anos

Pacientes na pós-menopausa consideradas de alto risco (índice de Gail ≥ 1,7); história pessoal de carcinoma lobular *in situ* ou hiperplasia com atipia prévia.

Exemestano 25 mg/dia ou anastrozol 1 mg/dia por 5 anos

Pacientes na pós-menopausa com indicação à quimioprofilaxia, porém, com contraindicação ou intolerância ao TMX e RAL.

Sempre levar as contraindicações em consideração antes da prescrição dos medicamentos.

Conclusão

A quimioprevenção com SERMs (TAM e RAL) ou inibidores de aromatase (exemestano ou anastrozol) é opção para mulheres com risco elevado de desenvolver câncer de mama (*in situ* ou invasor). Atualmente, a baixa dosagem de tamoxifeno (5 mg/dia por 3 anos) tem sido considerada como primeira opção para vários grupos (custo-efetividade). Análise dos benefícios e eventos adversos dos quimiopreventivos devem ser considerados, com decisão compartilhada na utilização de cada fármaco.

Fluxograma de conduta

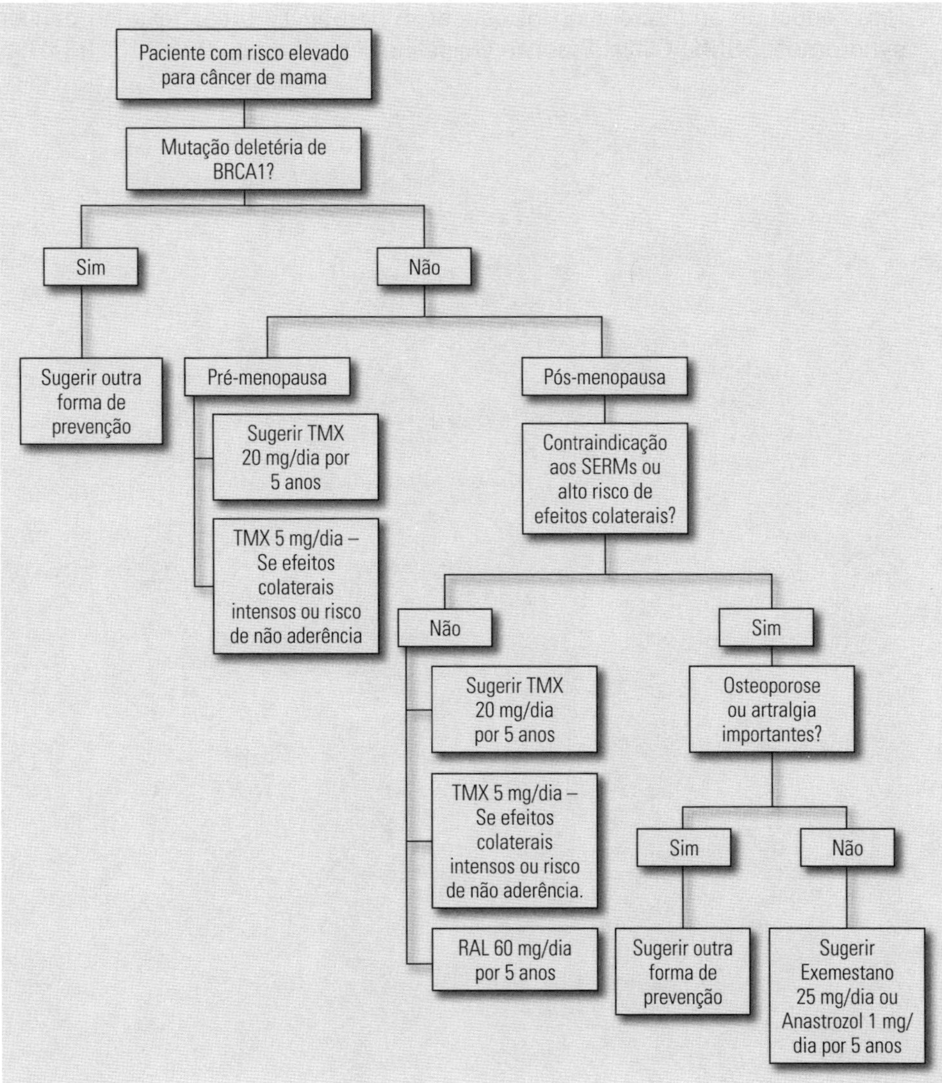

Figura 20.4.

Bibliografia consultada

- American Cancer Society. American Cancer Society [Internet]. Cancer.org. American Cancer Society. 2021. Available from: https://www.cancer.org/
- Breast Cancer Treatment (Adult) (PDQ®) – Health Professional Version - National Cancer Institute [Internet]. 2020. Available from: https://www.cancer.gov/types/breast/hp/breast-treatment-pdq
- Memorial Sloan Kettering Cancer Center [Internet]. Memorial Sloan Kettering Cancer Center. 2019. Available from: https://www.mskcc.org/
- NCCN Guidelines. Breast Cancer Risk Reduction. 2023;1.
- Sessa C, Balmaña J, Bober SL, Cardoso MJ, Colombo N, Curigliano G et al. Risk reduction and screening of cancer in hereditary breast-ovarian cancer syndromes: ESMO Clinial Practice Guideline. Ann Oncol. 2023;34(1);33-47.

Capítulo 21

Cirurgias para a prevenção do câncer de mama

Lincon Jo Mori

João Batista Pereira Júnior

Definição

As estratégias atuais de redução de risco para mulheres de alto risco pessoal e/ou familiar para câncer de mama incluem vigilância intensiva, cirurgias redutoras de risco (mastectomias, salpingooforectomias ou ambas) e quimioprevenção. Essas estratégias variam em sua eficácia, e a abordagem cirúrgica é a que apresenta melhores resultados (aproximadamente 90% a 95%). As mastectomias redutoras de risco estão associadas a forte redução na incidência de câncer de mama, e a salpingooforectomia bilateral está associada a redução na incidência de câncer de mama e de ovário. Progressos recentes na compreensão da base genética do câncer de mama e relatos amplamente divulgados de celebridades submetidas às cirurgias redutoras de risco aumentaram o interesse das pessoas pelas cirurgias de prevenção.

As mastectomias redutoras de risco são erroneamente conhecidas como "cirurgias profiláticas", termo em desuso, pois sugere uma impressão errônea de prevenção total em relação ao câncer. O tecido mamário está amplamente distribuído por toda a porção anterolateral da parede torácica e axila, e nenhuma mastectomia remove todo o tecido mamário, havendo relatos de câncer de mama no epitélio glandular residual.

Seleção de pacientes

A mastectomia redutora de risco (MRR) é frequentemente oferecida a pacientes com ou sem história prévia de câncer de mama que carregam uma mutação genética germinativa que confere um alto risco de câncer de mama (BRCA1 e BRCA2, TP53, PTEN, CDH1 ou STK11), com forte histórico familiar de câncer de mama ou ovário e com histórico de radiação torácica no manto para tratamento de Linfoma de Hodgkin antes dos 30 anos de idade. ATM, BARD1, BRIP1, CHEK2, NF1, RAD51C, RAD51D, STK11, Síndrome de Lynch (MSH2, MLH1, MSH6, PMS2, EPCAM) não têm evidências suficientes para MRR, com o manejo baseado na história familiar.

O momento para a realização da MRR depende do tipo de mutação e variante patogênica, histórico pessoal e familiar, idade, constituição e desejo de prole, avaliação de ganhos e de riscos, orientações multiprofissionais, desejo da paciente, entendimento das taxas de complicações e impacto no bem-estar físico-psíquico-espiritual-sexual, expectativa de vida e condições clínicas.

Consultas multidisciplinares são recomendadas antes da cirurgia e devem incluir discussões sobre os riscos e benefícios da cirurgia e opções de reconstrução cirúrgica da mama. O aconselhamento para cirurgias redutoras de risco também deve abranger a discussão da extensão do câncer, redução/proteção de riscos, riscos associados a cirurgias, opções reconstrutivas e manejo dos sintomas da menopausa. É importante abordar os aspectos psicossociais e de qualidade de vida nesses tratamentos.

Existem dois cenários distintos para indicação cirúrgica como estratégia de redução de risco:

1. Paciente sem diagnóstico ou antecedente pessoal de neoplasia de mama – Mastectomia Redutora de Risco Bilateral (MRRB);
2. Paciente com história pessoal ou diagnóstico atual de neoplasia de mama – Mastectomia Redutora de Risco Contralateral (MRRC).

O momento da realização da MRRB em pacientes mutadas depende da idade ao diagnóstico, variante patogênica e penetrância/histórico familiar.

A MRRC reduz a incidência de câncer de mama contralateral, mas as evidências em relação à sobrevida global são insuficientes. Além disso, pode ter ocorrido viés de seleção de pacientes mais saudáveis e mais jovens nos grupos que realizaram a cirurgia contralateral. O risco de câncer contralateral é maior nas pacientes diagnosticadas antes dos 40 anos, com histórico familiar de câncer de mama, BRCA1 > BRCA2 e diminuição do risco com salpingooforecctomia bilateral profilática. Esses fatores devem ser ponderados no momento da indicação do procedimento. Segundo a literatura médica, para a população geral, a MRRC não deve ser indicada, pois não apresenta ganhos nos desfechos clínicos (sobrevida global), além da menor incidência do câncer de mama contralateral desde o rastreamento mamográfico, aliada à implementação e aos avanços das terapêuticas adjuvantes (hormonioterapia, tratamento sistêmico e terapias-alvo).

A salpingooforectomia profilática bilateral (SOB) também demonstrou redução do risco de câncer de mama em portadoras de mutação. A SOB é recomendada para todos as portadoras da mutação BRCA1 e BRCA2, RAD51C, RAD51D e BRIP1, com risco > 5% em vida, até os 70 anos. No entanto, a eficácia relatada da SOB na redução do risco de câncer de mama variou amplamente, de 38% a 72%. Também foi sugerido que o efeito da SOB difere entre as portadoras da mutação BRCA1 e BRCA2. Em pacientes < 40 anos e sem diagnóstico de câncer é preferível iniciar pela MRRB, a fim de se evitarem as consequências da menopausa precoce de origem cirúrgica em mulheres jovens e seus desdobramentos em relação à saúde cardiovascular, à saúde óssea e à qualidade de vida.

Idealmente, a idade e a variante patogênica diagnosticada devem direcionar as cirurgias redutoras de risco:

- MRR: BRCA1 entre 30 e 35 anos; BRCA2 entre 35 e 40 anos. Após 50 anos, mínimo ganho de sobrevida.
- SOB: BRCA1 entre 35 e 40 anos; BRCA2 entre 40 e 45 anos; BRIP1, RAD51C, RAD51D e Síndrome Lynch, entre 45 e 50 anos.

Eficácia na prevenção

Em estudos observacionais retrospectivos e prospectivos, a MRR diminui a incidência de câncer de mama em 90% ou mais em pacientes com risco de câncer de mama hereditário, com a maioria dos estudos focando em portadoras das mutações BRCA1 e BRCA2.

A população de alto risco, com ou sem antecedente pessoal de câncer, geralmente mantém vigilância intensiva, com diagnósticos nos estágios I ou II. Com prognóstico favorável nos estágios iniciais, faz-se necessário um número extenso de pacientes acompanhadas por longo período para que o desemprenho das cirurgias seja adequadamente avaliado.

Uma das publicações do grupo PROSE (Prevention and Observation of Surgical End Points Study Group) acompanhou 105 pacientes submetidas à MRRB e 378 casos-controle por período médio de 6,4 anos, obtendo incidências de câncer de mama de 1,9% e 48,7%, respectivamente.

Benefícios em relação à mortalidade específica e à mortalidade geral não apresentam uniformidade na literatura. Ingham *et al.* (2013) em uma coorte prospectiva, demonstraram uma sobrevida em 20 anos sem diferenças entre pacientes submetidas ou não à MRRB. Da mesma forma, na coorte prospectiva de Heemskerk-Gerritsen (2013) a sobrevida em 10 anos não obteve diferenças estatísticas.

Em coorte prospectiva multicêntrica, Domcheck *et al.* avaliaram 2.482 mulheres portadoras das mutações BRCA1 e BRCA2, 15% submetidas à MRR e 40% submetidas à SOB. Nenhuma paciente submetida à MRR desenvolveu câncer de mama, *versus* 7% no grupo não submetido à MRR. A SOB foi associada a redução de mortalidade por qualquer causa (OR 0,40 IC 95%: 0,26-0,61), redução de mortalidade específica para câncer de mama (OR 0,44 IC 95%: 0,26-0,76) e redução da mortalidade específica para câncer de ovário (OR 0,25 IC 95%: 0,08-0,75).

Revisão sistemática que incluiu 15 estudos (Li, X. *et al.*, 2016) demonstraram que a SOB associada à mortalidade por todas as causas foi significativamente menor em portadoras de mutação BRCA1 e BRCA2 sem câncer de mama (HR, 0,349; IC 95%: 0,190-0,639) e naquelas com câncer de mama (HR, 0,432; IC 95%: 0,318-0,588). Além disso, a mortalidade por todas as causas foi significativamente menor para pacientes com MRRC do que para aquelas sem (HR, 0,512; IC 95%: 0,368-0,714). No entanto, a MRRB não foi significativamente associada à redução da mortalidade por todas as causas.

Na metanálise publicada por Rebbeck *et al.* foram publicados 10 estudos com mulheres portadoras das mutações BRCA1 e BRCA2 submetidas à SOB, com redução de risco de câncer de mama em torno de 50% (HR 0,49 IC 95%: 0,37-0,65) e de câncer de ovário/trompa em 80% (HR 0,21 IC 95%: 0,12-0,39). Quanto à SOB, o benefício foi mais evidente nas portadoras de mutação BRCA2 e naquelas com tumores com receptores hormonais positivos. Há relatos de carcinoma seroso oculto no momento da SOB em 1% a 17% dos casos, sendo maior quanto mais avançada a idade da intervenção.

Em paciente com histórico pessoal de neoplasia de mama o benefício da MRRC também é discutível. A cirurgia conservadora sem cirurgia contralateral para carcinomas em pacientes com mutação BRCA1 ou BRCA2 tem sobrevida semelhante à da população geral, apesar das maiores taxas de recidiva local e de câncer contralateral. Engel *et al.* publicaram que as chances de desenvolvimento de câncer de contralateral após 10 anos do diagnóstico são de 25,1%, 13,5% e 3,6% para BRCA1, BRCA2 e não portadoras de mutação, respectivamente.

Em concordância com os dados sobre MRRB, para as mulheres com antecedente pessoal de câncer de mama a MRRC é efetiva na diminuição de incidência de câncer de mama contralateral, e os dados referentes à mortalidade/sobrevida não são uniformes. Boughey *et al.* compararam 385 mulheres de alto risco familiar (sem mutação determinada) e com câncer de mama estágios I e II submetidas à mastectomia por câncer e MRRC com 385 outras mulheres, submetidas apenas à mastectomia. No seguimento de 17 anos, houve aumento de SLD e SG no grupo submetido à MRRC. Já para mulheres com mutação BRCA e câncer de mama, Metcalfe *et al.* estudaram 390 mulheres norte-americanas, estágios I e II, sendo 181 submetidas à MRRC e seguidas por 20 anos. A taxa de sobrevida foi de 88% no grupo da MRRC (IC 95%: 83% a 93%) e de 66% no grupo da mastectomia unilateral (IC 95%: 59% a 73%), o que representa redução de 48% na mortalidade (0,52 IC 95%: 0,29-0,93). Nesse estudo, 94% das MRRC contralaterais foram realizadas nos primeiros 10 anos após o diagnóstico. A metanálise de Fayanju (2014) demonstrou redução de câncer de mama contralateral em 96%, associação com menos recorrências e metástases, mas não com diminuição de mortalidade.

A MRRC pode ser considerada nos casos com vigilância contralateral limitada, para melhora da simetrização, aversão ao risco de recidiva ou câncer contralateral e nos casos de extrema ansiedade/cancerofobia com falha da psicoterapia, em decisão compartilhada com as pacientes após exposição dos riscos e benefícios. Ela não deve ser indicada em pacientes com câncer unilateral e risco médio, tumores avançados (T4, N3 ou metastáticas), alto risco para complicações cirúrgicas, pacientes BRCA negativo e familiar BRCA positivo e câncer de mama masculino (incluindo BRCA mutado).

Técnica cirúrgica

Os estudos sobre mastectomia redutora de risco são heterogêneos e utilizam diferentes técnicas cirúrgicas. Os melhores resultados estéticos são obtidos com a mastectomia subcutânea ou adenomastectomia, que consiste na ressecção da glândula mamária preservando o envelope cutâneo de revestimento e o complexo areolopapilar (CAP). Nos casos de contraindicações formais para a técnica, como ptoses acentuadas ou mamas de grande volume, pode-se optar pela realização da cirurgia redutora de risco em dois tempos (mamoplastia redutora seguida de adenomastectomia após alguns meses).

As incisões mais comuns são pelo sulco inframamário, periareolar única, periareolar combinada com radial ou radial. Após a incisão da pele até exposição do subcutâneo, realiza-se a dissecção de um retalho dermogorduroso que não deve ultrapassar 0,5 cm e 1,0 cm de espessura.

Em pacientes sem lesões mamárias suspeitas e com avaliação de imagem pré-operatória sem evidência de doença a biópsia do linfonodo sentinela (BLS) e a congelação da margem retroareolar não devem ser realizadas. As taxas de tumores incidentais nessas mulheres de alto risco estão entre 3% e 6%, enquanto a taxa de complicação média da BLS está em 7% e do uso rotineiro de linfadenectomia axilar, em 31%. As complicações da linfadenectomia axilar somente nos casos de carcinoma incidental representam apenas 0,5% a 2,4% dos casos.

A reconstrução mamária imediata é preferível na maioria dos casos, quando desejo da paciente. A inclusão primária de prótese de silicone em loja submuscular é um procedimento simples, porém, com limitações. Os melhores resultados são, geralmente, obtidos em mamas de pequeno e médio volume e discreto grau de ptose, retalhos cutâneos com bom trofismo e elasticidade da pele, músculos peitoral maior e serrátil anterior íntegros e com a fáscia superficial preservada. Utilizam-se, preferencialmente, as próteses texturizadas com perfil anatômico, embora em algumas situações as próteses redondas também permitam bons resultados estéticos.

O preparo da loja submuscular completa inicia com o descolamento do grande peitoral até alcançar suas inserções no esterno. Lateralmente, realiza-se o descolamento do serrátil de suas inserções costais e, inferiormente, o descolamento atinge a inserção reto abdominal e os oblíquos, criando a loja que acomodará a prótese. A loja deve ser ampla o suficiente para acomodar a prótese sem pregas ou dobraduras. Coloca-se a prótese em posição retromuscular. No caso das próteses anatômicas, observa-se bem sua forma, para que não fique rodada. Realiza-se o fechamento da loja muscular. Deixa-se um dreno de aspiração contínua, retirado cerca de 7 dias depois, a depender do seu débito e do aspecto da secreção coletada.

A SOB pode ser associada ou não à cirurgia mamária, por laparotomia ou laparoscopia. É importante que toda a tuba uterina seja retirada junto ao ovário, desde sua porção uterina até as fímbrias.

Complicações mais frequentes

As taxas de complicações são variáveis, atingindo de 1,5% a 60%. As principais complicações são seroma, infecção da ferida operatória, necrose da pele ou do complexo areolopapilar, hematomas, perda da sensibilidade, infecção da prótese, contratura capsular, assimetria mamária, exposição ou rupturas das próteses com necessidade de intervenções, hérnias abdominais (se reconstrução com retalho do músculo reto abdominal transverso – TRAM) e outras limitações funcionais. A necessidade de nova intervenção pode chegar a 50% dos casos.

O risco de complicações aumenta quando relacionado a fatores da paciente (tabagismo e obesidade, por exemplo) e associado ao tratamento do câncer de mama (radioterapia), tipo de implante ou de retalho, uso de enxerto de gordura, tamanho das mamas e cirurgias prévias.

A maioria das pacientes submetidas à MRR demonstra-se satisfeita após a realização da cirurgia. Em contrapartida, a cirurgia redutora de risco não atinge unanimidade quanto à satisfação pelo resultado estético e está associada com menores pontuações em questionários de qualidade de vida, bem-estar psicossocial e sexual e na satisfação com suas mamas, independente se MRRB ou MRRC.

A SOB causa infertilidade e menopausa precoce e seus desdobramentos. O uso de terapia hormonal pode reduzir os sintomas climatéricos, além de trazer benefícios para a saúde óssea e cardiovascular, mas o tratamento deve ser individualizado.

Fluxograma de conduta

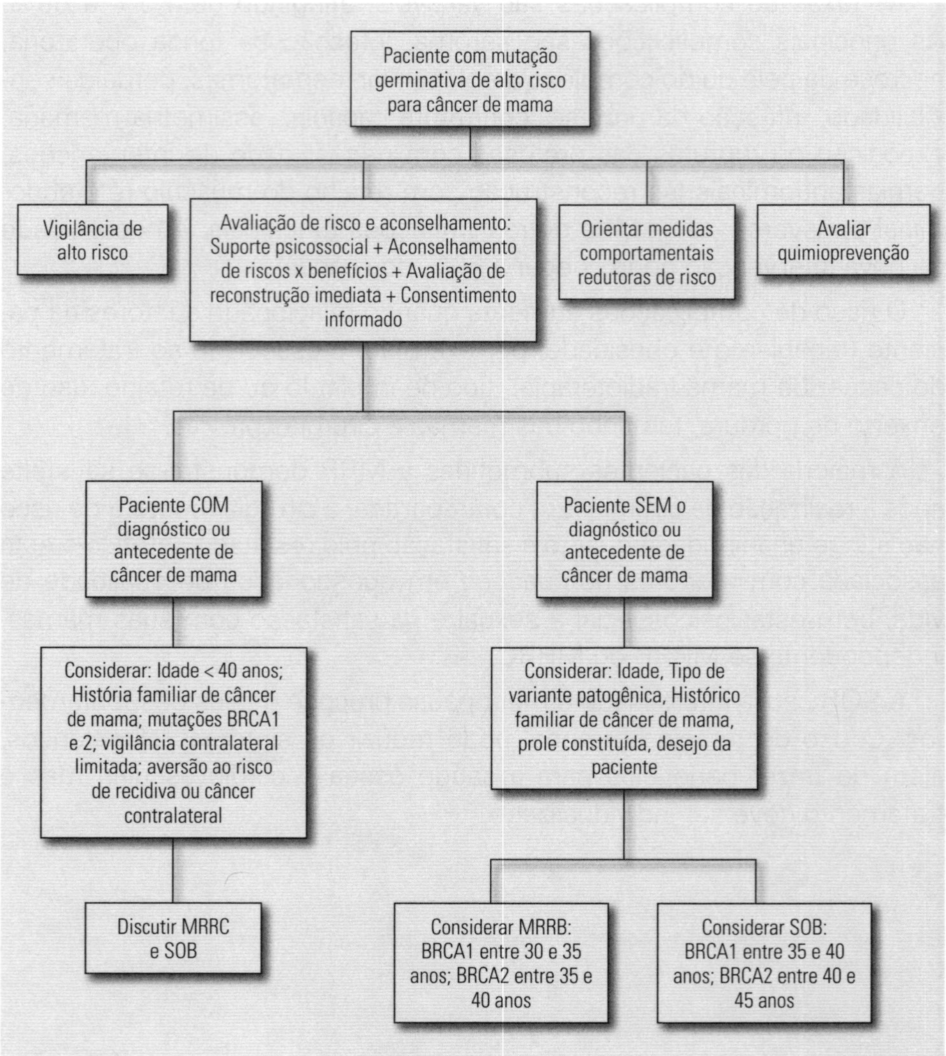

Figura 21.1.

Bibliografia consultada

- Boughey JC, Hoskin TL, Degnim AC, Sellers TA, Johnson JL, Kasner MJ et al. Contralateral prophylactic mastectomy is associated with a survival advantage in high-risk women with a personal history of breast cancer. Ann Surg Oncol. 2010;17(10):2702-9.
- Hartmann LC, Sellers TA, Schaid DJ, Frank TS, Soderberg CL, Sitta DL et al. Efficacy of bilateral prophylactic mastectomy in BRCA1 and BRCA2 gene mutation carriers. J Natl Cancer Inst. 2001 Nov 7;93(21):1633-7.
- Li X, You R, Wang X, Liu C, Xu Z, Zhou J et al. Effectiveness of Prophylactic Surgeries in BRCA1 or BRCA2 Mutation Carriers: A Meta-analysis and Systematic Review. Clin Cancer Res. 2016;22(15):3971-81.
- Rebbeck TR, Kauff ND, Domchek SM. Meta-analysis of risk reduction estimates associated with risk-reducing salpingo-oophorectomy in BRCA1 or BRCA2 mutation carriers. J Natl Cancer Inst. 2009;101(2):80-7.
- Rebbeck TR, Friebel T, Lynch HT, Neuhausen SL, van 't Veer L, Garber JE et al. Bilateral prophylactic mastectomy reduces breast cancer risk in BRCA1 and BRCA2 mutation carriers: the PROSE Study Group. J Clin Oncol. 2004 Mar 15 [cited 2020 Mar 25];22(6):1055–62. Available from: https://www.ncbi.nlm.nih.gov/pubmed/14981104

Capítulo 22

Contracepção e câncer de mama

Guilherme Novita

Alfonso Massaguer

Introdução

A contracepção hormonal representa um dos principais avanços na autonomia feminina nos últimos séculos. Ela permite controle sobre a vida reprodutiva, além de diminuir problemas de saúde, como complicações de abortos ou gestações e câncer de ovário.

No entanto, apesar dos incontáveis benefícios, o uso de anticoncepcionais hormonais causa angústia entre as usuárias devido ao potencial risco de câncer de mama.

Hormônios e câncer de mama

A influência dos hormônios femininos no câncer de mama é conhecida desde 1896, quando Sir George Beatson demonstrou melhora da doença após a retirada dos ovários.

Estudos epidemiológicos já demonstraram que mulheres com maior quantidade de ciclos menstruais ao longo da vida apresentam mais incidência de câncer de mama. A menarca precoce, a menopausa tardia e a ausência de gestações são fatores de risco conhecidos para a doença, inclusive de subtipos sem expressão de receptores hormonais.

Além disso, o tratamento dos tumores com expressão de receptores hormonais de estrógeno e/ou progesterona envolve o bloqueio hormonal. A terapia endócrina pode ser feita por meio do bloqueio dos receptores hormonais (SERMs – moduladores específicos de receptores estrogênicos) ou inibidores de aromatase. A primeira consiste no uso de tamoxifeno e pode ser realizada antes ou depois da menopausa. Já a segunda consiste no uso de anastrozol, letrozol ou exemestano e só pode ser utilizada após a menopausa.

Esses fatores causam apreensão nas usuárias de contraceptivos hormonais sobre os riscos de câncer de mama.

Influência no risco de câncer de mama

A melhor evidência disponível para análise de risco de anticoncepcionais hormonais vem de estudos de coorte (nível C), sendo que existem muitos estudos caso-controle disponíveis (nível D).

Mørch L *et al.*, 2017, realizaram uma coorte prospectiva com 1,8 milhão de mulheres dinamarquesas seguidas por 10,9 anos (19,6 milhões de pessoas-ano). Após ajuste das variáveis de risco que poderiam interferir no resultado (paridade, peso, hábitos, etc), o estudo observou aumento de risco com o uso de anticoncepcionais hormonais de cerca de 20%, proporcional ao tempo de uso (**Quadro 22.1**).

Quadro 22.1. *Influência do uso de qualquer anticoncepcional hormonal no risco de câncer de mama de acordo com o tempo de uso*

Tempo de uso	N (pessoas/ano)	Risco relativo (IC 95%)	Diferença no risco eventos/100.000 mulheres-ano (IC 95%)
< 1 ano	1.170.675	1,09 (0,96-1,23)	3 (-5 a 10)
1 a 5 anos	3.339.451	1,18 (1,10-1,27)	9 (4 a 13)
5 a 10 anos	2.118.912	1,24 (1,15-1,34)	14 (9 a 19)
> 10 anos	679.417	1,38 (1,26-1,51)	19 (13 a 25)

Fonte: Adaptado de Mørch LS et al., N Engl J Med, 2017;377(23):2228-39.

A maior parte da população do estudo usou anticoncepcionais orais combinados, que tiveram resultados de risco semelhantes (**Quadro 22.2**).

Os pesquisadores também avaliaram se a formulação dos anticoncepcionais orais combinados tinha influência no risco para câncer de mama. Algumas formulações tinham poucos pacientes, por isso tiveram pouco poder estatístico e intervalos de confiança mais amplos. Mesmo assim, observou-se tendência de aumento de risco em todos os tipos de anticoncepcionais, sendo significante para desogestrel, gestodeno e ciproterona (**Quadro 22.3**).

Quadro 22.2. *Influência do uso de anticoncepcional oral combinado no risco de câncer de mama de acordo com o tempo de uso*

Tempo de uso	N (pessoas/ano)	Risco relativo (IC 95%)	Diferença no risco eventos/100.000 mulheres-ano (IC 95%)
< 1 ano	1.084.435	1,03 (0,89-1,19)	-1 (-8 a 8)
1 a 5 anos	2.980.688	1,17 (1,07-1,27)	9 (3 a 14)
5 a 10 anos	1.808.425	1,27 (1,16-1,38)	15 (8 a 21)
> 10 anos	550.540	1,46 (1,32-1,61)	21 (14 a 28)

Fonte: Adaptado de Mørch LS et al., N Engl J Med, 2017;377(23):2228-39.

Quadro 22.3. *Influência da formulação do anticoncepcional oral combinado no risco de câncer de mama*

Tempo de uso	N (pessoas/ano)	Risco relativo (IC 95%)	Diferença no risco eventos/100.000 mulheres-ano (IC 95%)
Etinil-estradiol 50 µg			
• Noretisterona	52.895	1,01 (0,67-1,52)	-9 (-30 a 12)
• Levonorgestrel	73.125	1,21 (0,93-1,59)	9 (-9 a 27)
Etinil-estradiol 20-40 µg			
• Noretisterona	153.603	1,09 (0,80-1,50)	12 (-12 a 35)
• Levonorgestrel	638.936	1,33 (1,20-1,48)	17 (9 a 25)
• Desogestrel	1.453.690	1,12 (1,01-1,25)	9 (1 a 17)
• Gestodeno	2.633.355	1,20 (1,11-1,30)	14 (8 a 20)
• Drospirenona	503.700	1,05 (0,86-1,28)	6 (-8 a 20)
• Ciproterona	272.804	1,44 (1,15-1,81)	36 (11 a 60)
• Dienogeste	6.380	1,62 (0,77-3,41)	46 (-30 a 122)

Fonte: Adaptado de Mørch LS et al., N Engl J Med, 2017;377(23):2228-39.

Também foram avaliadas outras formas de contracepção hormonal, com pílulas de progesterona, implantes e transdérmicos. Novamente, alguns subgrupos tinham número pequeno de pacientes, o que diminuía o poder da análise. O uso de levonorgestrel, seja por dispositivo intrauterino (DIU) ou comprimido, foi estatisticamente relevante no aumento de risco (Quadro 22.4).

Quadro 22.4. *Influência de outras formas de anticoncepcionais no risco de câncer de mama*

Tempo de uso	Nº (pessoas/ano)	Risco relativo (IC 95%)	Diferença no risco eventos/100.000 mulheres-ano (IC 95%)
Anticoncepcionais não orais combinados			
• Adesivo	10.842	0,85 (0,21-3,41)	5 (-1 a 11)
• Anel vaginal	91.313	0,97 (0,62-1,50)	-2 (-32 a 28)
Comprimidos de progesterona			
• Noretisterona	128.848	1,00 (0,80-1,25)	3 (-10 a 16)
• Levonorgestrel	10.547	1,93 (1,18-3,16)	47 (-4 a 99)
• Desogestrel	77.847	1,18 (0,87-1,60)	14 (-8 a 36)
Contraceptivos injetáveis/implantes			
• Implante subcutâneo	42.217	0,93 (0,48-1,79)	-9 (-42 a 25)
• Diu com levonorgestrel	503.441	1,21 (1,11-1,33)	16 (9 a 22)
• Medroxiprogesterona	19.308	0,95 (0,40-2,29)	-4 (-49 a 42)

Fonte: Adaptado de Mørch LS et al., N Engl J Med, 2017;377(23):2228-39.

A coorte também analisou o risco de câncer de mama após a suspensão da contracepção hormonal. A incidência ficou estatisticamente semelhante à da população geral após 1 ano de suspensão para as mulheres que usaram a medicação por até 5 anos, mas aparentou se manter alta naquelas que usaram por períodos maiores (Quadro 22.5).

Quadro 22.5. *Riscos relativos de câncer de mama de acordo com o tempo de uso e o tempo de interrupção da medicação*

Tempo de uso	Risco relativo (IC 95%)		
	< 1 ano de suspensão	1-5 anos de suspensão	5-10 anos de suspensão
< 1 ano	0,96 (0,78-1,19)	0,96 (0,85-1,09)	1,01 (0,88-1,15)
1 a 5 anos	1,04 (0,88-1,23)	1,06 (0,96-1,18)	1,07 (0,94-1,20)
5 a 10 anos	1,33 (1,11-1,59)	1,16 (1,02-1,33)	1,30 (1,06-1,58)
> 10 anos	1,52 (1,17-1,98)	1,16 (0,89-1,49)	—

Fonte: Adaptado de Mørch LS et al., N Engl J Med, 2017;377(23):2228-39.

Métodos anticoncepcionais na população geral

O uso de anticoncepcionais hormonais deve ser mantido na população geral, pois os amplos benefícios da medicação superam em larga escala o pequeno aumento de risco de câncer de mama.

Vale ressaltar que existem outros fatores ainda mais significantes de aumento de risco que muitas vezes são negligenciados, como o uso de álcool e o peso elevado.

Outro ponto importante é que o aumento médio de 20% se deu no risco relativo. Em números absolutos, o aumento de risco é 0,013% (13/100.000 mulheres). Isso ocorre porque as mulheres que utilizam anticoncepcionais hormonais geralmente têm idade inferior a 45 anos, com risco de câncer de mama em 5 anos inferior a 0,6%. Ou seja, o aumento de 20% deve ser colocado em cima desse número.

Importante lembrar que após a interrupção da medicação hormonal aparentemente existe uma tendência à normalização do risco. Sendo assim, quando a mulher estiver em idade com maior incidência da doença o efeito deletério do anticoncepcional hormonal tende a ter acabado.

Todas essas informações devem ser compartilhadas de maneira clara com a paciente que busca orientação reprodutiva, para que ela possa compartilhar da decisão e escolher a alternativa preferida.

Anticoncepcionais em mulheres de alto risco

Estudos com mulheres de alto risco têm sérias limitações estatísticas e na seleção de pacientes. A melhor evidência disponível vem de estudos caso-controle ou coortes com pequena quantidade de participantes.

Outro ponto relevante é o fato de existir confusão entre mulheres com diferentes chances de câncer de mama. Algumas pesquisas consideram alto risco a presença de história pessoal e familiar significante, enquanto outras incluem somente mulheres com mutações de alta penetrância.

Aparentemente, mulheres com alto risco clínico e sem mutação genética de alta penetrância têm aumento da incidência da doença semelhante àquelas da população geral.

Já a população com mutação genética de alta penetrância (BRCA1, BRCA2, PALB2, TP53, ATM, RAD51C, RAD51D e CHEK2) apresenta dados conflitantes, com alguns estudos mostrando aumento significante do risco (**Quadro 22.6**).

Apesar de não existir contraindicação absoluta, recomenda-se discussão detalhada dos eventuais riscos e limites dos estudos em mulheres de alto risco.

Quadro 22.6. *Metanálise de estudos sobre risco de anticoncepcionais orais combinados em mulheres com mutação de BRCA*

Autor, ano	N	BRCA	
Bernholtz, 2011	638	BRCA1	HR: 1,72 (IC95%: 1,31-2,25)
Bernholtz, 2011	250	BRCA2	HR: 2,07 (IC 95%: 1,34-3,20)
Brohet, 2007	1.181	BRCA1	HR: 1,47 (IC 95%: 1,13-1,91)
Brohet, 20087	412	BRCA2	HR: 1,49 (IC 95%: 0,81-2,74)
Heimdal, 2002	98	BRCA1	HR: 2,00 (IC 95%: 0,36-11,00)
Park, 2017	222	BRCA1	HR: 1,24 (IC 95%: 0,45-3,41)
Park, 2017	359	BRCA2	HR: 0,71 (IC 95%: 0,21-2,39)
Rieder, 2016	366	BRCA1/2	HR: 1,70 (IC 95%: 1,25-2,32)
Schrijver, 2018	2.276	BRCA1	HR: 1,08 (IC 95%: 0,75-1,56)
Schrijver, 2018	1.610	BRCA2	HR: 1,75 (IC 95%: 1,03-2,97)
Toss, 2017	113	BRCA1/2	HR: 1,45 (IC 95%: 0,65-3,24)
Total	**7.525**		**HR: 1,55 (IC 95%: 1,36-1,76)**

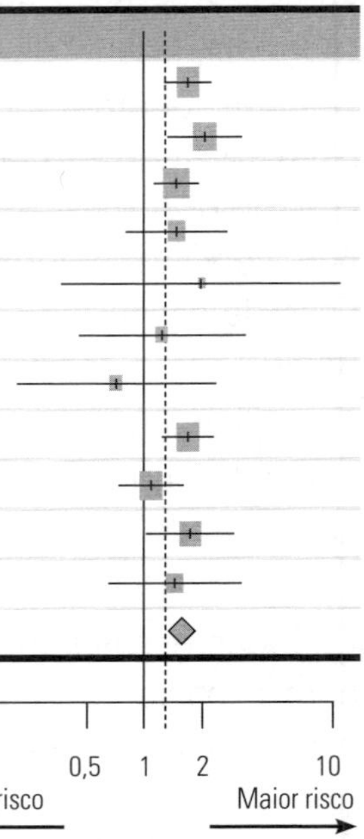

Fonte: Adaptado de van Bommel MHD et al., Hum Reprod Update. 2023;29(2):197-217.

Métodos anticoncepcionais em mulheres com história atual ou pregressa de câncer de mama

A Organização Mundial de Saúde (OMS) divide os anticoncepcionais hormonais em 4 categorias, de acordo com os riscos do tratamento (Quadro 22.7). Mulheres com câncer de mama são consideradas categoria 4.

Figura 22.7. *Categorias de recomendação para o uso de anticoncepcionais hormonais segundo a OMS*

Categoria	Definição
Categoria 1	Sem restrições para o uso – uso liberado
Categoria 2	As vantagens superam o risco – uso geralmente liberado
Categoria 3	Os riscos superam as vantagens – considerar alternativas
Categoria 4	Risco inaceitável – contraindicação absoluta

Mulheres que já tiveram câncer de mama são agrupadas na categoria 3 e o uso de anticoncepcionais hormonais não é recomendado para elas, pois existem chances teóricas de aumento de recorrência da doença e estudos clínicos são considerados antiéticos nesse cenário.

Apesar de alguns autores mostrarem que o DIU com levonorgestrel pode prevenir a hiperplasia endometrial em usuárias de tamoxifeno, outros estudos já mostraram claramente o aumento de risco de recidiva.

Sendo assim, mulheres com câncer de mama ou história pregressa da doença devem optar por métodos não hormonais para prevenção da gravidez.

Nesses casos recomendam-se desde métodos de barreira e DIU sem hormônio até métodos definitivos (cirurgia).

Vale lembrar que os tratamentos oncológicos geralmente não evitam a gravidez e esse cuidado deve fazer parte do acompanhamento médico.

Conclusão

Apesar de discreto aumento nas chances de câncer de mama, os anticoncepcionais hormonais estão liberados para mulheres da população geral. Aquelas com risco elevado da doença devem passar por discussão individualizada antes de decidir qual método escolher. Já aquelas com história de câncer de mama (atual ou pregressa) devem optar por alternativas não hormonais.

Fluxograma de conduta

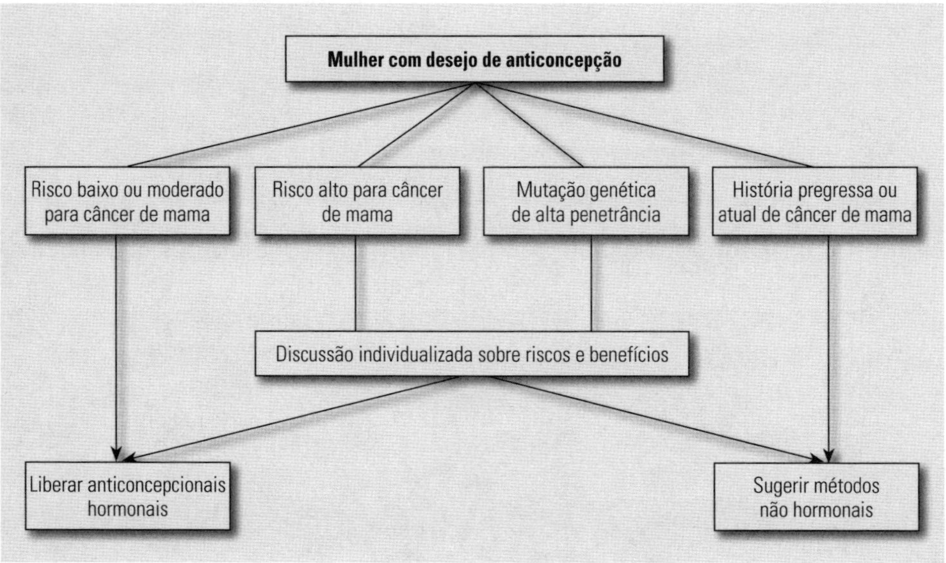

Figura 22.1. *Fluxograma sugerido para orientar a contracepção.*

Leitura sugerida

- Conz L, Mota BS, Bahamondes L, Teixeira Dória M, Mauricette Derchain SF, RIEIRA R et al. Levonorgestrel-releasing intrauterine system and breast cancer risk: A systematic review and meta-analysis. Acta Obstet Gynecol Scand. 2020;99(8):970-82.
- Mørch LS, Skovlund CW, Hannaford PC, Iversen L, Fielding S, Lidegaard Ø. Contemporary Hormonal Contraception and the Risk of Breast Cancer. N Engl J Med. 2017 Dec 7;377(23):2228-39.
- van Bommel MHD, IntHout J, Veldmate G, Kets CM, de Hullu JA, van Altena AM et al. Contraceptives and cancer risks in BRCA1/2 pathogenic variant carriers: a systematic review and meta-analysis. Hum Reprod Update. 2023 Mar 1;29(2):197-217.
- Westhoff CL, Pike MC. Hormonal contraception and breast cancer. Contraception. 2018 Sep;98(3):171-3.
- WHO, Barrier C. Medical eligibility criteria for contraceptive use. 5th ed. WHO. Genebra, Suíça, 2015.

Capítulo 23

Fertilidade e câncer de mama

Guilherme Novita

Alfonso Massaguer

Introdução

O aumento da incidência de câncer de mama em mulheres jovens leva a questões importantes sobre fertilidade. Isso se torna ainda mais relevante dentro do cenário da tendência mundial de gestações em idade mais avançada e menor quantidade de filhos.

O aumento das chances de cura da doença torna a questão da preservação da fertilidade bastante relevante.

Os principais pontos são a diminuição da taxa de gravidez causada pelos tratamentos oncológicos e a influência da gestação e dos tratamentos para infertilidade no risco de câncer de mama.

Riscos de infertlidade com o tratamento oncológico

A quimioterapia para o câncer de mama é o tratamento oncológico com maior impacto na função ovariana. Estima-se que metade das mulheres submetidas a esse tratamento desenvolve amenorreia permanente, o que pode variar de acordo com a idade da paciente e o tipo de regime quimioterápico (**Quadro 23.1**).

Alguns autores defendem que a amenorreia não seria a melhor forma de avaliar a infertilidade, mas sim os níveis de hormônios anti-*mullerianos*. Romito *et al.* (2021) realizaram metanálise dos estudos que mediram esse parâmetro e notaram redução significativa da fertilidade após a quimioterapia. O estudo mostrou redução média de 1,97 (IC 95%: -0,82 a -3,12) nos níveis séricos desses hormônios, novamente com maior impacto em pacientes com mais de 40 anos.

Quadro 23.1. *Taxa de amenorreia permanente (médias e intervalo de confiança de 95%) causada pela quimioterapia do câncer de mama, analisada de acordo com idade e tipo de quimioterapia utilizada*

Variável		Taxa de amenorreia
Idade	≤ 35anos	26% (12%-43%)
	35-40 anos	39% (31%-58%)
	≥ 40 anos	77% (71%-83%)
Regime de quimioterapia	Antraciclinas (AC/FEC)*	52% (35%-59%)
	Antraciclinas e taxanos (AC-T)*	54% (46%-62%)
	Ciclofosfamida (CMF)*	54% (40%-66%)

*A = antraciclina; C = ciclofosfamida; F = fluoracil; E = epirrubicina; T = taxano; M = metotrexato.

Fonte: Adaptado de Zavos A, Valachis A. Acta Oncol. 2016;55(6):664-70.

Ambos os estudos mostram que a taxa de amenorreia e a diminuição dos níveis de hormônio anti-*mulleriano* tendem a melhorar após 1 ou 2 anos do término do tratamento.

A terapia endócrina com tamoxifeno não causa diminuição na taxa de fertilidade, mas a duração da terapia (5 a 10 anos) pode atrapalhar os planos reprodutivos. Nesses casos, já foi demonstrado que a interrupção desse tratamento para a gestação, com retomada após o parto, não piora as chances de cura.

As medicações mais novas usadas no tratamento do câncer de mama têm menos estudos, além de serem muitas vezes administradas em mulheres que receberam quimioterapia.

Estratégias para diminuir o risco de infertilidade

Apesar de o desejo reprodutivo ser algo relevante, a escolha do regime de quimioterapia é baseada em critérios clínicos e oncológicos. Geralmente as pacientes em idade fértil têm necessidade desse tratamento, pois são mais jovens e têm tumores mais agressivos.

O uso de análogo de GnRH durante a quimioterapia pode ser uma alternativa para diminuir a infertilidade. Essa medicação diminui a atividade ovariana, reduzindo a taxa de mitoses, e, consequentemente, torna esse tecido menos sensível à quimioterapia. O estudo POEMS demonstrou que o uso de goserelina durante a quimioterapia foi eficiente para minimizar os efeitos do tratamento oncológico (**Quadro 23.2**).

A alternativa mais eficiente para a preservação da fertilidade futura é o uso de técnicas de fertilização assistida. O congelamento de óvulos, embriões ou tecido ovariano é a alternativa mais segura para manter a fecundidade.

Quadro 23.2. *Resultados do estudo POEMS, que randomizou mulheres com câncer de mama em idade fértil e com desejo de gravidez com ou sem goserelina durante a quimioterapia (QT)*

Desfecho	QT + Goserelina (N = 105)	QT (N = 113)	*Odds ratio*	*p*
Disfunção ovariana	14%	33%	0,35	0,03
Gestação	24%	16%	1,78	0,12
Parto (≥ 1)	15%	7%	2,51	0,05
Gestação e parto	18%	9%	2,45	0,04
Complicações gestacionais	7,6%	8,8%	—	—

Fonte: Adaptado de Moore HC et al. N Engl J Med, 2015;372(10):923-32.

O congelamento de embriões é a técnica mais tradicional e segura, com cerca de 50% a 60% de sucesso de gestação.

O congelamento de óvulos maduros (após estimulação ovariana) apresenta taxas de sucesso ligeiramente menores, porém, deve sempre ser discutido, mesmo para mulheres com situação conjugal estável. Importante ressaltar que os embriões pertencem ao casal, enquanto os óvulos são propriedade da mulher. Estima-se que a conversão para blastocistos seja de 25% para cada óvulo.

Infelizmente nem todas as pacientes têm tempo disponível para a realização de ciclos completos de estimulação ovariana. Nesses casos o congelamento de óvulos imaturos é a alternativa, mas as taxas de sucesso são menores (cerca de 25% em relação àquele obtido com óvulos maduros).

O congelamento de tecido ovariano é experimental e tem poucos resultados comprovados.

Vale ressaltar que a taxa de sucesso da fertilização *in vitro* pode variar de acordo com fatores clínicos, como idade e estado geral de cada paciente.

Outro ponto que pode ser discutido para algumas pacientes é o uso de doação de óvulos e/ou embriões, assim como útero solidário.

Risco oncológico da fertilização assistida ou da gestação

A gestação após o câncer de mama não piora as chances de cura ou o risco de recidiva. Apesar de inúmeros estudos já terem demonstrado isso, mulheres com câncer de mama estão entre o grupo de sobreviventes do câncer com menores taxas de gestação subsequente. Isso pode se dever ao conceito equivocado de que a gravidez poderia piorar o prognóstico. Por isso, a informação correta às pacientes é fundamental. Inclusive, existe metanálise de estudos comparando pacientes com câncer de mama com ou sem gestação subsequente que demonstrou melhor taxa de sobrevida global naquelas que engravidaram (**Figura 23.1**). Como esses estudos são observacionais e retrospectivos, pode haver vieses, porém, os dados corroboram a informação de que a gravidez, ao menos, não piora a evolução da doença.

Os medicamentos de indução da ovulação também sempre causaram celeuma, pois acreditava-se que o aumento dos níveis hormonais seria deletério. Todavia, a análise de pacientes submetidas a esses tratamentos não mostrou piora nem na incidência nem no prognóstico do câncer de mama.

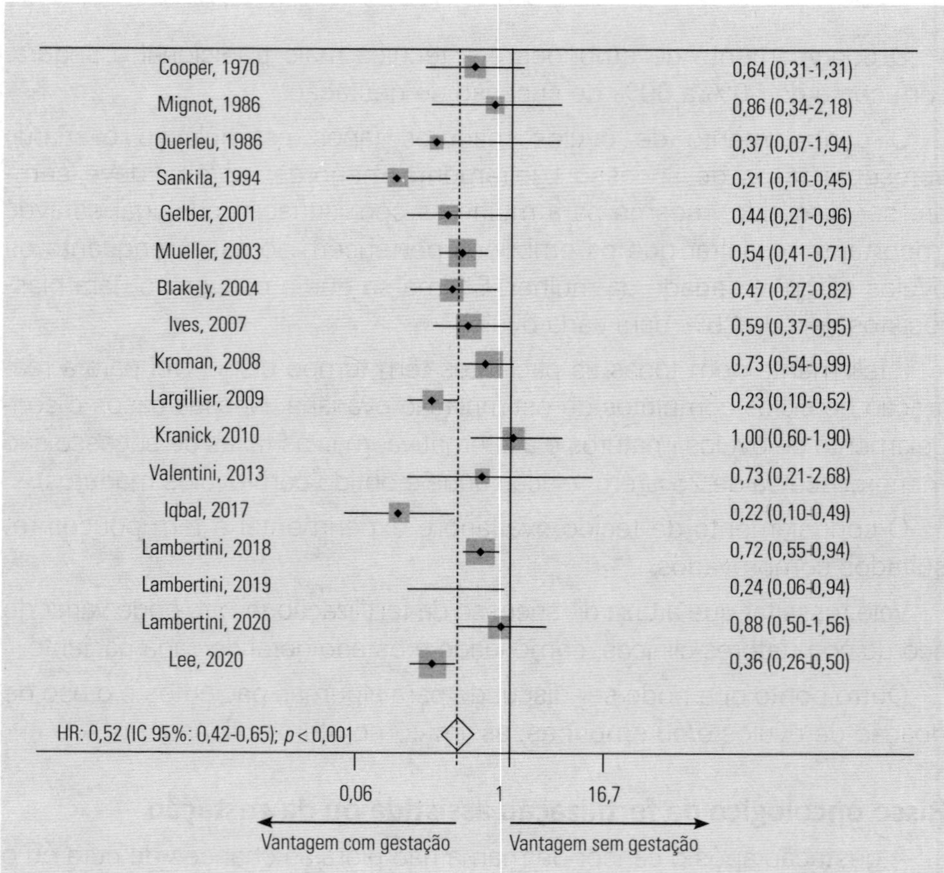

Figura 23.1. *Sobrevida global após o câncer de mama em mulheres com gravidez após o câncer de mama, comparadas com pacientes semelhantes e sem gravidez.*

Fonte: Adaptada da metanálise de Lambertini M et al. J Clin Oncol, 2021;39(29):3293-305.

Cullinane *et al.* (2022) demonstraram por meio de metanálise de estudos observacionais que mulheres que fizeram tratamento de reprodução assistida tiveram risco semelhante de câncer de mama, independente do esquema medicamentoso utilizado (**Quadro 23.3**).

Arecco L *et al.* (2022) realizaram metanálise de estudos observacionais com mulheres com câncer de mama que realizaram estimulação ovariana para reprodução assistida. O estudo mostrou que a realização de fertilização *in vitro* antes ou depois do tratamento do câncer de mama não piora as chances de cura da doença (**Figura 23.2**).

Quadro 23.3. *Resultados de metanálise analisando o risco de câncer de mama em mulheres submetidas a tratamentos de reprodução assistida em comparação com a população geral*

Medicação/terapia	Nº de estudos	*Hazard ratio*	IC 95%
Clomifeno	9	1,07	0,98-1,16
HCG	5	0,91	0,81-1,03
Progesterona	4	1,11	0,76-1,61
Gonadotropina	7	1,03	0,95-1,13
≥ 6 ciclos de FIV	6	0,99	0,79-1,24
Análise global	24	0,97	0,9-1,04

Fonte: Adaptado de Cullinane C et al. BJS Open. 2022;6(1):zrab149.

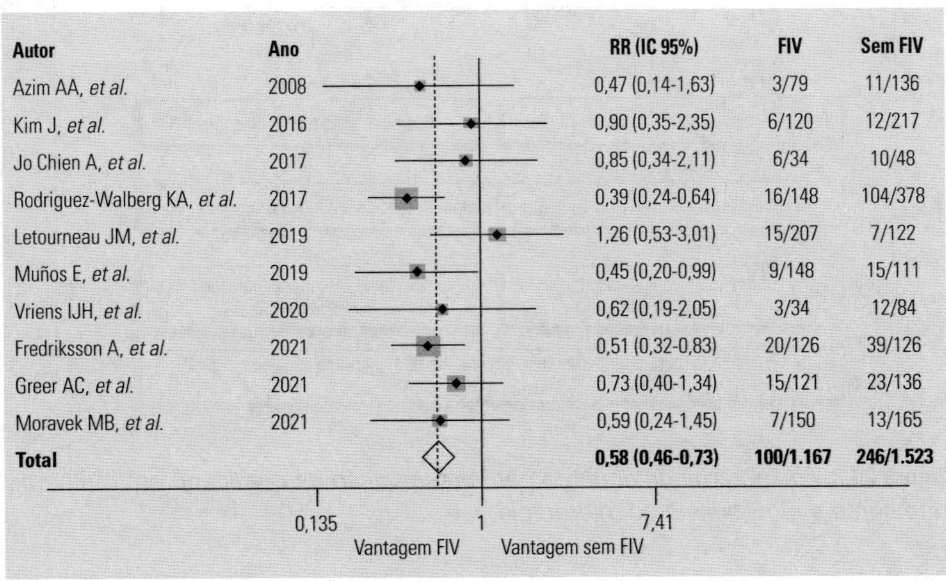

Figura 23.2. *Resultados de metanálise analisando o risco de recorrência do câncer de mama em mulheres submetidas a tratamentos de reprodução assistida.*

Fonte: Adaptada de Arecco L et al. Hum Reprod. 2022;37(5):954-68.

Conclusão

Mulheres com desejo reprodutivo normalmente estão em idade em que o câncer de mama se manifesta de forma mais agressiva. Sendo assim, grande parte delas necessita de terapia gonadotóxica.

Como a gestação e os tratamentos de infertilidade não pioram a evolução da doença, os mesmos devem ser estimulados sempre que possível.

Fluxograma de conduta

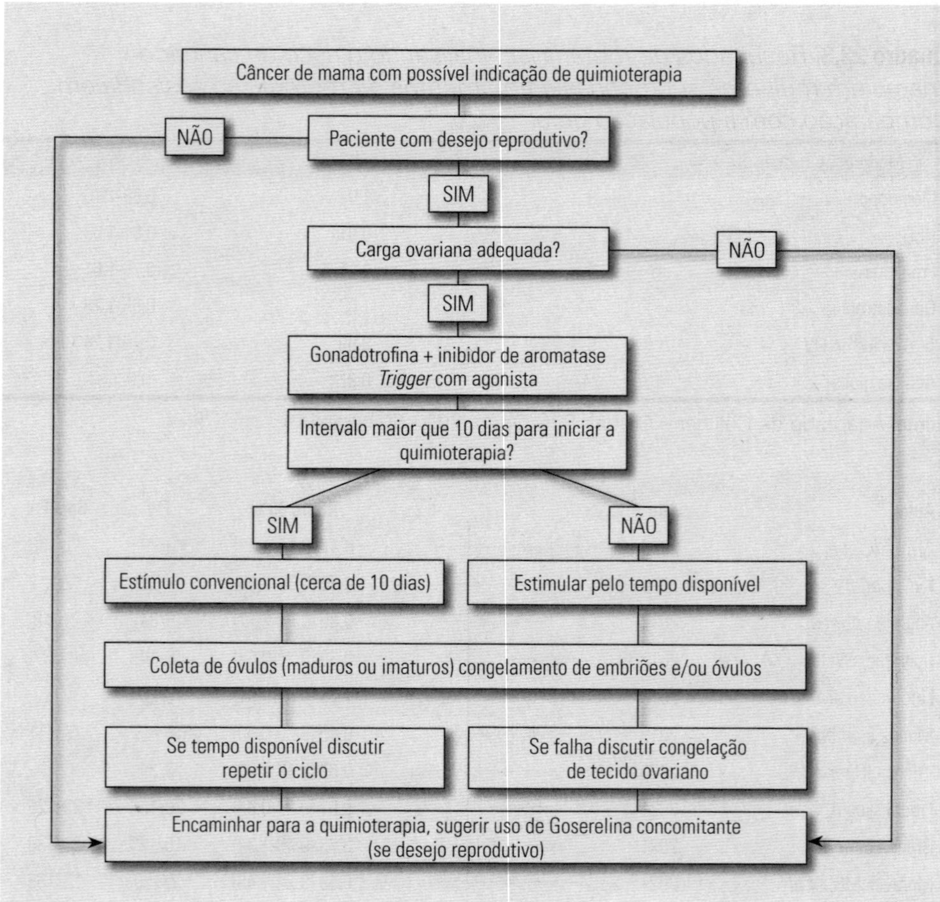

Figura 23.3. *Fluxograma de conduta para preservação de fertilidade em mulheres que serão submetidas à quimioterapia.*

Leitura sugerida

- Arecco L, Blondeaux E, Bruzzone M, Ceppi M, Latocca MM, Marrocco C et al. Safety of fertility preservation techniques before and after anticancer treatments in young women with breast cancer: a systematic review and meta-analysis. Hum Reprod. 2022 May 3;37(5):954-68.
- Cullinane C, Gillan H, Geraghty J, Evoy D, Rothwell J, McCartan D et al. Fertility treatment and breast-cancer incidence: meta-analysis. BJS Open. 2022 Jan 6;6(1):zrab149.
- Lambertini M, Blondeaux E, Bruzzone M, Perachino M, Anderson RA, de Azambuja E et al. Pregnancy After Breast Cancer: A Systematic Review and Meta-Analysis. J Clin Oncol. 2021 Oct 10;39(29):3293-305.
- Moore HC, Unger JM, Phillips KA, Boyle F, Hitre E, Porter D et al. Goserelin for ovarian protection during breast-cancer adjuvant chemotherapy. N Engl J Med. 2015 Mar 5;372(10):923-32.
- Zavos A, Valachis A. Risk of chemotherapy-induced amenorrhea in patients with breast cancer: a systematic review and meta-analysis. Acta Oncol. 2016 Jun;55(6):664-70.

Capítulo 24

Manejo dos sintomas da menopausa e câncer de mama

Guilherme Novita

Introdução

Os sintomas climatéricos constituem grande desafio para mulheres que já tiveram câncer de mama ou possuem risco elevado para a doença.

O uso de hormônios sexuais aumenta o risco de câncer de mama e suas recorrências, mas os sintomas climatéricos prejudicam demasiadamente a qualidade de vida e podem causar descontinuidade dos tratamentos oncológicos.

Sintomas da menopausa em mulheres com câncer de mama

O câncer de mama incide principalmente em mulheres entre os 50 e os 60 anos de idade, período em que o climatério apresenta bastantes sintomas. Além disso, as medicações quimioterápicas induzem a menopausa de forma permanente em mais de 50% das mulheres acima de 40 anos e em até 30% nas mulheres mais jovens (vide **Figura 23.1** do Capítulo 23).

Os principais sintomas climatéricos podem ser vistos na **Figura 24.1**.

Dentre os sintomas mencionados, observa-se que os fogachos e a atrofia genital são as questões mais desafiadoras, com grande impacto na vida cotidiana.

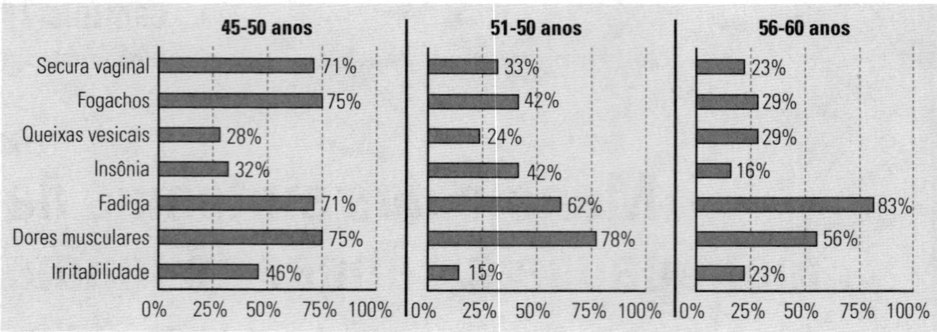

Figura 24.1. *Principais sintomas climatéricos de acordo com a faixa etária.*

Fonte: Adaptada de Khatoon A et al. J Midlife Health. 2018;9(3):150-4.

Terapia hormonal da menopausa e câncer de mama

Pacientes sem câncer de mama

O estudo WHI (Women Health Initiative) foi o primeiro estudo randomizado, duplo-cego e placebo controlado que comparou o uso de terapia hormonal (TH) com o placebo em relação ao risco de câncer de mama. Essa pesquisa avaliou 16.608 mulheres após a menopausa que receberam associação de estrogênio e progesterona via oral em comparação com o placebo. Um segundo braço do estudo, com 10.739 mulheres histerectomizadas, usou apenas estrogênio isolado em comparação com o placebo (**Figura 24.2**).

Apesar das críticas ao esquema medicamentoso e à população estudada, esse estudo é a principal evidência disponível sobre o uso de TH e o risco de câncer de mama. Independente de eventuais defeitos, o estudo causou diminuição significativa na prescrição de hormônios exógenos após a menopausa.

Outro estudo, com menor nível de evidência, porém com grande quantidade de pacientes, avaliou de maneira retrospectiva o uso de terapêutica hormonal da menopausa com o risco de câncer de mama na população britânica. Conhecido por One Million Women Study, a análise também demonstrou aumento de risco de câncer de mama em usuárias de TH, independente do esquema ou da via de administração utilizada, inclusive estrogênio isolado ou tibolona.

A conclusão desses estudos é que o uso de hormônios sexuais exógenos aumenta o risco de câncer de mama. Isto vai de encontro aos dados de risco da doença já conhecidos, que demonstram que mulheres com menarca precoce e menopausa tardia apresentam maior risco da doença.

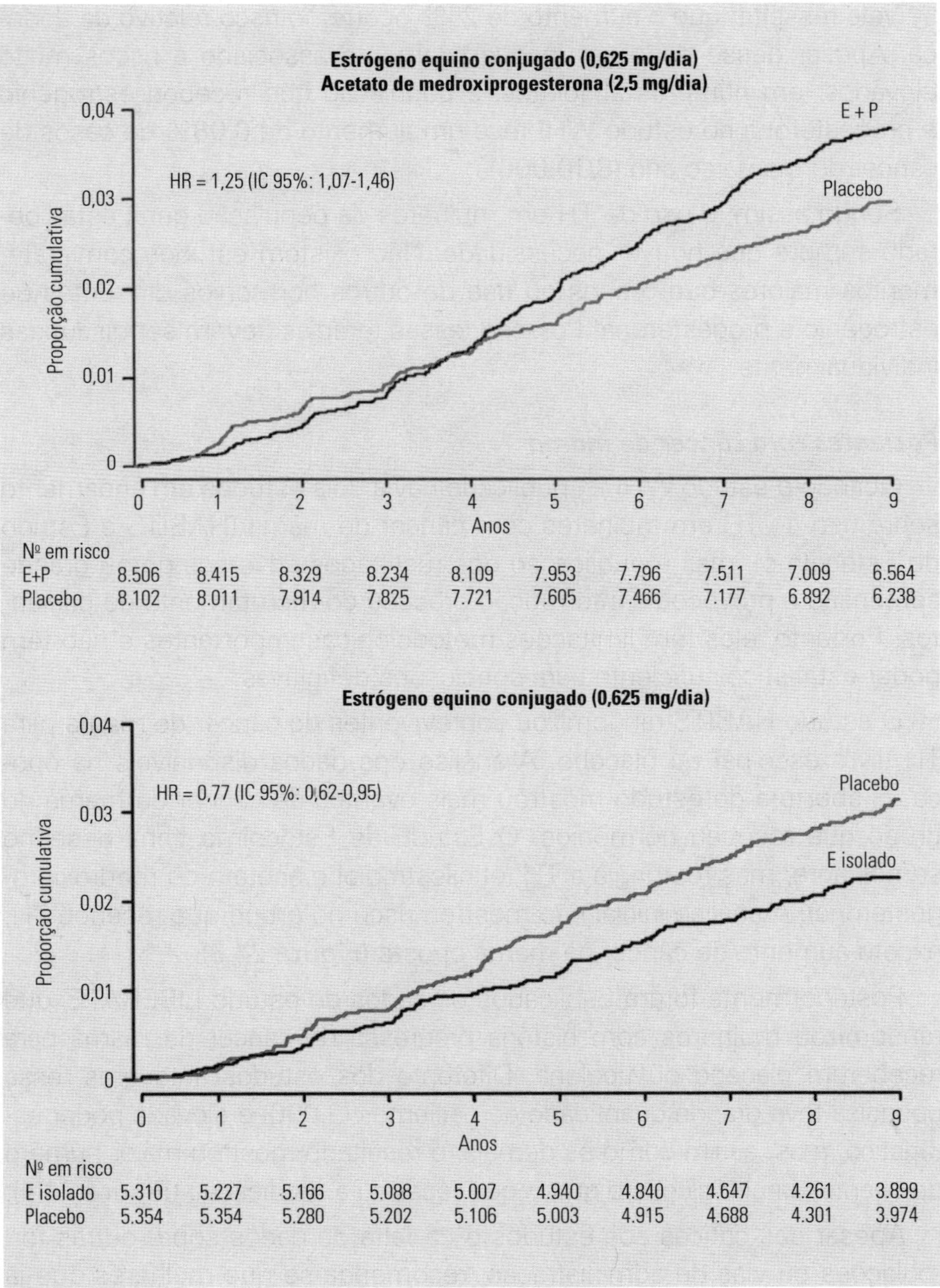

Figura 24.2. *Resultados do estudo WHI demonstrando aumento de 25% no risco de câncer de mama no grupo que recebeu estrogênio e progesterona (E+P) e redução de 23% no grupo que recebeu estrogênio de forma isolada.*

Fonte: Adaptada de Chlebowski RT et al. JAMA. 2010;304(15):1684-92.

Vale ressaltar que o aumento de 25% ocorre no risco relativo da doença. Apesar desse dado ser inadvertidamente associado a riscos muito elevados, em números absolutos, a população que recebeu estrogênio e progesterona no estudo WHI teve um aumento de 0,08% de casos de câncer de mama ao ano (8/10.000).

Sendo assim, o uso de TH em mulheres da população geral está liberado sempre que houver necessidade. Não existem estudos com tratamentos maiores que 5 anos ou uso de outros hormônios diferentes de estrogênio e progesterona. Por isso, essas terapias devem ser discutidas individualmente.

Pacientes com câncer de mama

Quando o estudo WHI foi publicado havia dois estudos em andamento sobre uso de TH em mulheres com câncer de mama (HABITS e Estudo de Estocolmo), mas a publicação dos resultados adversos gerou grande apreensão e provocou a interrupção precoce do recrutamento de pacientes. Portanto, eles têm limitações metodológicas importantes e não têm poder estatístico suficiente para conclusões definitivas.

O estudo HABITS randomizou sobreviventes do câncer de mama para TH (livre escolha) ou placebo. A análise dos dados disponíveis na época da abertura do estudo mostrou mais eventos de câncer de mama no grupo que recebeu hormônios. O Estudo de Estocolmo tinha desenho semelhante, mas restringia a TH (etinilestradiol e acetato de medroxiprogesterona). A análise inicial não mostrou risco no grupo que recebeu TH, exceto aumento de câncer na mama oposta (**Figura 24.3**).

Posteriormente foram publicados os dados do estudo LIBERATE, que randomizou mulheres com história pregressa de câncer de mama para receberem placebo ou tibolona. Diferente dos estudos anteriores, essa pesquisa teve grande quantidade de pacientes (3.000) e elevado poder estatístico, mas, assim como os demais, o resultado mostrou maior número de eventos oncológicos no grupo que recebeu a medicação (**Figura 24.4**).

Apesar das críticas aos estudos e da falta de dados sobre outras formulações ou vias de administração, recomenda-se que mulheres que já tiveram neoplasia maligna de mama não recebam hormônios femininos.

Em situações extremas, sem benefício de terapias alternativas, pode-se discutir o uso de pequenas quantidades de hormônio por curtos intervalos. Esses casos são exceção e devem ser discutidos cuidadosamente com a paciente.

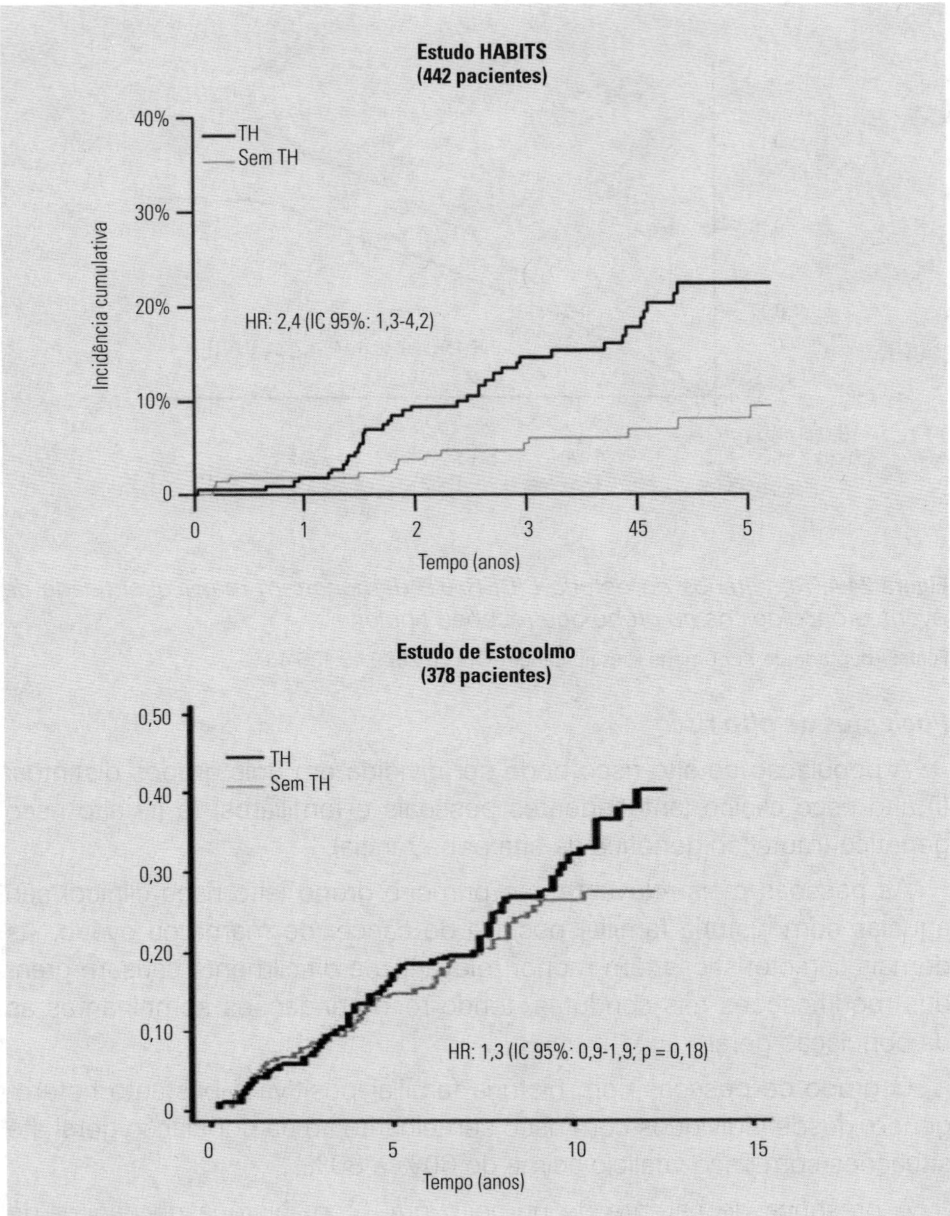

Figura 24.3. *Análise de eventos oncológicos dos estudos randomizados (HABITS e Estocolmo) sobre uso de TH após o câncer de mama.*

Fonte: Adaptada de Holmberg L et al. JNCI. 2008;100(7):475-82 e Fahlén M et al. Eur J Cancer, 2013;49(1):52-9.

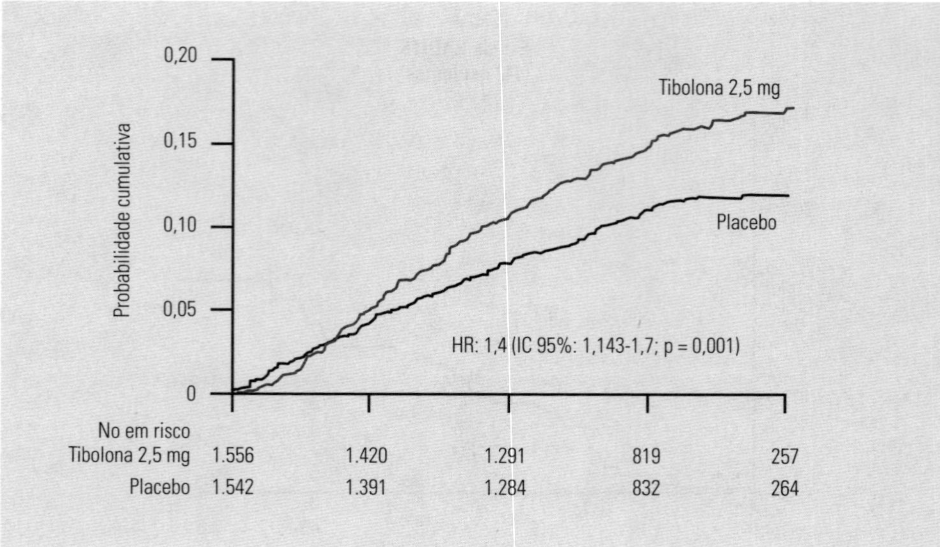

Figura 24.4. *Resultados do estudo LIBERATE demonstram maior quantidade de eventos oncológicos no grupo que recebeu tibolona.*

Fonte: Adaptada de Kenemans P et al. Lancet Oncol. 2009;10:135-46.

Pacientes de alto risco

A população de alto risco pode ser dividida em dois grupos distintos: (i) alto risco clínico (antecedentes pessoais e familiares); e (ii) alto risco genético (mutação genética de alta penetrância).

As pessoas mais relevantes no primeiro grupo (alto risco clínico) são aquelas com história familiar positiva de câncer de mama ou ovário. As demais características têm menor relevância e dificilmente causam grandes modificações nas condutas, tendo recomendações semelhantes às da população geral.

O grupo de pessoas com história familiar positiva é bastante heterogêneo, desde indivíduos com risco semelhante ao da população geral até situações com risco vitalício acima de 60% a 80%.

A presença de parente de primeiro grau com história de câncer de mama bilateral é a variável mais relacionada a aumento de risco de câncer de mama, com risco vitalício semelhante ao das mulheres com mutação genética de alta penetrância.

A variável mais relevante para determinação de risco é a mutação patogênica nos genes BRCA1, BRCA2, PALB2, TP53, ATM, RAD51C, RAD51D, CHEK2 ou ATM. Dentre eles, os quatro primeiros são os mais estudados e conferem risco vitalício maior que 50%.

Infelizmente existem poucos estudos em populações de alto risco que mostrem a segurança do uso de hormônios, piorado à baixa aderência deste grupo de pacientes de usar medicações hormonais.

Esse é outro ponto que deve ser incluído na análise de mulheres com mutação genética e que realizaram ooforectomia profilática. Nesses casos a menopausa ocorre muito antes da época habitual, com sintomas climatéricos mais intensos e risco elevado de complicações clínicas graves no longo prazo, como osteoporose, cardiopatia e demência.

Os dados de segurança sobre uso de TH em mulheres de alto risco são altamente limitados. Não existem ensaios clínicos randomizados, e as melhores evidências vêm de coortes retrospectivas, com poucas pacientes e seguimento curto (Tabela 24.1).

Tabela 24.1. *Resultados de estudos populacionais sobre uso de TH em mulheres com mutação genética (BRCA) demonstram segurança no uso da medicação.*

Estudo	Desenho	Nº	Resultado
Rebbeck, 2005	Coorte prospectiva Seguimento: 3,6 anos	426	HR: 0,37 (IC95%: 0,14-0,96)
Eisen, 2008	Caso-controle	473	OR: 0,66 (IC95%: 0,34-1,27)
Gabriel, 2009	Coorte retrospectiva	73	Sem associação
Domchek, 2011	Coorte prospectiva Seguimento: 5,4 anos	1.229	HR 0,52 (IC95%: 0,30-0,92) – BRCA1 HR 0,24 (IC95%: 0,05-1,03) – BRCA2
Kostopoulos, 2018	Coorte prospectiva Seguimento: 7,6 anos	872	12% *vs.* 22% (p = 0,04) HR: 0,92 (IC 95%: 0,83-1,01)
Cohen, 2021	Coorte retrospectiva Seguimento: 7,2 anos	306	20% *vs.* 28% (p = 0,178)
Perri, 2022	Coorte retrospectiva Seguimento: 8,7 anos	381	Sem associação

Fonte: Adaptada de Nitschke AS et al. Cancers (Basel). 2023;15(3): 711.

Terapias não hormonais

As terapias não hormonais são as melhores opções para o manejo dos sintomas climatéricos em mulheres com história pregressa de câncer de mama ou para aquelas de risco elevado, com resistência ao uso de TH.

Infelizmente as queixas mais relevantes relacionadas ao climatério (ondas de calor e atrofia genital) não possuem terapêutica hormonal tão eficaz. Já os demais problemas (como osteoporose, alterações de humor etc.) têm alternativas medicamentosas tão ou mais eficientes que os hormônios.

Manejo das ondas de calor

A TH tem eficácia de cerca de 90% na resolução das ondas de calor, enquanto o uso de placebos tem eficácia de 30%. Alternativas não hormonais, como fitoterápicos, acupuntura, meditação e *yoga*, possuem resultados semelhantes ao placebo.

Existem estudos limitados que demonstraram alguma eficácia com o uso de medicações anti-hipertensivas (clonidina), anticonvulsivantes (gabapentina e pregabalina) na melhora dos fogachos, mas essas medicações causam importantes efeitos colaterais, que dificultam seu uso cotidiano.

Os antidepressivos inibidores da recepção de serotonina são as medicações mais potentes e com menos efeitos colaterais, sendo preferíveis às anteriores.

Nesse grupo, os fármacos preferidos são a venlafaxina (150 mg/dia) e a desvenlafaxina (100 mg/dia), com eficácia de 61% e 66%, respectivamente. Apesar de a paroxetina (25 mg/dia) apresentar eficácia elevada (até 64%), seu uso é desaconselhado devido à possível interferência com a metabolização do tamoxifeno pela enzima CYP2D6.

A medicação mais recente no arsenal terapêutico contra as ondas de calor são os antagonistas de receptores de neurocinina (fezolinetante), que agem no centro termorregulador do sistema nervoso central. O estudo SKYLIGHT randomizou mulheres na pós-menopausa para receber a medicação ou placebo, com clara vantagem para o grupo que recebeu a intervenção (**Figura 24.5**).

Apesar de não existirem estudos comparativos entre o fezolinetante e os antidepressivos, o estudo sobre fezolinetante é mais robusto.

Manejo dos sintomas urogenitais

Os sintomas urogenitais podem causar problemas importantes na qualidade de vida, principalmente relacionados à atividade sexual, além de evoluir para problemas ainda piores (incontinência urinária e líquen).

O uso de hidratantes vaginais é a primeira escolha para alívio dos sintomas, mas eles têm efeito limitado na melhora da mucosa vaginal.

Alguns estudos demonstram benefício com o uso tópico de ospemifeno, SERM análogo ao tamoxifeno. Apesar de resultados interessantes, vale ressaltar que não existem estudos sobre a segurança oncológica dessa medicação.

O uso de estriol tópico ou promestrieno aumenta os níveis séricos de estrógeno e não deve ser feito em mulheres com história pregressa de câncer de mama.

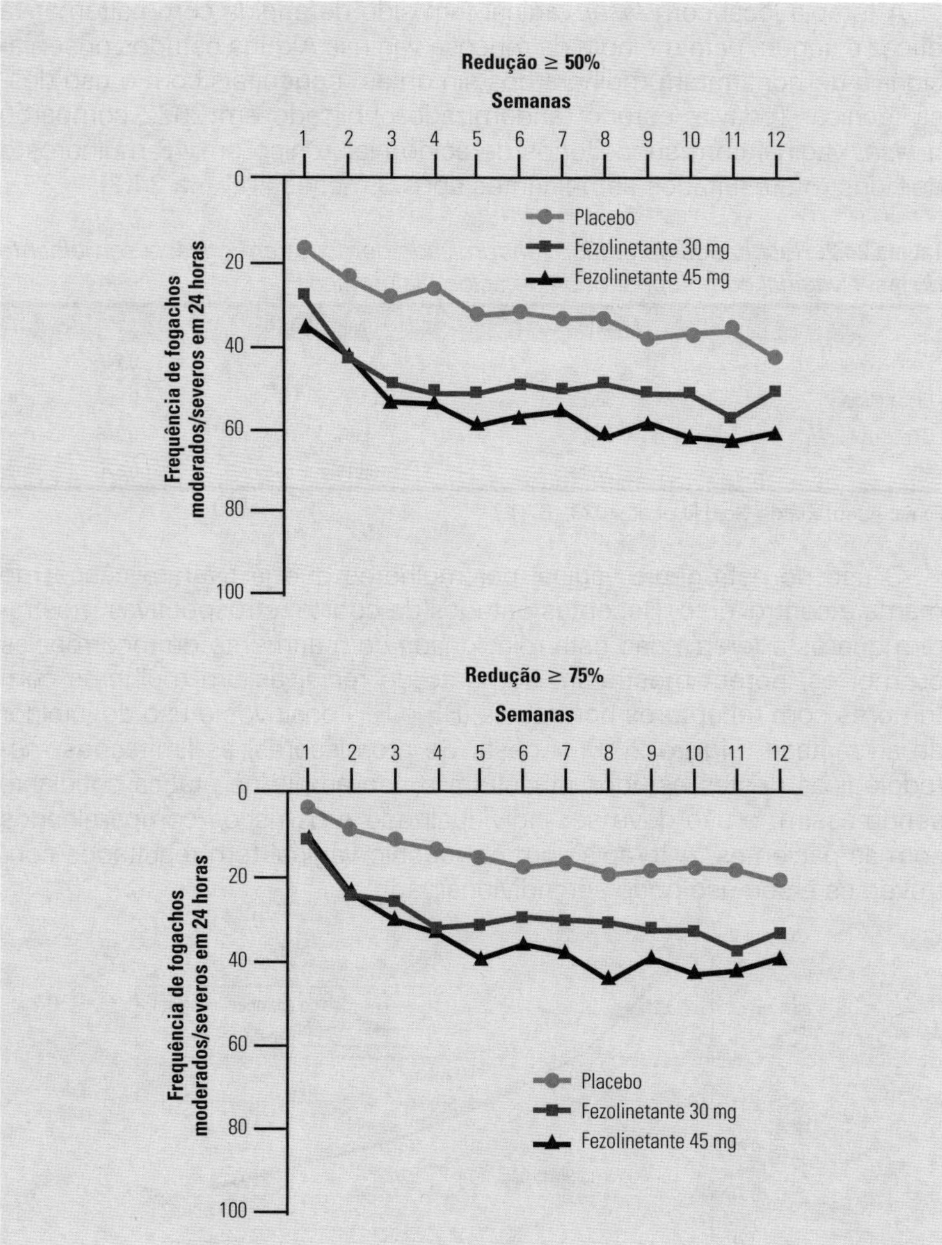

Figura 24.5. *Resultados de estudo randomizado demonstram a eficácia do fezolinetante no controle de sintomas vasomotores em relação ao placebo.*

Fonte: Adaptada de Lederman S et al. Lancet. 2023;401(10382):1091-102.

A terapia local com *laser* vaginal tem sido defendida como alternativa eficaz e segura para melhora da mucosa vaginal. Alguns estudos observacionais demonstraram melhora dos sintomas urogenitais com o uso dessa técnica. Todavia, estudo randomizado publicado em 2022 comparou o *laser* vaginal com supositórios de ácido hialurônico em 43 mulheres e demonstrou resultados semelhantes após 3 meses (**Tabela 24.2**).

Tabela 24.2. *Resultados de estudo randomizado demonstram eficácia semelhante do* laser *vaginal com supositórios de ácido hialurônico*

	Laser (n = 22)	Ác. hialurônico (n = 21)	P
Secura vaginal	72,7%	66,7%	0,747
Dispareunia	68,2%	61,9%	0,907
ITU de repetição	18,2%	4,8%	0,345
IUE	27,3%	38,1%	0,526

Fonte: Adaptada de Gold D et al. 2023;167:1-7.

O uso de estrogênio vaginal por mulheres que já tiveram câncer de mama é controverso. Recentes estudos de coorte retrospectivas mostraram que esta terapia não está relacionada com aumento de recorrências ou mortes, porém mostraram aumento de recidivas em mulheres com tumores com receptores hormonais (RE e RP) positivos e uso de inibidor de aromatase (**Figura 24.6**). Apesar de promissores, as limitações metodológicas destes estudos dificultam o uso amplo na prática cotidiana, sendo assim, o uso deve ser individualizado e os riscos compartilhados com as pacientes. A terapia com estrogênio vaginal tem resultados controversos e seu uso pode ser individualizado.

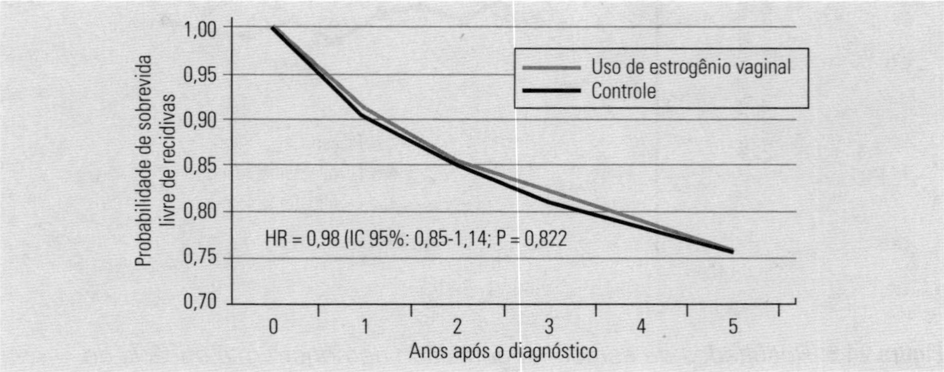

Figura 24.6. *Resultados de coorte retrospectiva com 42.113 mulheres com história pregressa de câncer de mama e sintomas geniturinários. Destas 1.003 fizeram uso de estrogênio vaginal e foram comparadas com 2.111 controles que não usaram a medicação*

Fonte: Adaptada de Agrawal P et al., Obstet Gynecol, 2023; 142(3): 660-668).

Conclusão

O uso de terapêutica hormonal da menopausa é liberado para mulheres da população geral, mesmo para aquelas com risco moderado para câncer de mama.

O uso de hormônios sexuais em mulheres com mutação genética ou história altamente sugestiva de anormalidade cromossômica deve ser individualizado, apesar de não existirem contraindicações formais.

Mulheres com história pregressa de câncer de mama, inclusive lesões pré-cancerígenas, devem fazer uso de alternativas não hormonais para alívio dos sintomas climatéricos. O uso de estrógeno ou progesterona nessa população pode aumentar o risco de recorrência da doença e deve ser evitado.

Fluxograma de conduta

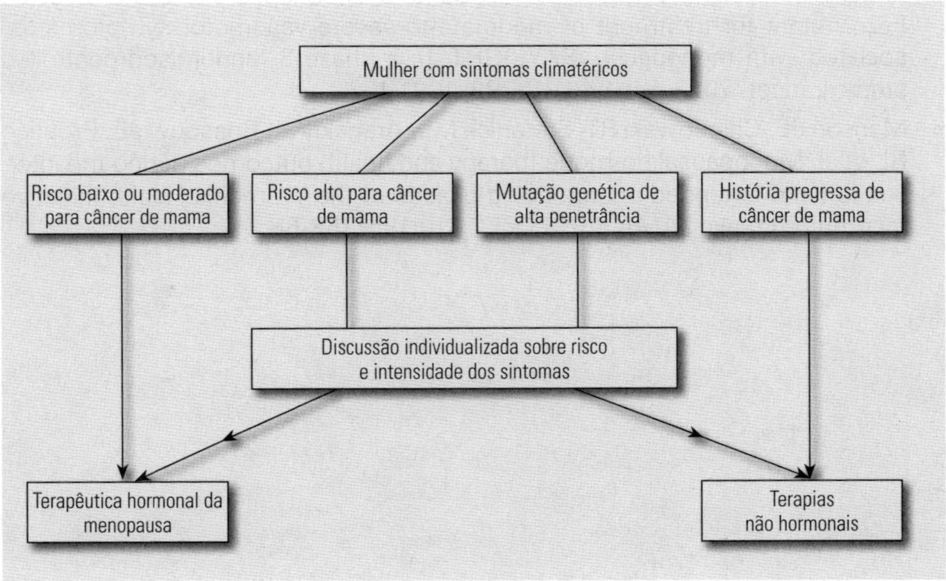

Figura 24.7. *Fluxograma de conduta sugerida para manejo dos sintomas climatéricos em relação ao risco de câncer de mama.*

Leitura sugerida

- Agrawal P, Singh SM, Able C, Dumas K, Kohn J, Kohn TP et al., Safety of Vaginal Estrogen Therapy for Genitourinary Syndrome of Menopause in Women With a History of Breast Cancer. Obstet Gynecol. 2023 Sep 1;142(3):660-668. doi: 10.1097/AOG.0000000000005294.
- Gold D, Nicolay L, Avian A, Greimel E, Balic M, Pristauz-Telsnigg G et al. Vaginal laser therapy versus hyaluronic acid suppositories for women with symptoms of urogenital atrophy after treatment for breast cancer: A randomized controlled trial. Maturitas. 2023 Jan;167:1-7.
- Holmberg L, Anderson H; HABITS steering and data monitoring committees. HABITS (hormonal replacement therapy after breast cancer--is it safe?), a randomised comparison: trial stopped. Lancet. 2004 Feb 7;363(9407):453-5.
- Kenemans P, Bundred NJ, Foidart JM, Kubista E, von Schoultz B, Sismondi P et al. Safety and efficacy of tibolone in breast-cancer patients with vasomotor symptoms: a double-blind, randomised, non-inferiority trial. Lancet Oncol. 2009 Feb;10(2):135-46.
- Lederman S, Ottery FD, Cano A, Santoro N, Shapiro M, Stute P et al. Fezolinetant for treatment of moderate-to-severe vasomotor symptoms associated with menopause (SKYLIGHT 1): a phase 3 randomised controlled study. Lancet. 2023 Apr 1;401(10382):1091-102.
- Manson JE, Chlebowski RT, Stefanick ML, Aragaki AK, Rossouw JE, Prentice RL et al. Menopausal hormone therapy and health outcomes during the intervention and extended poststopping phases of the Women's Health Initiative randomized trials. JAMA. 2013 Oct 2;310(13):1353-68.

Capítulo 25

Uso de androgênios e câncer de mama

Guilherme Novita

Evandro Fallaci Mateus

Introdução

Apesar de controversa, a reposição de testosterona tem sido cada vez mais comum na população feminina brasileira.

Essa informação é preocupante, pois o uso abusivo de testosterona pode causar efeitos colaterais, inclusive relacionados ao aumento de câncer de mama.

Análise epidemiológica

A Sociedade Brasileira de Endocrinologia estima que cerca de 1,6% das mulheres recebam prescrições de hormônios masculinos, seja para fins de reposição hormonal, melhora da libido ou questões estéticas.

As indicações de reposição de testosterona são claras em homens com hipogonadismo e nas terapias para redesignação sexual (mulher para homem), mas seu uso em mulheres é controverso e contraindicado pelas agências reguladoras de diversos países.

A possível melhora da libido é uma das principais motivações para o uso de testosterona e seus derivados, porém, esse assunto é discutível, pois o prazer sexual feminino depende de vários fatores psicológicos, sociais, culturais e de saúde.

Outro ponto defendido seria a necessidade de reposição do hormônio em mulheres com níveis abaixo do normal. Vale lembrar que os níveis considerados normais dependem de dosagens seriadas em uma determinada população. Os valores abaixo do padrão desse grupo não são necessariamente uma doença e, na imensa maioria das vezes, não necessitam de correção.

A estética também tem sido um dos principais motivadores do uso de testosterona e seus derivados. Assim como os demais hormônios anabolizantes, essas medicações proporcionam aumento significativo da massa muscular, mas trazem efeitos colaterais importantes, como acne, supressão gonadal, infertilidade, calvície, hepatoxicidade e até distúrbios psiquiátricos.

Efeitos dos androgênios na mama

O principal efeito do androgênio exógeno é o aumento dos níveis circulantes de estrogênio, por meio da conversão da enzima aromatase, que transforma a androstenidiona em estrona (**Figura 25.1**).

O metabolismo dos esteroides é algo bastante complexo, e todos estão interligados. Portanto, variações nos níveis de qualquer hormônio podem causar alterações nos demais (**Figura 25.2**).

Mulheres com maior exposição ao estrogênio ao longo da vida, seja por menarca precoce, menopausa tardia ou uso de terapia hormonal da menopausa têm maior risco de câncer de mama. Portanto, o aumento de hormônios femininos derivados do uso de androgênios pode também estar relacionado a maior risco da doença.

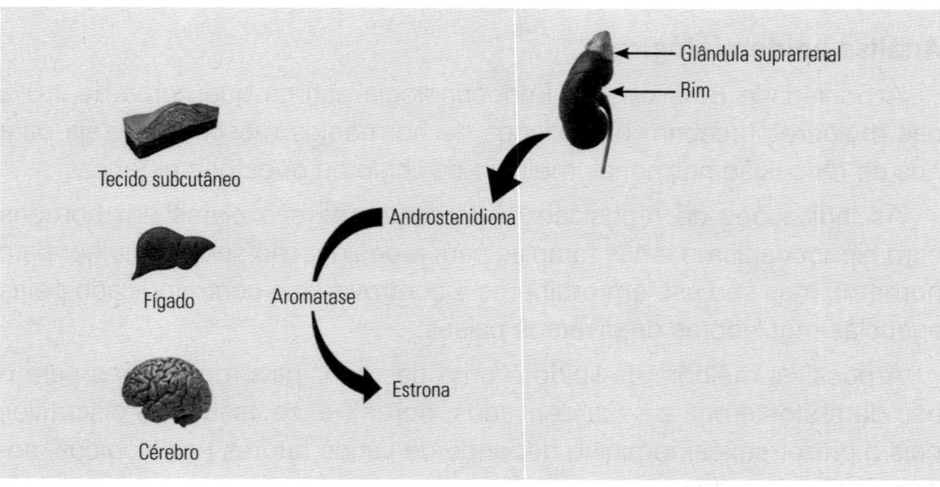

Figura 25.1. *Conversão periférica de androgênio em estrogênio pela enzima aromatase nos tecidos periféricos.*
Fonte: Adaptada de Bulun, S et al. Pharmacol Rev. 2005;57:359-83.

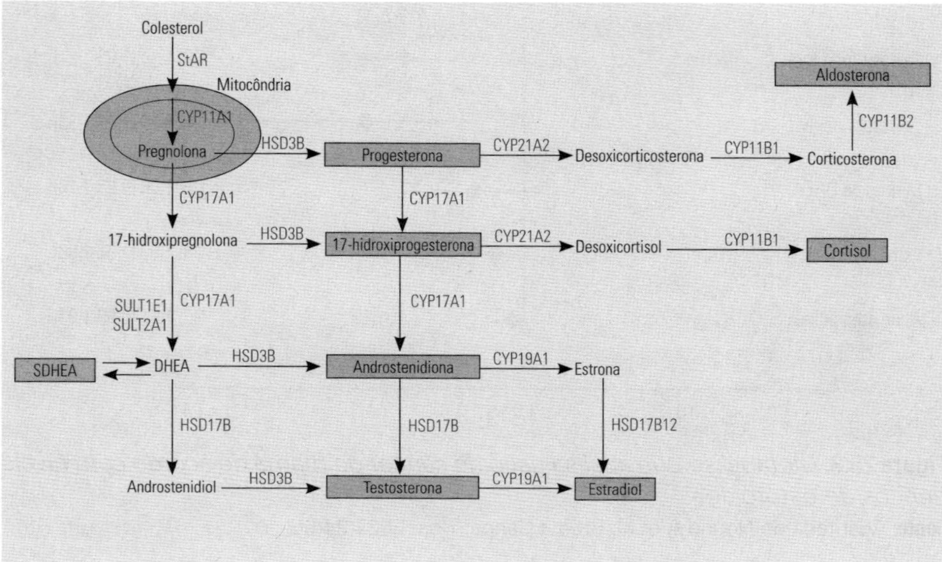

Figura 25.2. *Metabolismo dos esteroides, com os hormônios desenhados em caixas, e os genes/enzimas catalisadores escritos ao longo das bordas.*
Fonte: Adaptada de Pott J et al. J Clin Endocrinol Metab. 2019;104:5008-23.

Além disso, alguns tumores mamários possuem receptores androgênicos, que podem ser estimulados diretamente por hormônios masculinos.

Apesar de alguns estudos advogarem efeito protetor dos androgênios na mama, a maior parte deles demonstra estímulo da proliferação mamária. O exemplo mais claro disso é a alta incidência de ginecomastia em homens que usam anabolizante ou possuem tumores de cordões sexuais.

Risco de câncer de mama

Não existem ensaios clínicos randomizados que avaliem o uso de androgênios e a incidência de câncer de mama. Os melhores dados vêm de estudos com menor nível de evidência, tais como coorte e caso-controle.

Observa-se grande quantidade de problemas nessas análises, com grande frequência de dados conflitantes sobre a segurança da medicação, pois os estudos apresentam graves problemas metodológicos, sendo o principal deles a seleção inadequada de pacientes e grupo-controle.

Nounu A *et al.* (2022) publicaram estudo com randomização mendeliana de dados populacionais com 122.977 mulheres com câncer de mama e 105.974 controles. Nessa análise eles concluíram que os níveis elevados de testosterona e estradiol causam mais câncer de mama (Figura 25.3).

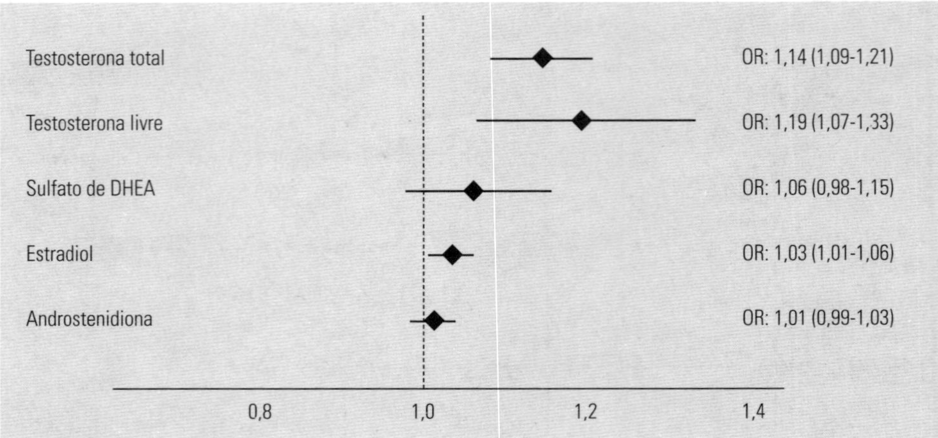

Figura 25.3. *Metanálise que analisa risco de câncer de mama de acordo com níveis séricos de esteroides.*

Fonte: Adaptada de Nounu A et al. Breast Cancer Res. 2022;24:66.

De Blok *et al.* (2019) observaram mulheres em tratamento de redesignação sexual (mulher para homem) que recebiam terapia endócrina com androgênios. Nessa coorte, o número de casos foi 47 vezes maior que os homens cisgêneros, mas menor que o de mulheres cisgêneros. Vale ressaltar que muitos homens transgêneros realizam mastectomia masculinizadora, que pode causar diminuição artificial desse último número.

Glaser R *et al.* (2019) não encontraram aumento de risco com o uso de implantes de testosterona e advogam até efeito protetor da medicação. Todavia, os dados não são comparados com grupo-controle, mas com expectativa populacional (coorte histórica).

Gera R *et al.* (2018) realizaram revisão sistemática com 1.953 pacientes e observaram incidência de 0,85% (9/1.058) de câncer de mama em usuárias de testosterona transdérmica e de 0,33% (3/895) no grupo-controle. Apesar da diferença, os valores não tiveram divergência estatisticamente significante (p = 0,1487).

Em outra revisão, os autores do Endogenous Hormones and Breast Cancer Collaborative Group (2013) demonstraram maior risco de câncer de mama em usuárias de testosterona ou derivados (DHEA, androstenidiona) em um estudo caso-controle com 767 mulheres com câncer de mama e 1.699 controles.

Medicações que interferem com androgênios

Existem dúvidas teóricas sobre o risco derivado do uso de medicações antiandrogênicas como a espironolactona e os inibidores de 5-alfa-redutase (finasterida e dutasterida). O questionamento decorre do fato de possíveis aumentos dos níveis séricos de testosterona, com maior conversão periférica de estrogênio.

Mackenzie IL *et al.* (2012) realizaram uma coorte com 83.993 mulheres, das quais 28.032 tinham sido ou eram usuárias de espironolactona. A conclusão do estudo foi que a espironolactona não influencia os riscos de câncer de mama.

Fang Q *et al.* (2019) realizaram metanálise de estudos com inibidores de 5-alfa-redutase, e, apesar do aumento de ginecomastia e sensibilidade mamária, o estudo não observou aumento de casos de câncer de mama (Figura 25.4).

Estudo	Finasterida	Controle	HR (IC 95%)
McConnell, *et al.* 1998	1.524	1.516	0,20 (0,01-4,14)
McConnell, *et al.* 2003	768	737	6,72 (0,35-129,83)
McConnell, *et al.* 2003	9.423	9.457	1,00 (0,06-16,04)
Total	**11.715**	**11.710**	**1,23 (0,33-4,60)**

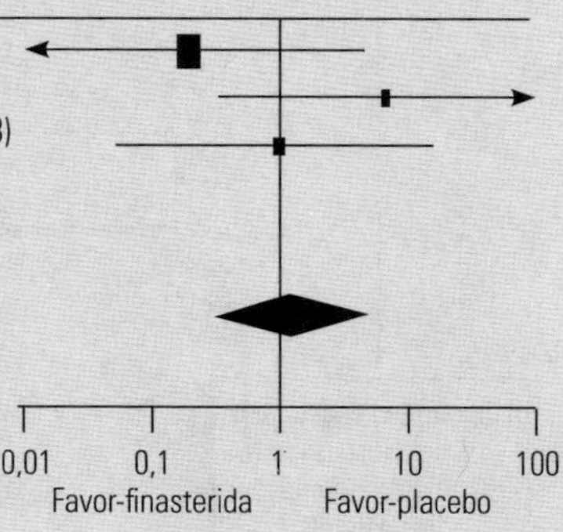

Figura 25.4. *Metanálise sobre influência de finasterida no risco de câncer de mama.*
Fonte: Adaptada de Fang Q et al. Clin Breast Cancer. 2019;19:e624-36.

Uso de androgênios em mulheres com alto risco para câncer de mama

Não existem estudos que atestem a segurança no uso de androgênio exógeno em mulheres com risco elevado para câncer de mama.

Uso de androgênios em mulheres com câncer de mama

Não existem estudos que atestem a segurança no uso de androgênio exógeno em mulheres com história atual ou pregressa de câncer de mama.

Conclusão

Devido à falta de estudos que atestem sua segurança e aos potenciais riscos teóricos, recomenda-se que mulheres com câncer de mama evitem o uso de androgênios exógenos. A princípio, a mesma conduta deve ser sugerida para mulheres com alto risco para a doença.

O uso dessa medicação na população geral pode aumentar o risco de câncer de mama, e por isso ele deve ser restrito a situações necessárias, após ampla discussão com a paciente.

Fluxograma de conduta

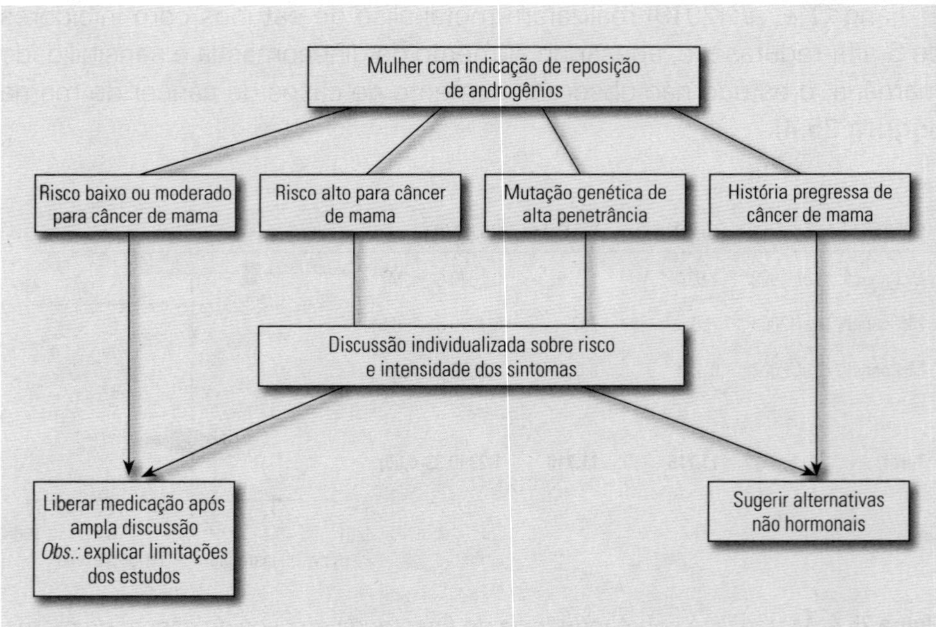

Figura 25.5. *Fluxograma de sugestões para o uso de androgênios em relação ao risco de câncer de mama.*

Leitura sugerida

- de Blok CJM, Wiepjes CM, Nota NM, van Engelen K, Adank MA, Dreijerink KMA et al. Breast cancer risk in transgender people receiving hormone treatment: nationwide cohort study in the Netherlands. BMJ. 2019 May 14;365:l1652.
- Gera R, Tayeh S, Chehade HE, Mokbel K. Does Transdermal Testosterone Increase the Risk of Developing Breast Cancer? A Systematic Review. Anticancer Res. 2018;38(12):6615-20.
- Nounu A, Kar SP, Relton CL, Richmond RC. Sex steroid hormones and risk of breast cancer: a two-sample Mendelian randomization study. Breast Cancer Res. 2022 Oct 8;24(1):66.
- Pott J, Bae YJ, Horn K, Teren A, Kühnapfel A, Kirsten H et al. Genetic Association Study of Eight Steroid Hormones and Implications for Sexual Dimorphism of Coronary Artery Disease. J Clin Endocrinol Metab. 2019 Nov 1;104(11):5008-23.
- Ruth KS, Day FR, Tyrrell J, Thompson DJ, Wood AR, Mahajan A et al. Using human genetics to understand the disease impacts of testosterone in men and women. Nat Med. 2020;26(2):252-8.

Capítulo 26

Lesões proliferativas de baixo grau – hiperplasias com atipias e carcinoma lobular *in situ*

Fábio Bagnoli

Lucia Maria Martins Zuliani

Vicente Renato Bagnoli

Introdução

As lesões proliferativas se caracterizam pela proliferação de células epiteliais luminais nas unidades túbulo-lobulares terminais (UTLT). Dentre elas há as que são marcadoras de risco e as que são precursoras do desenvolvimento do câncer.

Lesões marcadoras de risco definem que a portadora apresenta risco maior de desenvolver câncer de mama se comparada à população geral, porém, sem o potencial de se transformar em câncer. As lesões precursoras do câncer de mama, por sua vez, são entidades heterogêneas com padrões distintos de manifestação, morfologia e evolução clínica que podem ou não se transformar em câncer.

Fisiopatologia e epidemiologia

As lesões precursoras ocupam etapa intermediária entre o tecido celular normal e o câncer. Decorrente de evento iniciador, e por meio de proliferação clonal e com similaridades genéticas e moleculares com o carcinoma, elas podem evoluir para o câncer de mama. Nem todas as lesões precursoras se transformarão em câncer, pois, além da lesão precursora em si, há também questões inerentes da paciente, como imunidade, e do ambiente local onde a lesão está presente.

Dentre tantos agentes carcinogênicos, o estrogênio é o principal responsável pela progressão da lesão precursora para câncer.

De modo geral as pacientes são assintomáticas, e o diagnóstico, na maioria das vezes, é feito por meio de achados incidentais provenientes de materiais (produtos) de cirurgias e resultantes de biópsias realizadas devido a alterações em exames de imagens, e as microcalcificações e assimetrias são as principais manifestações.

Dentre as lesões proliferativas e marcadoras de risco podemos citar a atipia epitelial plana, a hiperplasia lobular atípica e o carcinoma lobular *in situ*. Já dentre as lesões proliferativas e precursoras temos a hiperplasia ductal com atipias, o carcinoma lobular *in situ* pleomórfico e o carcinoma ductal *in situ* (CDIS), o qual será abordado no Capítulo 27.

Atipia epitelial plana (AEP)

A atipia epitelial plana (AEP) se manifesta na forma de alterações clonais na unidade ductolobular terminal (UDLT) caracterizadas por ácinos variavelmente aumentados, alinhados por proliferação de células com três a cinco camadas de espessura e atipias citológicas de baixo grau (monomórficas). Também é denominada de alteração de células colunares com atipias e hiperplasia de células colunares com atipias. O risco relativo (RR) para desenvolvimento de câncer é de 1,5x. RR para o desenvolvimento do câncer tende a ser menor que 1,5 quando se trata de AEP pura, se comparada à AEP associada a outros achados, como hiperplasia ductal com atipia, cujo RR pode chegar a 4,74. Dentre alguns estudos destaca-se coorte prospectiva que seguiu por cinco anos 33 mulheres com diagnóstico de AEP pura em material de biópsia percutânea, sem nenhuma ter desenvolvido câncer no período.

Hiperplasia lobular com atipias (HLA)

A hiperplasia lobular com atipias (HLA), também denominada neoplasia lobular, caracteriza-se por proliferação neoplásica não invasiva de células pequenas, não coesas, originárias na UDLT, com ou sem envolvimento pagetoide dos ductos terminais. Ocupa menos de 50% do ácino na UDLT, e o RR para desenvolvimento de câncer é de quatro a cinco vezes.

Carcinoma lobular in situ *(CLIS)*

O CLIS, também denominado de neoplasia lobular, caracteriza-se por proliferação neoplásica não invasiva de células pequenas, não coesas, originárias na UDLT, com ou sem envolvimento pagetoide dos ductos terminais e que ocupa mais de 50% do ácino na UDLT. A partir da oitava e última edição de estadiamento do *American Joint Committte on Cancer* (AJCC) o CLIS não recebe mais a classificação pTis, ou seja, deixa de ser considerado carcinoma *in situ* e passa a ser lesão marcadora de risco. O RR para desenvolvimento de câncer é de oito a dez vezes. Em estudo com 831 pacientes com CLIS, seguidas ao longo de 15 anos, 25% desenvolveram câncer de mama, com risco de 1,5% a 2% ao ano. Dos casos, 65% eram carcinomas invasores (CI) e 35%, CDIS.

Carcinoma lobular* in situ *pleomórfico e florido

O CLIS pleomórfico se caracteriza por arranjo arquitetural semelhante às formas clássicas, alto grau de atipia nuclear, possível associação com comedonecrose e microcalcificações, negatividade para receptores hormonais e positividade para HER2. Mantém classificação de carcinoma *in situ*, por ter comportamento semelhante ao CDIS. As taxas de subestimação em biópsias e associação com CI ou CDIS podem variar de 25% até 53%.

Hiperplasia ductal com atipias (HDA)

A hiperplasia ductal com atipias (HDA), também denominada hiperplasia intraductal atípica, caracteriza-se por proliferação epitelial com características citológicas e arquiteturais semelhantes às do CDIS de baixo grau, porém, menos desenvolvida e com menor grau de envolvimento da UDLT, até dois espaços ductais ou menos que 2 mm de extensão. O RR para desenvolvimento do câncer é de quatro a cinco vezes, mas, quando associado a importante antecedente familiar, pode chegar oito.

Importante destacar o risco de subdiagnóstico. Dados da literatura mostram que quando o diagnóstico é feito por biópsia com agulha grossa (*core biopsy*) a subestimação pode chegar a 56%, e, quando feito por biópsia com agulha grossa assistida a vácuo (mamotomia), pode chegar a 20%. Mesmo na ausência de lesões residuais o risco de subdiagnóstico chega a 12%. O número de focos de atipias presentes no material das biópsias também implica em risco maior de subestimação, que pode chegar a 28% quando três ou mais focos estão presentes. Estudos mostram que o risco de pacientes com HDA desenvolverem câncer de mama é de 1% ao ano.

Tratamento cirúrgico

Na presença de lesão residual, as pacientes com diagnóstico de AEP, HLA e CLIS devem ser submetidas à ressecção cirúrgica; já quando não há lesão residual após minuciosa investigação a cirurgia não está indicada. Frente ao diagnóstico de HDA ou CLIS pleomórfico, a cirurgia está indicada independente de lesão residual. Em casos selecionados de HDA, na presença de lesão unifocal no material avaliado e com remoção completa na biópsia percutânea, principalmente em pacientes idosas, pode-se não realizar a cirurgia.

Quimioprofilaxia

Medicamentos com potencial de quimioprofilaxia ou quimioprevenção são classes de medicamentos que podem reduzir o risco de uma pessoa desenvolver CDIS ou CI ao longo da vida. De modo geral estão indicadas para pacientes consideradas de alto risco e dentre elas as portadoras de lesões marcadoras de risco e precursoras. Os medicamentos utilizados são os Moduladores seletivos dos receptores de estrogênio (SERMs) e os inibidores da aromatase (IA). Diversos estudos clínicos randomizados demonstraram a redução do risco em desenvolver o câncer entre 30% e 86% entre pacientes de alto risco após o diagnóstico de HDA e uso dos medicamentos. Estudos demonstraram os benefícios da administração de SERMs (tamoxifeno 20 mg/dia versus placebo ou uso de raloxifeno 60 mg/dia, este apenas na pós menopausa) ou da utilização de IAs em mulheres na pós menopausa (exemestano 25 mg/dia versus placebo ou anastrozol 1 mg/dia versus placebo) por 5 anos em pacientes com lesões atípicas da mama. O maior problema relacionado à quimioprevenção são os efeitos colaterais dos fármacos e a aderência das pacientes ao tratamento, que diminui gradativamente ao longo do período estipulado.

Atualização dos dados do estudo clínico randomizado TAM-01 publicado em 2023, confirmou que o uso de tamoxifeno na dose de 5 mg/dia, durante três anos, é estratégia que pode ser seguida como quimioprevenção, além de resultar em menos efeitos colaterais. Devido a não disponibilidade no Brasil de tamoxifeno 5mg, aceita-se a prescrição de 10mg em dias alternados.

Radioterapia

A ausência de benefício do tratamento contraindica radioterapia em AEP, HDA, HLA e CLIS clássico. Nos casos de CLIS pleomórfico ou florido, devido à semelhança com CDIS, pode haver benefício, e por isso a indicação deve ser individualizada.

Fluxograma de conduta

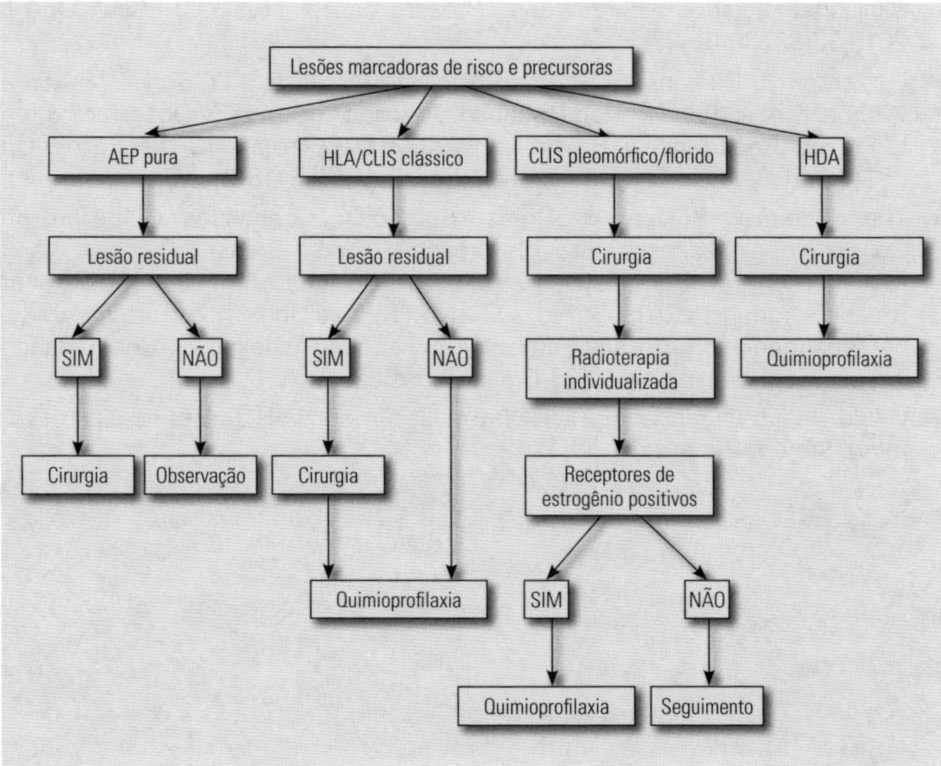

Figura 26.1.

Bibliografia consultada

- Cuzick J, Forbes J, Edwards R, Baum M, Cawthorn S, Coates A et al. First results from the International Breast Cancer Intervention Study (IBIS-I): a randomised prevention trial. Lancet. 2002 Sep 14;360(9336):817-24.
- Cuzick J, Sestak I, Cawthorn S, Hamed H, Holli K, Howell A et al. IBIS-I Investigators. Tamoxifen for prevention of breast cancer: extended long-term follow-up of the IBIS-I breast cancer prevention trial. Lancet Oncol. 2015;16(1):67-75.
- Dupont WD, Page DL. Risk factors for breast cancer in women with proliferative breast disease. N Engl J Med. 1985 Jan 17;312(3):146-51.
- Flanagan MR, Rendi MH, Calhoun KE, Anderson BO, Javid SH. Pleomorphic Lobular Carcinoma In Situ: Radiologic-Pathologic Features and Clinical Management. Ann Surg Oncol. 2015;22(13):4263-9.

- King TA, Pilewskie M, Muhsen S, Patil S, Mautner SK, Park A et al. Lobular Carcinoma In Situ: A 29-Year Longitudinal Experience Evaluating Clinicopathologic Features and Breast Cancer Risk. J Clin Oncol. 2015;33(33):3945–52.
- Lazzeroni M, Puntoni M, Guerrieri-Gonzaga A, Serrano D, Boni L, Buttiron Webber T et al. Randomized Placebo Controlled Trial of Low-Dose Tamoxifen to Prevent Recurrence in Breast Noninvasive Neoplasia: A 10-Year Follow-Up of TAM-01 Study. J Clin Oncol. 2023 Jun 10;41(17):3116-21.
- The American Society of Breast Surgeons. Consensus Guideline on Concordance Assessment of Image-Guided Breast Biopsies and Management of Borderline or High-Risk Lesions. American Society of Breast Surgeons; c2018. [cited 2020 Nov 8]. Available from: https://www.breastsurgeons.org/docs/statements/Consensus-Guideline-on-Concordance Assessment-of-Image-Guided-Breast-Biopsies.
- World Health Organization (WHO). Breast tumors: WHO classification of tumors. 5th ed. Geneva: WHO; 2018.

Capítulo 27

Carcinoma ductal *in situ*

Guilherme Novita

Introdução

O carcinoma ductal *in situ* (CDIS) é uma lesão pré-cancerígena de mama com potencial elevado de evolução para doença invasiva.

Apesar de bastante prevalente, ainda existe controvérsia sobre o risco de evolução para câncer e sobre o tratamento ideal.

Epidemiologia e fisiopatologia

A incidência de carcinoma ductal *in situ* aumentou porque a sensibilidade dos exames de imagem para um diagnóstico mais preciso melhorou. Nos tempos pré-mamografia a doença só era detectada em mulheres com queixas clínicas (geralmente nódulos ou fluxo papilar hemático) e compreendia menos de 1% dos casos de câncer de mama.

Atualmente, observa-se que o CDIS perfaz cerca de 15% a 20% dos novos diagnósticos de doenças malignas de mama, e essa tendência se mostra crescente.

O CDIS é caracterizado pela presença de células neoplásicas dentro do ducto mamário, e o estágio da carcinogênese é exatamente anterior ao câncer (Figura 27.1).

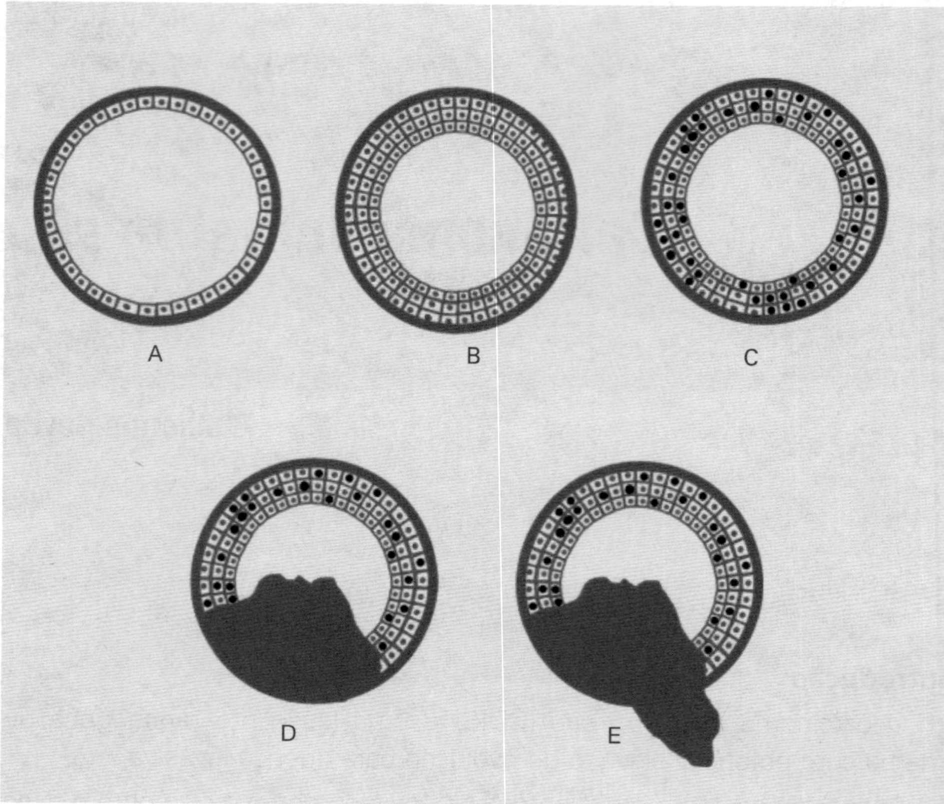

Figura 27.1. *Os desenhos representam a secção transversal do ducto mamário, demonstrando o processo de carcinogênese.* A: *Ducto normal – camada única de células colunares;* B: *Alteraçoes benignas/hiperplasia simples – múltiplas camadas epiteliais, com estrutura celular normal;* C: *Hiperplasia com atipias – múltiplas camadas epiteliais, com presença de células com atipias;* D: *CDIS – presença de lesão cancerígena, ainda restrita ao ducto;* E: *Carcinoma invasivo – lesão cancerígena, extravasa o ducto mamário.*

A história natural de carcinoma ductal *in situ* sem tratamento foi avaliada em algumas coortes, cujos resultados podem ser vistos na **Tabela 27.1**.

Vale lembrar que esses números foram obtidos em uma época diferente da atual, quando muitos casos eram descobertos em fases mais avançadas, por meio de queixas clínicas. Alguns autores defendem que o risco atual de malignização do CDIS é consideravelmente menor, mas isso ainda é imprevisível, portanto, é preciso tratar todas as pacientes.

O CDIS pode ser classificado de acordo com o grau nuclear em lesões de baixo grau (G1 ou G2) ou alto grau (G3). Normalmente as primeiras

Tabela 27.1. *Estudos demonstrando risco de evolução para doença invasiva do CDIS*

Estudo	N	Seguimento (anos)	Taxa de evolução para carcinoma invasivo
Rosen,1980	15	1-24	53%
Page, 1982	28	3-31	32%
Eusebi, 1994	80	1-14	14%
Collins, 2005	13	4-18	46%
Van Zee, 2015	271	20	40%

Fonte: Adaptada de Feinberg J et al. Cancer Treat Res. 2018.

apresentam lesões descontínuas, que não ocupam toda a luz do ducto. Já a terceira geralmente se apresenta de forma contínua e pode apresentar necrose central (comedonecrose), conforme demonstrado na **Figura 27.2**.

As taxas de evolução para carcinoma invasivo são semelhantes em lesões de baixo ou alto grau, mas acredita-se que as lesões G3 tenham maior propensão de evoluir para tumores mais agressivos.

Outro ponto importante na história natural do CDIS é a recidiva local. Vários estudos já demonstraram que 30% a 50% das recorrências ocorrem na forma invasiva, o que impacta diretamente no risco de morte. Assim, o tratamento também visa à diminuição desses eventos.

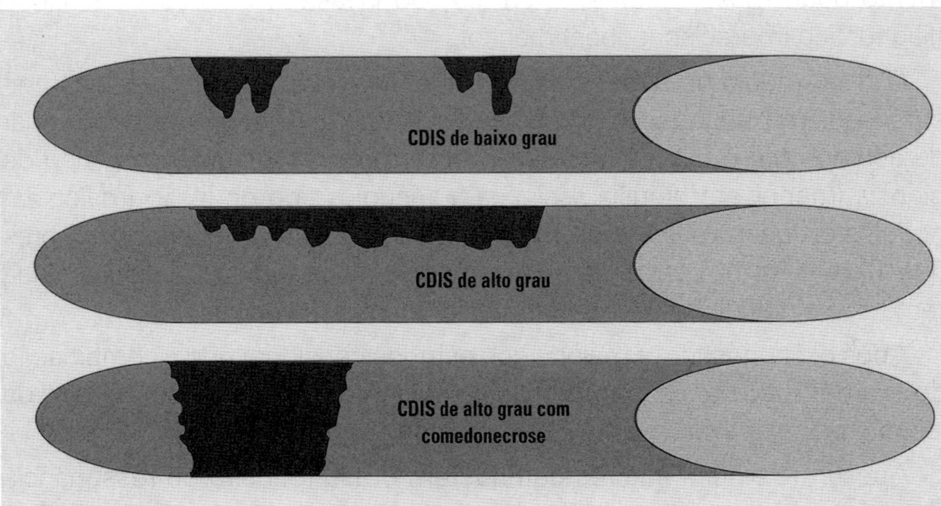

Figura 27.2. *Desenhos esquemáticos dos principais subtipos de CDIS.*

Quadro clínico

Atualmente a maior parte dos diagnósticos de CDIS ocorre em mulheres assintomáticas, durante exames de rastreamento.

Algumas vezes o CDIS pode ser manifestar na forma de fluxo papilar hemático ou de lesões palpáveis, situações nas quais existe maior risco de lesão invasiva associada.

A alteração imagenológica mais relacionada com o carcinoma ductal *in situ* é a presença de calcificações heterogêneas ou amorfas agrupadas na mamografia. Outras alterações menos frequentes são assimetrias focais, lesões sólido-císticas, realces e até nódulos irregulares.

Diagnóstico

O diagnóstico de CDIS deve, sempre que possível, ser obtido por biópsia percutânea com agulha grossa. O método com maior acurácia para o diagnóstico de lesões não palpáveis é a biópsia assistida a vácuo (mamotomia). Já nas lesões palpáveis, existe equivalência entre esse método e a biópsia convencional (trocarte/core biópsia). A biópsia cirúrgica é mais agressiva e deve ser reservada somente para situações em que os métodos anteriores não estão disponíveis.

Vale ressaltar que as lesões cancerígenas podem ser heterogêneas, portanto, alguns carcinomas invasivos podem ser partes restritas ao ducto (intraductais). Isso é particularmente importante no diagnóstico do câncer de mama por biópsias percutâneas, pois, em alguns casos, o procedimento pode mostrar somente partes não invasivas da lesão, causando diagnóstico impreciso (subestimação).

O risco médio de subestimação de lesões invasivas em biópsias percutâneas com diagnóstico de CDIS é de 20%. Esse percentual pode variar de acordo com o tamanho da lesão (maior em lesões extensas), tipo de biópsia (menor em biópsia assistida a vácuo) e tipo de lesão (maior em nódulos ou lesões palpáveis). Todavia, mesmo lesões pequenas (menores que 1 cm) e completamente excisadas pela biópsia vácuo-assistida ainda têm risco significante de subestimação de lesão invasiva (5%).

Após o diagnóstico, a maioria dos estudos considera que a combinação do exame físico com a mamografia é suficiente para definir a extensão da lesão e planejar a cirurgia.

Apesar de alguns autores defenderem o uso rotineiro de ressonância magnética de mamas antes de cirurgias conservadoras, os estudos clínicos com esse método não demonstraram benefícios. Inclusive, algumas pesquisas mostraram efeitos deletérios, como o aumento de taxas de mastectomia. Assim, o uso de ultrassom ou ressonância magnética de mamas não deve ser indicado na rotina, podendo ser aplicado em situações excepcionais.

Tratamento cirúrgico

A mastectomia foi o tratamento padrão do carcinoma ductal *in situ* até o advento das cirurgias conservadoras da mama. A remoção completa da glândula atingia controle de até 98% da doença, no entanto, apresentava agressividade excessiva.

Os estudos iniciais com cirurgia conservadora da mama exclusiva mostraram altas taxas de recorrência, muitas delas na forma invasiva, conforme demonstrado na Tabela 27.2.

Nas cirurgias conservadoras a lesão não deve tocar a margem cirúrgica e, preferencialmente, deve ter ao menos 2 mm de distância com a borda de ressecção. Existe forte consenso de que margens com doença devam ser ampliadas, porém, a necessidade de ampliação de margens exíguas (livres e menores que 2 mm) é controversa.

A remoção de linfonodos axilares também não está indicada. Estima-se que menos de 1% dos casos de CDIS tenha comprometimento axilar, percentual que não justifica a morbidade dessa cirurgia. Vale ressaltar que existem situações em que o risco de subestimação de lesão invasiva é muito elevado, tais como lesões palpáveis ou nodulares ou lesões

TAbela 27.2. *Taxas de recidiva local (total e invasivas) de tratamento com cirurgia conservadora da mama sem tratamento adjuvante*

Autor, ano	N	Seguimento (meses)	Recidivas locais	Recidivas invasivas
MacDonald, 2005	445	57	17%	5%
Ringberg, 2000	121	63	25,6%	ND
Cataliotti, 2002	105	91	19%	10%
Tunon, 2001	207	92	18,4%	9%
Cutuli, 2002	265	95	26,4%	14%
Ottesen, 2000	168	120	32,1%	16%
Schwartz, 2002	256	66	27,7%	10%
Arnesson, 1997	169	80	14,8%	5%

Fonte: Adaptada de Mokbel; Cutulli. Lancet Oncol. 2006;7:756-65.

extensas e de alto grau. Nesses casos a biópsia de linfonodo sentinela (LS) pode ser considerada, de forma a evitar um possível segundo procedimento. O mesmo raciocínio pode ser usado em casos de mastectomia por CDIS, com o agravante de não se conseguir realizar a biópsia de LS em achados incidentais de doença invasiva na mama.

O risco de doença contralateral é baixo (menor que 1% ao ano), e a mastectomia contralateral não deve fazer parte da rotina.

Tratamentos adjuvantes

Conforme demonstrado acima, as taxas de recidiva local em cirurgia conservadora sem terapia complementar são bastante elevadas. Por esse motivo, a radioterapia adjuvante foi incorporada ao tratamento conservador da mama, com resultados bastante satisfatórios no controle local, conforme demonstrado na **Figura 27.3**.

Estudos randomizados mostraram redução de recidivas para todos os subtipos de CDIS, independentemente da idade da paciente ou extensão da lesão. Apesar de algumas tentativas, nenhum estudo conseguiu predizer de maneira eficaz grupos de paciente que possam prescindir desse tratamento baseando-se apenas em aspectos clínicos.

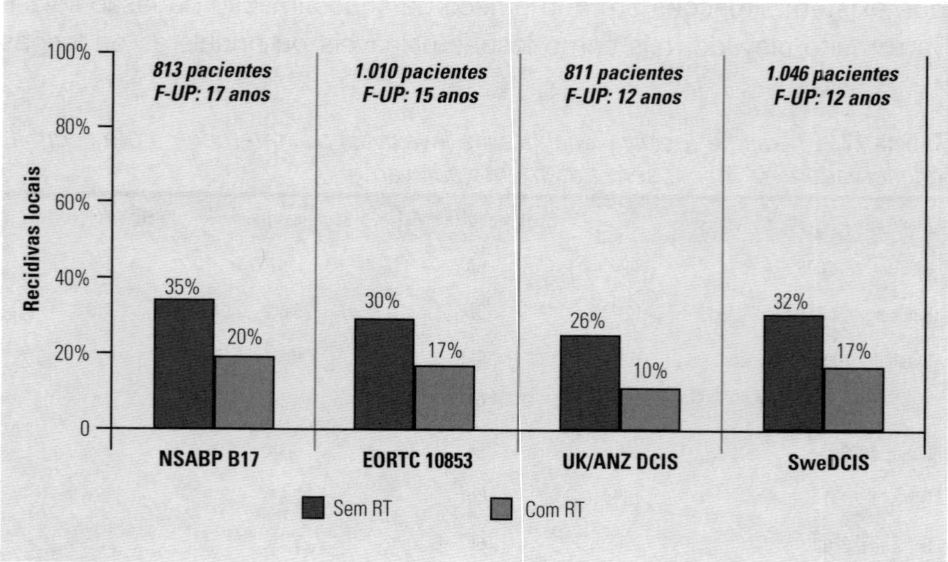

Figura 27.3. *Taxas de recidiva local nos estudos randomizados de radioterapia após cirurgia conservadora.*

Existem estudos promissores de seleção de pacientes de menor risco de recidiva por assinaturas genéticas do tumor, o que permite selecionar com segurança grupos de pacientes que possam evitar a radioterapia.

Cerca de 90% dos CDIS expressam receptores hormonais de estrogênio e progesterona na sua membrana. Nesses casos existe a possibilidade de associar mais um tratamento complementar – a terapia endócrina (bloqueio hormonal) – que pode ser feito pelo bloqueio direto do receptor hormonal por meio de análogo do estrogênio (SERM – tamoxifeno) ou pelo bloqueio da produção de estrogênios pela aromatase (inibidores de aromatase – letrozol, anastrozol ou exemestano). A primeira medicação funciona tanto na pré-menopausa como na pós-menopausa, enquanto a segunda classe de medicamentos funciona somente após a menopausa.

Os estudos randomizados comparando tamoxifeno com placebo demonstraram diminuição de recidivas, inclusive na mama oposta. Já a comparação de inibidor de aromatase (anastrozol) com tamoxifeno foi conflitante. Um dos estudos mostrou equivalência com o tamoxifeno e outro mostrou leve superioridade do anastrozol (**Figura 27.4**).

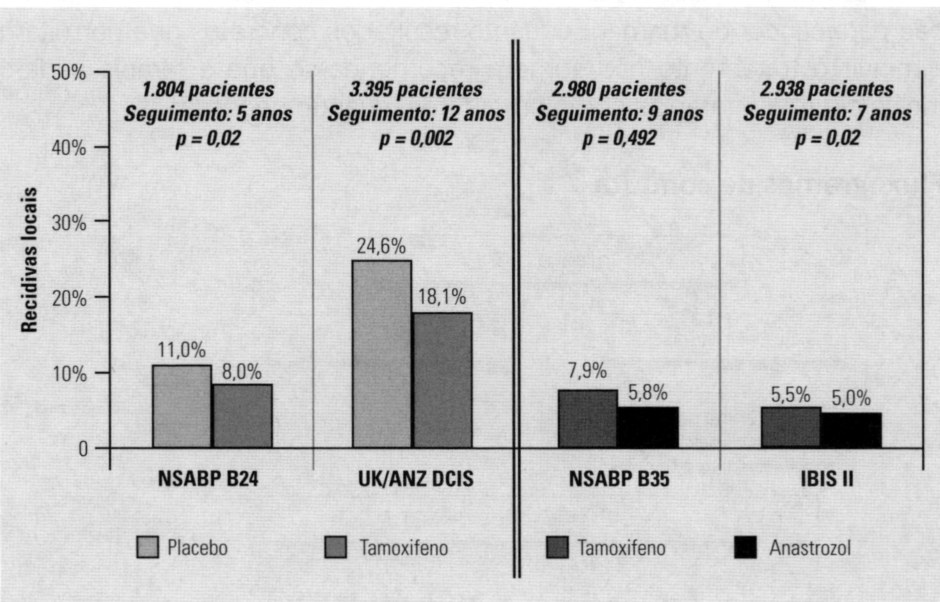

Figura 27.4. *Resumo dos estudos randomizados de terapia endócrina. NSABP B24 e UK/ANZ e DCIS compararam tamoxifeno com placebo. NSABP B35 e IBIS II compararam anastrozol com tamoxifeno.*

Fonte: Adaptada de Margolese R et al. Lancet. 2016;387:849-56.

Estudos observacionais (sem tratamento)

Algumas revisões de bancos de dados populacionais demonstraram dados conflitantes quanto à necessidade de cirurgia e radioterapia. Análises retrospectivas de coortes semelhantes obtiveram resultados conflitantes quanto à necessidade de cirurgia ou radioterapia complementar. Alguns estudos provam que existe diferença na mortalidade por câncer de mama, enquanto outros mostram que esses tratamentos não oferecem nenhum benefício.

Apesar da fragilidade de análises retrospectivas, tais estudos geraram a discussão se o CDIS detectado atualmente pelo rastreamento (tumor menor) precisa do mesmo tratamento agressivo das décadas passadas, quando o diagnóstico era obtido por queixas clínicas (tumor maior).

Sendo assim, existem três estudos randomizados em andamento em diferentes locais do mundo (EUA, Inglaterra e Holanda) que propõem randomizar mulheres com diagnóstico de CDIS de baixo grau para o tratamento convencional ou observação (com ou sem tamoxifeno).

Conclusão

O CDIS é uma lesão pré-cancerígena com potencial elevado de evolução para câncer de mama. Enquanto resultados concretos que permitam diminuir o tratamento não surgem recomenda-se que a terapia padrão inclua cirurgia e terapias complementares, quando necessárias.

Fluxogramas de conduta

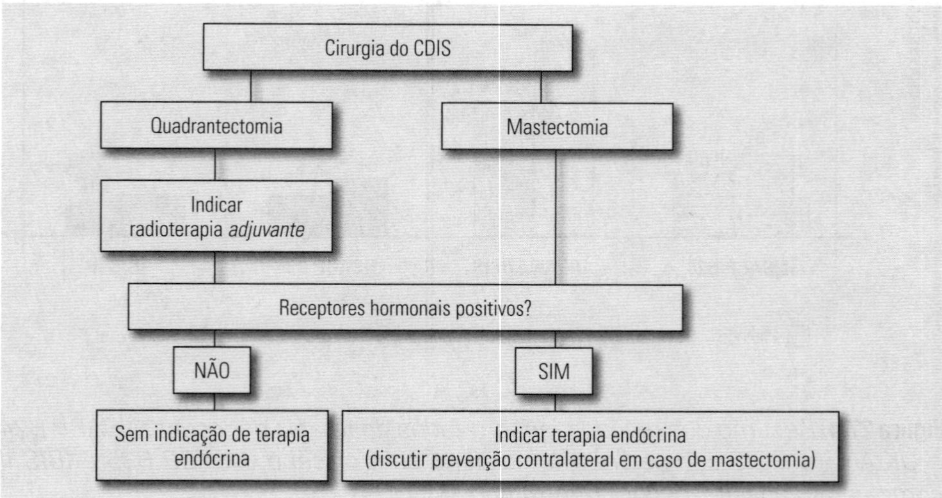

Figura 27.5. *Fluxograma de terapia adjuvante do CDIS.*

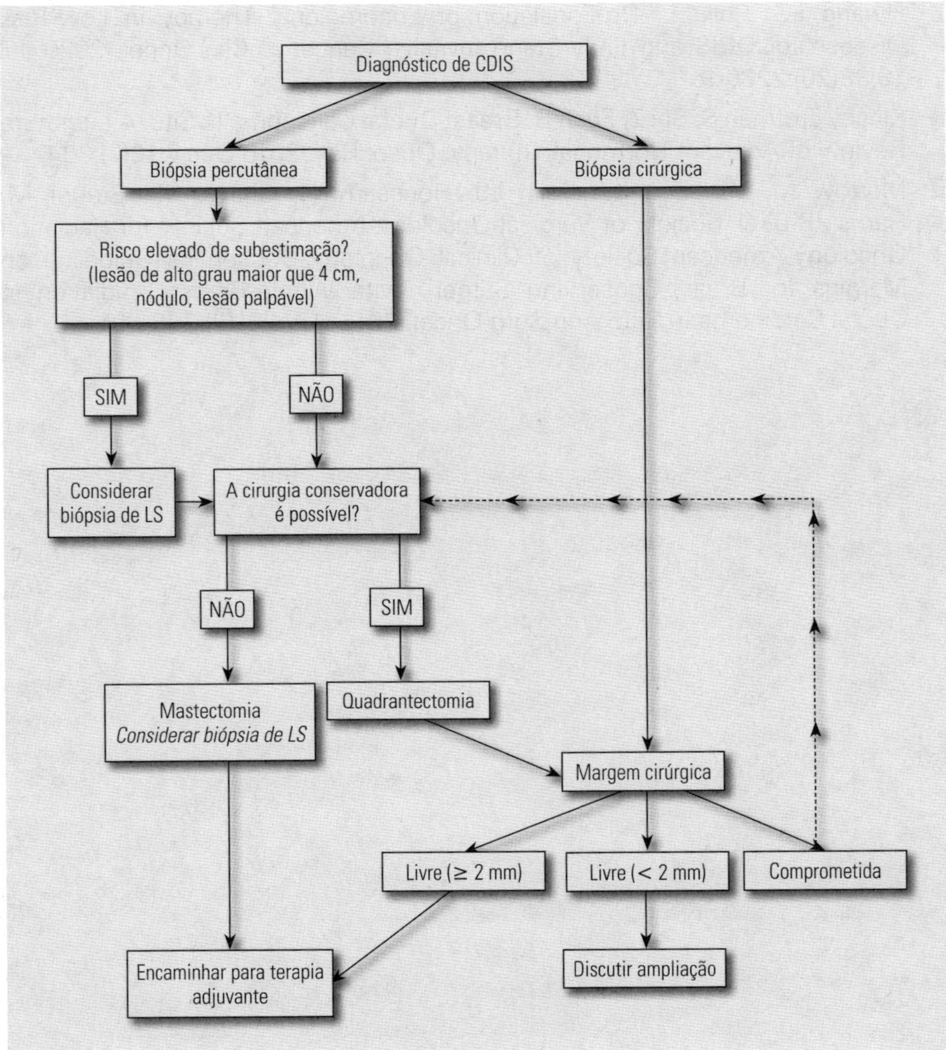

Figura 27.6. *Fluxograma de conduta cirúrgica do CDIS.*

Leitura sugerida

- Canelo-Aybar C, Taype-Rondan A, Zafra-Tanaka JH, Rigau D, Graewingholt A, Lebeau A et al. Preoperative breast magnetic resonance imaging in patients with ductal carcinoma in situ: a systematic review for the European Commission Initiative on Breast Cancer (ECIBC). Eur Radiol. 2021 Aug;31(8):5880-93.
- Garg PK, Jakhetiya A, Pandey R, Chishi N, Pandey D. Adjuvant radiotherapy versus observation following lumpectomy in ductal carcinoma in-situ: A meta-analysis of randomized controlled trials. Breast J, 2018 May;24(3):233-39.

- Hwang ES, Solin L. De-Escalation of Locoregional Therapy in Low-Risk Disease for DCIS and Early-Stage Invasive Cancer. J Clin Oncol. 2020 Jul 10;38(20):2230-9.
- Kinsey-Trotman S, Shi Z, Fosh B. Breast Ductal Carcinoma In Situ: A Literature Review of Adjuvant Hormonal Therapy. Oncol Rev. 2016 Dec 7;10(2):304.
- Morrow M, Van Zee KJ, Solin LJ, Houssami N, Chavez-MacGregor M, Harris JR et al. Society of Surgical Oncology-American Society for Radiation Oncology-American Society of Clinical Oncology Consensus Guideline on Margins for Breast-Conserving Surgery with Whole-Breast Irradiation in Ductal Carcinoma In Situ. Ann Surg Oncol. 2016 Nov;23(12):3801-10.

Capítulo 28

Câncer de mama

Evandro Fallaci Mateus
Uriel Guilherme Pereira
Marco Antonio Cupolillo

Introdução e definições

O câncer de mama é constituído por um grupo de lesões mamárias que diferem entre si nos diversos aspectos de sua caracterização. Biologia celular, particularidades histopatológicas ou moleculares e aspectos radiográficos apresentam o comportamento específico de cada subtipo e exibem perfis de progressão e crescimento da doença.

Epidemiologia e fisiopatologia

Segundo dados do Instituto Nacional do Câncer (INCA), em 2022, a incidência estimada em mulheres conforme localização primária foi de 73.610 casos, e, em 2023, apresenta uma estimativa de incidência por 100 mil mulheres de 74,79 para Santa Catarina; 70,57 para Espírito Santo; 56,37 para São Paulo e 54,13 para Ceará, sendo as maiores incidências seguidas de Rio Grande do Norte, Minas Gerais e Distrito Federal. Ainda pelo INCA, em mulheres, o câncer de mama atingiu uma taxa de mortalidade de 16,5%, o que, em números absolutos, representa quase 18.000 mortes e evidencia a importância do diagnóstico precoce e ainda mais importante, na prevenção da doença.

A maioria dos tumores se inicia na unidade ductolobular com acentuado aumento das células epiteliais causando invasão da camada basal. Em sua maioria são adenocarcinomas, divididos em carcinoma invasivo de tipo não especial, carcinoma invasivo de tipo especial e carcinoma invasivo de tipos raros (**Quadro 28.1**).

Quadro 28.1. *Os diferentes tipos de carcinomas*

Carcinoma invasivo de tipo não especial

Carcinoma invasivo de tipo especial:
- Lobular; tubular; cribriforme; mucinoso; com achados medulares; com diferenciação apócrina; com diferenciação em célula sem anel de sinete; micropapilífero; metaplásico, sem tipo especial; inflamatório; bilateral e não sincrônico.

Carcinoma invasivo de tipos raros:
- Com achados neuroendócrinos; secretor; papilífero invasivo; de células acinares; mucoepidermoide; polimorfo; oncocítico; rico em lipídeos; de células claras rico em glicogênio; sebáceo; do tipo glândula salivar/anexo cutâneo.

O carcinoma invasivo de tipo não especial é o tipo histológico mais comum e chega a corresponder de 40% a 75% dos cânceres de mama. Pode ter seu diagnóstico realizado a partir da exclusão das características que poderiam ser identificadas como algum tipo especial. O prognóstico é semelhante ao de outros subtipos e depende de fatores como tamanho, grau histológico, linfonodos comprometidos e principalmente da sua imuno-histoquímica, na qual será testada a presença de marcadores que determinam a agressividade do tumor e o tratamento que será aplicado.

Dentre os tipos especiais e raros, que representam menor parcela dos diagnósticos dos tipos de câncer de mama, se destaca, por sua maior incidência, o lobular invasivo, que pode representar cerca de 5% a 15% dos cânceres de mama, e o carcinoma inflamatório, que pode ser confundido com as mastites e atrasar o tratamento, causando consequências catastróficas à paciente.

O carcinoma lobular invasivo pode apresentar multicentricidade e multifocalidade, ou seja, mais de um tumor na mesma mama. Frequentemente ao exame físico se palpa como uma área de espessamento, podendo não formar nodulação propriamente dita e também trazendo dificuldade em delimitar a área suspeita nos exames de imagem muitas vezes sendo identificado tamanho maior em análise anatomopatológica que nos exames da investigação diagnóstica. Essa característica acontece por falta de coesão entre as células, não apresentando a expressão da E-caderina. Por muitas vezes se faz necessário investigar com ressonância magnética para programação cirúrgica e real determinação do tamanho e acomentimento tumoral.

Um dos diagnósticos diferenciais das mastites é o carcinoma inflamatório, por sua peculiar apresentação, que pode ser confundida com sinais flogísticos. Emitindo células carcinomatosas que comprometem a derme, a doença acomete mais de um terço da pele com eritema, edema, calor e a chamada pele em casca de laranja (*peau d'orange*). Corre-se o risco de atraso do tratamento por confusão de diagnóstico, que pode coincidir durante a gestação ou período puerperal, comprometendo ainda mais o prognóstico da paciente.

Para definição e classificação dos tumores malignos e sua descrição de extensão anatômica foi criado o TNM, que é utilizado para estadiamento do câncer de mama (Tabela 28.1).

Tabela 28.1. *Estadiamento do câncer de mama*

Tx	Não avaliável
T0	Sem evidência de tumor primário
Tis	Carcinoma ductal *in situ*
Tis	Doença de Paget do mamilo sem carcinoma invasivo associado e/ou CDIS no parênquima mamário subjacente Carcinomas no parênquima mamário associados à Doença de Paget são classificados de acordo com a doença parnquimatosa, ainda que a presença da Doença de Paget deva ser descrita
T1mi	Tumor ≤ 1mm
T1a	Tumor > 1mm e ≤ 5mm
T1b	Tumor > 5mm e ≤ 10mm
T1c	Tumor > 10mm e ≤ 20mm
T2	Tumor > 20mm e ≤ 50mm
T3	Tumor > 50mm
T4	Tumor de qualquer tamanho com extensão direta para a parede torácica e/ou pele (ulceração ou nódulos macroscópicos)
T4a	Extensão para a parede torácica
T4b	Ulceração e/ou nódulos macroscópicos satélites ipsilaterais e/ou edema da pele que não cumpra critérios para carcinoma inflamatório (incluindo pele em "casca de laranja")
T4c	Presença de T4a e T4b
T4d	Carcinoma inflamatório

cNx	Não avaliável (LFN não examinados ou removidos previamente)
N0	Sem metástases para LFN regionais
N1	Metástase em LFN axilares móveis ipsilaterais (níveis I ou II)
cN1mi	Micrometástases (aproximadamente 200 células, maior que 0,2 mm, mas nenhum maior que 2 mm) Raramente utilizado, mas pode ser apropriado em casos em que a BLS é realizada antes da ressecção tumoral, mais comumente em casos de tratamento neoadjuvante
N2	Metástase em LFN axilar(es) ipsilateral(is) (níveis I ou II) que esteja(m) fixo(s) e/ou coalescentes, ou Metástase em LFN mamário(s) interno(s) ipsilateral(is) na ausência de LFN axilar(es) acometido(s)
cN2a	Metástase em LFN axilar(es) ipsilateral(is) fixo(s) ou coalescente(s) entre si ou com outras estruturas
cN2b	Metástase em LFN mamário(s) interno(s) ipsilateral(is) na ausência de LFN axilar(es) acometido(s)
N3	Metástase em LFN infraclavicular(es) (nível III axilar) com ou sem envolvimento axilar de níveis I ou II, ou Metástase em LFN mamário(s) interno(s) com acometimento axilar em níveis I ou II, ou Metástase em LFN supraclavicular(es) ipsilateral(is) com ou sem acometimento axilar ou mamário interno
N3a	Metástase em LFN infraclavicular(es) (nível III axilar) com ou sem envolvimento axilar de níveis I ou II
N3b	Metástase em LFN mamário(s) interno(s) com acometimento axilar em níveis I ou II
N3c	Metástase em LFN supraclavicular(es) ipsilateral(is) com ou sem acometimento axilar ou mamário interno

Quadro clínico

Na melhor das hipóteses a paciente se apresenta assintomática, sem queixas palpáveis por ela, com alteração nos seus exames de rastreamento mamário realizado todos os anos a partir dos 40 anos de idade, apresentando lesões não palpáveis com cirurgia upfront e altas taxas de cura.

Obviamente quando a paciente compreende e realiza seus exames anualmente se realiza o diagnóstico precoce, porém o exame físico muitas das vezes irá realizar o diagnóstico pela falta de conscientização.

O quadro clínico frequentemente será apresentado por queixas de nodulação ou espessamento nas mamas, alteração de cor ou retração/ ulceração de pele, linfonodomegalias axilares ou supraclaviculares palpáveis, secreção papilar espontânea do tipo sangue ou água de rocha.

Diagnósticos diferenciais

Os diagnósticos diferenciais a depender da apresentação clínica poderão englobar praticamente todas as alterações da mama. Uma vez que identificada a alteração, devem-se esgotar os meios de investigação, para descartar ou diagnosticar as neoplasias malignas.

Quando há alterações por nódulos, os diagnósticos diferenciais são: fibroadenoma, hamartoma, cisto sebáceo, tumor *phyllodes*, fibroadenoma juvenil, cistos, esteatonecrose.

Em apresentação de alterações da pele, deve-se atentar para doença de Paget, eczema mamilar, mastites lactacionais, mastites crônicas, sarcomas, celulites e sarcoidose mamária.

Com relação às alterações de fluxo papilar, quando a paciente apresenta secreções características suspeitas para câncer de mama, podemos estar diante de papilomatose, papiloma e ectasia ductal.

O diagnóstico definitivo será elucidado após resultado de biópsia, exame anatomopatológico e imuno-histoquímica.

Propedêutica

A anamnese e o exame físico bem realizado com a inspeção estática e dinâmica, palpação de fossas supraclaviculares, mamas e axilas são de grande importância para o diagnóstico e, além de determinar a suspeição do câncer de mama, também podem definir o *status* linfonodal.

O diagnóstico radiológico, determinado por mamografia, ultrassonografia e, quando necessário, ressonância magnética das mamas, deve ser utilizado para apoiar o exame clínico

A biópsia deve ser realizada pelo mesmo meio em que houve o diagnóstico. A core biopsy por ultrassonografia deve ser sempre priorizada, devido à sua facilidade e ao menor custo. Porém, algumas alterações são visualizadas apenas pela mamografia ou ressonância, e às vezes é necessário lançar mão da mamotomia. Em algumas circunstâncias, por não apresentar possibilidade de biópsia por métodos de imagem, é possível optar pela biópsia incisional.

Nos casos do carcinoma inflamatório, além da investigação de alterações nos exames de imagem, a biópsia cutânea para complementação diagnóstica pode ser realizada.

Após a realização da biópsia o material será enviado para avaliação anatomopatológica, que definirá o tipo de câncer, e, posteriormente, a realização da imuno-histoquímica irá determinar o subtipo molecular.

A imuno-histoquímica é uma ferramenta diagnóstica complementar imprescindível para o tratamento do câncer de mama, pois, após determinar o subtipo molecular, poderemos decidir por cirurgia *upfront* ou quimioterapia neoadjuvante.

A divisão acontece de acordo com a pesquisa dos receptores de estrogênio, progesterona e HER2 e também a atividade de replicação celular representada pelo KI67. Os receptores progesterona e estrogênio serão graduados de 0% a 100%, e, quanto maior a porcentagem, maior o número de receptores. O KI67 também será graduado de 0% a 100%, mostrando maior atividade de replicação celular de acordo com o aumento da graduação. O KI67 é considerado alto quando apresenta atividade $\geq$ 14%.

O receptor HER2 por sua vez, será graduado com negativo ou positivo 1+, 2+ ou 3+, sendo considerado como positivo quando apresentado 3+; duvidoso quando 2+, sendo necessário complemento para definição se consiste em positivo ou negativo pelo teste de FISH ou CISH e negativo quando não há receptor ou quando presente 1+.

Os grupos são denominados como Luminal A, Luminal B, Luminal Híbrido, HER2 e triplo-negativo (**Tabela 28.2**).

Com a evolução dos estudos principalmente relacionados ao tratamento quimioterápico já é possível definir novos padrões de caracterização de acordo com a quantidade de receptores HER2 apresentados nas pesquisas celulares. Quando há HER2 com 1+ ou 2+ com teste de FISH negativo, considera-se como HER2 *low*, pois, mesmo com pouca exposição do receptor, os novos quimioterápicos específicos para receptores HER2 conseguem atuar no tratamento do câncer de mama.

Tabela 28.2. *Subtipos moleculares*

Subtipo molecular	Receptor estrogênio	Receptor progesterona	HER2	KI67
Luminal A*	+/-	+/-	-	< 14%
Luminal B*	+/-	+/-	-	≥ 14%
Luminal Híbrido*	+/-	+/-	+	Independe
HER2	-	-	+	Independe
Triplo-Negativo	-	-	-	Independe

*Para definição dos Luminais, pelo menos um dos receptores de estrogênio ou progesterona deve ser positivo.

Tratamento

O tratamento do câncer de mama depende da junção dos fatores que envolveram a investigação. Podemos definir tratamento cirúrgico ou quimioterápico a partir das informações coletadas na anamnese, exame físico, biópsia e imuno-histoquímica.

Para tumores Luminais A e B, na maioria das vezes será realizado tratamento com cirurgia *upfront* com avaliação de adjuvância após o resultado da análise da cirurgia, e os casos com tumores localmente avançados ou com comprometimento axilar serão a exceção e deverão ser submetidos a neoadjuvância. Os tumores chamados luminais geralmente são mais indolentes, com crescimento lento e menor agressividade e, consequentemente, apresentam pouca resposta à quimioterapia.

Para tumores HER2, na bibliografia atual podemos usar como ponto de corte para tomada de decisão entre cirurgia ou tratamento neoadjuvante o tamanho de dois centímetros, ou seja, tumores T1N0M0. A partir desse tamanho ou com comprometimento linfonodal a quimioterapia neoadjuvante apresenta claros benefícios à paciente, pois os tumores já são mais agressivos e de replicação mais alta. Nesses casos, o emprego dos novos agentes quimioterápicos apresenta melhores prognósticos.

Os tumores triplo-negativos, que tendem a ser os mais agressivos e de crescimento mais acelerado, são os que apresentam menor ponto de corte para decisão pela cirurgia. Para tumores de até um centímetro T1bN0M0, pode ser realizada a resolução cirúrgica e logo após a adjuvância. Quando tumores a partir de T1c, maiores ou iguais a um centímetro ou com comprometimento linfonodal, o tratamento e inicia pela neoadjuvância.

Para pacientes metastáticas sempre será empregado o tratamento sistêmico, pois são consideradas doenças incuráveis e deverão ser tratadas como crônicas. Algumas exceções podem acontecer, porém, via de regra, a cirurgia não tem caráter curativo, e elas são submetidas à cirurgia apenas quando necessitam de controle local, com as chamadas cirurgias higiênicas.

Fluxograma de conduta

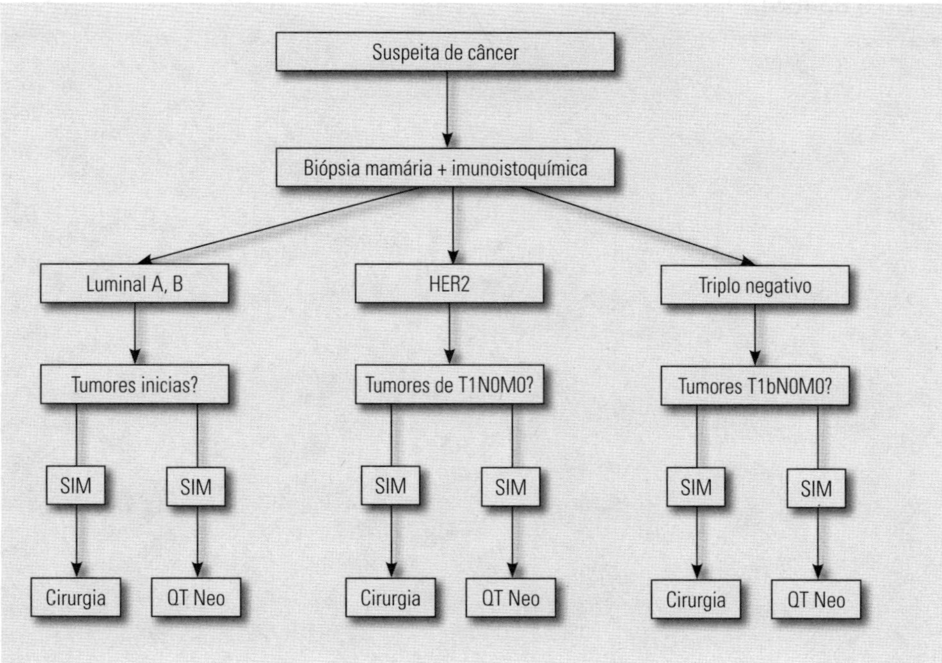

Figura 28.1.

Bibliografia consultada

- Fisher ER, Anderson S, Dean S, Dabbs D, Fisher B, Siderits R et al. Solving the dilema of the immunohistochemical and other methods used for scoring estrogen receptor and progesterone receptor in patients with invasive breast carcinoma. Cancer. 2005 Jan 1;103(1):164-73.
- Harris JR, Lippman ME, Morrow M, Osborne K. Diseases of the Breast. 5th ed. Wolters Kluwer; 2014.

- Hicks DG, Lester SC. Diagnostic Pathology Breast. 2nd ed. Canada: Amirsys/Elsevier; 2016.
- INCA. Incidência estimada conforme a localização primária do tumor e sexo. [Internet]. 2022 Nov [citado em 24 de novembro de 2022]. Disponível em: https://www.gov.br/inca/pt-br/assuntos/cancer/numeros
- Lakahni SR, Ellis IO, Schnitt SJ, Tan PH, van de Vijver MJ (orgs.). World Health Organization Classification of Tumours of the Breast. IARC Press: Lyon; 2012.
- Page DL, Kidd TE Jr, Dupont WD, Simpson JF, Rogers LW. Lobular neoplasia of the breast: higher risk for subsequent invasive cancer predicted by more extensive disease. Hum Pathol. 1991 Dec; 22(12):1232-9.
- Venetis K, Crimini E, Sajjadi E, Corti C, Guerini-Rocco E, Viale G et al. HER2 Low, Ultra-low, and Novel Complementary Biomarkers: Expanding the Spectrum of HER2 Positivity in Breast Cancer. Front Mol Biosci. 2022 Mar 15;9:834651.

Capítulo 29

Tratamento cirúrgico do câncer de mama

Fábio Bagnoli

Carolina Valadares

Introdução

Há séculos o tratamento cirúrgico é considerado a principal modalidade terapêutica das pacientes acometidas por câncer de mama, e ainda continua sendo parte fundamental do tratamento para as pacientes não metastáticas. O objetivo é o tratamento local da doença e, principalmente, evitar que a doença se prolifere sistemicamente, podendo levar a paciente a metástase e ao óbito.

Não havendo contraindicações, o tratamento padrão ouro na grande maioria dos casos é a cirurgia conservadora e a pesquisa do linfonodo sentinela.

História

Cirurgia radical

Apesar de existirem relatos de câncer de mama há milênios (primeira descrição em um papiro médico egípcio do ano de 2500 a. C.), a doença começou a ser tratada cirurgicamente de forma padronizada a partir do século XIX. A primeira mastectomia radical foi realizada em 1882 por William Halsted na cidade de Nova York, e sua publicação, em 1894, consolidou a técnica como tratamento cirúrgico padrão-ouro do câncer de mama por quase um século. Nessa época, acreditava-se que quanto maior a ressecção cirúrgica melhor seria a evolução da paciente. Graças ao tratamento com a mastectomia os dados mostraram redução da mortalidade em 18% dos casos e redução de recidivas locais em 6% das pacientes acometidas pela doença. Ao longo dos anos a mastectomia descrita por Halsted sofreu modificações. Manteve-se a remoção da mama e dos linfonodos axilares níveis I, II e III, porém, preservando o músculo peitoral maior (cirurgia de Dyson e Patey, 1948) e ambos os peitorais (cirurgia de Madden, 1965). Nos dias atuais, sempre que possível realiza-se a mastectomia preservadora de pele (Toth e Lappert, 1991) ou pele e complexo areolopapilar-CAP (Freeman, 1962 – inicialmente em tumores benignos; posteriormente utilizada com segurança no tratamento do câncer de mama), o que facilita a reconstrução mamária imediata e, consequentemente, resulta em inúmeros benefícios para as pacientes (**Figura 29.1**).

Cirurgia conservadora

A década de 1980 foi marcada pela quebra de paradigma do tratamento cirúrgico do câncer de mama graças à publicação dos estudos conduzidos por Umberto Veronesi, na Itália, e Bernard Fisher, nos Estados Unidos, os quais apresentavam a segurança da cirurgia conservadora (CC) seguida de radioterapia. Ambos demonstraram que era possível realizar o tratamento cirúrgico conservador sem comprometer a sobrevida global das pacientes quando comparado à mastectomia radical. Em 2002, uma publicação da atualização dos dados de ambos os estudos com seguimento de 20 anos comprovou a segurança no longo prazo. A preservação da mama significou maior aderência ao tratamento, menos medo de recidiva, maior autoestima, melhora nos relacionamentos e ganhos psicossociais. Dessa forma, aliando-se adequado resultado cirúrgico oncológico e bom resultado cosmético, quando há necessidade de corrigir o defeito gerado pela ressecção segmentar ou setorectomia, associam-se técnicas de cirurgia plástica ao tratamento oncológico. Essa modalidade cirúrgica é denominada oncoplastia e surgiu em grandes centros europeus (**Figura 29.2**).

Cirurgia da axila

Até meados da década de 1990 toda mulher acometida por câncer de mama era submetida à linfonodectomia axilar. Em 1994, Armando Giuliano *et al.* publicam um estudo da pesquisa de linfonodo sentinela na mama seguindo os princípios realizados para carcinoma de pênis (Cabanas, 1969) e melanoma (Morton *et al.,* 1992). Foi um grande avanço da medicina, mantendo a avaliação do linfonodo axilar como fator prognóstico

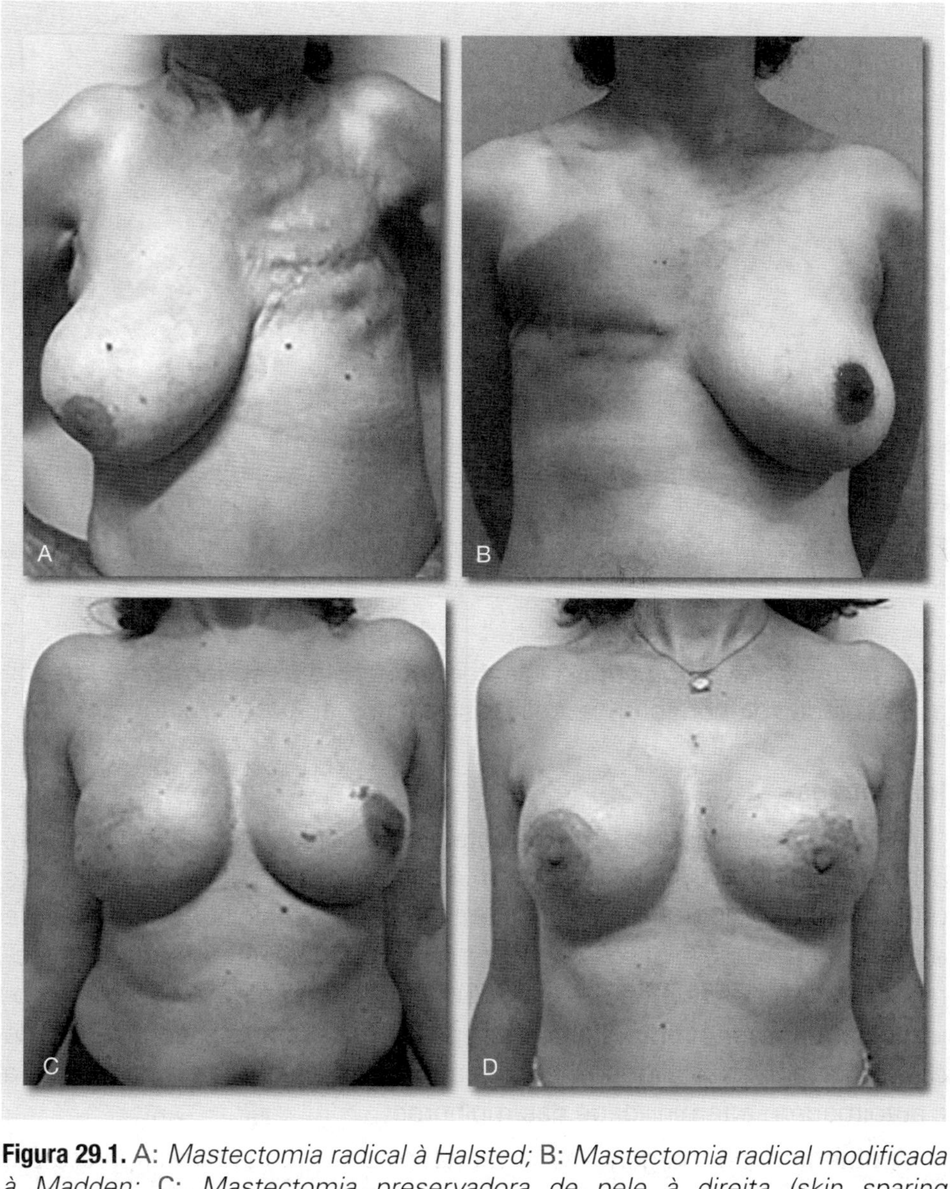

Figura 29.1. A: *Mastectomia radical à Halsted;* B: *Mastectomia radical modificada à Madden;* C: *Mastectomia preservadora de pele à direita (skin sparing mastectomy) e reconstrução com prótese;* D: *Mastectomia preservadora de pele e CAP bilateral (nipple sparig mastectomy) e reconstrução com próteses.*

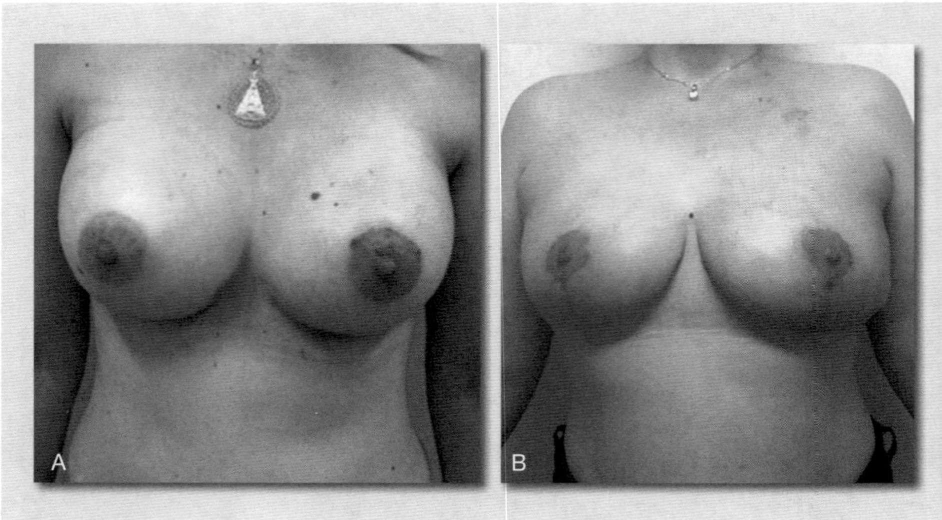

Figura 29.2. A: *cirurgia conservadora com incisão periareolar em mama esquerda;* B: *cirurgia conservadora associada à técnica de mamoplastia.*

e para programação da adjuvância com benefício da redução dos efeitos adversos da linfonodectomia axilar sistemática.

Indicações

A cirurgia conservadora (quadrantectomia/setorectomia/lumpectomia) associada à radioterapia adjuvante é a abordagem mais comumente utilizada nos dias de hoje para tratamento de CM inicial. É a técnica de escolha em todos os casos com uma relação favorável tumor/mama (geralmente tumores que ocupam até 20% do volume mamário), com o objetivo de ressecar o tumor com margens cirúrgicas livres e obter resultado cosmético adequado, tendo em vista a importância que a mama tem para a autoimagem e feminilidade das mulheres.

A obtenção de margens livres de neoplasia é fundamental para o sucesso da cirurgia conservadora, pois reduz o risco de recidiva local. Nos carcinomas invasivos, a definição de margem livre é "*no ink on tumor*", ou seja, o tumor invasivo não toca as margens da peça cirúrgica analisado microscopicamente. Nos carcinomas *in situ*, a margem cirúrgica livre preconizada é de 2 mm.

Com o avanço do tratamento sistêmico do câncer de mama (quimioterapia e terapias-alvo, como bloqueios anti-HER2) é possível realizar quimioterapia neoadjuvante em tumores volumosos e localmente avançados e, em caso de boa resposta e *downstaging* tumoral, realizar a cirurgia conservadora após o término da neoadjuvância. Muitos *guidelines* defendem que a quimioterapia neoadjuvante deve ser o tratamento de escolha inicial para alguns subtipos tumorais que respondem muito bem ao tratamento sistêmico, como tumores triplo-negativos ou HER2 superexpressos maiores que 2 cm ou com axilas comprometidas. Além de as cirurgias conservadoras serem de menor porte que a mastectomia, ou seja, com menos riscos de complicações, estudos demonstram que a longo prazo as pacientes tendem a ficar mais satisfeitas do que aquelas submetidas à mastectomia e reconstrução.

Contraindicações

As principais contraindicações do tratamento cirúrgico conservador do câncer de mama são CC com radioterapia prévia, gestação (que impossibilita a realização de radioterapia em um curto intervalo de tempo), presença de tumores multicêntricos sem possibilidade de ressecção de todos os focos de doença com margens de segurança, relação tumor/mama desfavorável, mesmo com utilização de técnicas de oncoplastia, impossibilidade de obtenção de margens cirúrgicas livres (tumores volumosos e/ou com invasão de estruturas anatômicas adjacentes) e limitação física/psicológica à realização da radioterapia. Algumas doenças do tecido conjuntivo, como esclerodermia, apresentam contraindicação absoluta à realização de radioterapia.

Oncoplastia mamária

Em alguns casos, a cirurgia conservadora de forma isolada é capaz de tratar o câncer de forma satisfatória, mas não é capaz de oferecer resultados estéticos desejáveis para a paciente, com graus variados de retrações cicatriciais, deformidades mamárias e assimetrias. Nesses casos, o cirurgião pode associar a cirurgia conservadora com técnicas de cirurgia plástica, com o objetivo de aprimorar os resultados estéticos sem prejuízo ao tratamento oncológico. Nas últimas décadas a oncoplastia mamária vem crescendo, com a descrição de inúmeras técnicas cirúrgicas que possibilitam desde um simples rearranjo do tecido fibroglandular mamário com o objetivo de correção de defeito causado pela ressecção do tumor ou associação de técnicas de mamoplastia (princípio do deslocamento, ou *"displacement"*) até a associação de técnicas mais complexas, rotação de retalhos dermoglandulares e miocutâneos (princípio da reposição do tecido mamário removido, ou *"replacement"*).

Mastectomia

Apesar do avanço do tratamento cirúrgico conservador nas últimas décadas, em alguns casos a mastectomia ainda é o tratamento cirúrgico de escolha. Nesses casos, quando não houver contraindicação, a reconstrução imediata deve sempre ser oferecida à paciente. De acordo com o *National Comprehensive Cancer Network* 2023 (NCCN), a única contraindicação absoluta para reconstrução imediata é a presença de carcinoma inflamatório, e mesmo nesses casos, quando há necessidade de rotação de retalho para fechamento do defeito gerado pela mastectomia, pode-se pensar em reconstrução. Geralmente a reconstrução é realizada com próteses de silicone ou expansores teciduais, mas retalhos miocutâneos, como retalho do músculo grande dorsal (MGD) com ou sem associação com implantes ou retalho do músculo reto abdominal (TRAM), também podem ser utilizados. Os principais tipos de mastectomias utilizadas atualmente são: mastectomia preservadora do complexo areolopapilar (CAP), mastectomia preservadora de pele (com ressecção do CAP naquelas pacientes que apresentam acometimento neoplásico dessa estrutura anatômica, tumores muito próximos da região retroareolar ou mamas com ptoses importantes) e mastectomia simples (com ressecção de pele e CAP). As mastectomias preservadoras visam poupar tecido saudável para facilitar a reconstrução imediata e melhorar os resultados cosméticos e a qualidade de vida da paciente. Revisão sistemática com metanálise publicada por De La Cruz *et al.*, comparando mastectomia, com mastectomia preservadora de pele, com mastectomia preservadora de CAP, demostrou que não houve diferença estatisticamente significante entre as três cirurgias em relação à sobrevida livre de doença e sobrevida global.

A reconstrução tardia deve ser indicada naquelas pacientes que foram submetidas à mastectomia sem reconstrução, desejam realizar o procedimento e não apresentam contraindicações clínicas.

A mastectomia profilática contralateral é a mastectomia da mama não acometida pela doença em pacientes com diagnóstico de câncer de mama. Esse procedimento tem indicações restritas para pacientes com alto risco de desenvolver outra neoplasia mamária, como pacientes portadoras de mutação patogênica em genes de alta penetrância como BRCA1/2. Apesar das indicações restritas, nos últimos anos houve um aumento significativo no número de mastectomias contralaterais, em parte devido à dificuldade de obtenção de simetria mamária, em parte pelo medo das pacientes de desenvolver um novo câncer, mas esse procedimento deve ser desencorajado pelo médico cirurgião.

Em resumo, o tratamento cirúrgico continua sendo etapa crucial no tratamento do câncer de mama. A decisão da melhor técnica cirúrgica deve ser individualizada e depende do estadiamento, da relação de volume tumor/mama, das características das mamas e das preferências da paciente (**Figura 29.3**).

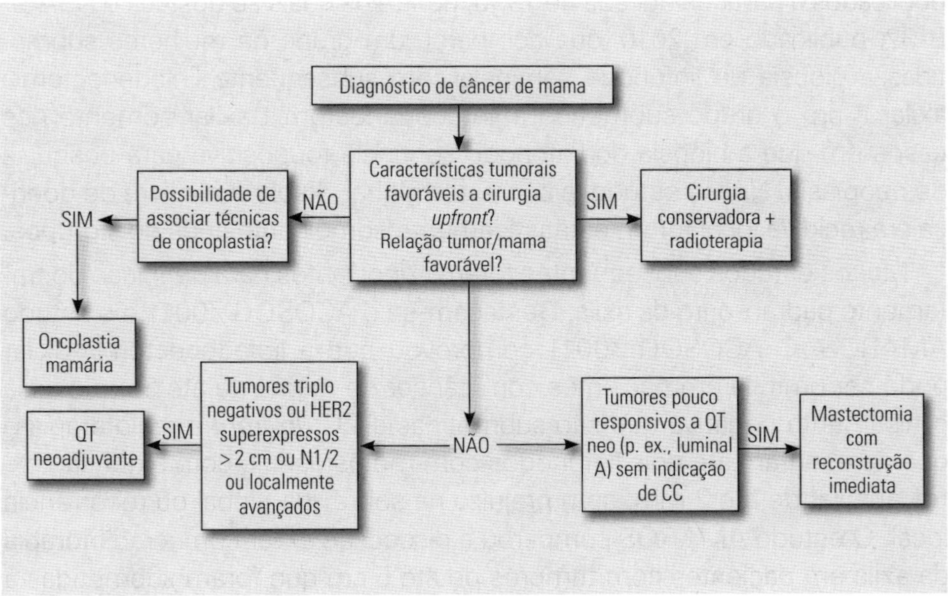

Figura 29.3. *Fluxograma do manejo cirúrgico da mama no câncer de mama.*

Manejo cirúrgico da axila

A abordagem cirúrgica da axila é fundamental no manejo do carcinoma invasivo de mama, pois ajuda a determinar o estadiamento loco-regional da doença e guia decisões terapêuticas adjuvantes futuras. É um procedimento com valor prognóstico. Atualmente, o procedimento cirúrgico da axila mais comum é a biópsia de linfonodo sentinela, que consiste na identificação e ressecção dos primeiros linfonodos axilares da cadeia de drenagem mamária. Essa identificação ocorre principalmente por duas técnicas: a técnica do azul patente (*blue dye*); e/ou o mapeamento com radioisótopo. Assim como o tratamento cirúrgico da mama, o manejo axilar evoluiu consideravelmente nas últimas décadas

Antes da biópsia de linfonodo sentinela o tratamento cirúrgico da axila consistia na linfonodectomia axilar com ampla ressecção de linfonodos. Em resumo, essa técnica hoje está restrita às pacientes com acometimento neoplásico axilar quando a cirurgia é realizada como primeiro tratamento ou quando há presença de doença residual nos linfonodos axilares que não respondem completamente ao tratamento sistêmico neoadjuvante. A principal razão de se evitarem ressecções desnecessárias é prevenir possíveis efeitos colaterais, como o linfedema e prejuízo na qualidade de vida das pacientes. Essa mudança foi possível graças a importantes estudos publicados a partir da década de 1990, dentre os quais se destaca o NSABP B-32, publicado em 2010, que comparou um grupo de mulheres submetidas à biópsia de linfonodo sentinela com subsequente linfadenectomia axilar a um o grupo submetido a linfonodenectomia axilar somente nos casos em que a biópsia do linfonodo sentinela foi positiva para pesquisa de neoplasia. Nesse estudo, a sobrevida global, a sobrevida livre de doença e a recidiva local foram estatisticamente semelhantes nos dois grupos.

Muitos estudos subsequentes foram importantes para definição do tratamento padrão-ouro da axila. Destacam-se o ACOSOG Z0011 e o estudo AMAROS. O ACOSOG Z0011 comprovou que a linfadenectomia axilar pode ser omitida em pacientes com câncer de mama de até 5 cm e axila clinicamente negativa que são submetidas a CC *up front* e radioterapia e que apresentam até dois linfonodos com metástases e com extensão extracapsular de até 2 mm, sem prejuízo na sobrevida global ou recorrência local. O estudo AMAROS comparou a dissecção axilar com a radioterapia da axila em pacientes com tumores de até 5 cm que foram submetidas à CC ou mastectomia e biópsia de linfonodo sentinela com metástases em até dois linfonodos. O seguimento de 10 anos publicado em 2022 confirmou em ambos os grupos, sem diferença na sobrevida global, sobrevida livre de doença e recorrência local.

Nas pacientes submetidas à quimioterapia neoadjuvante e que inicialmente tinham axilas comprometidas, nas quais, após neoadjuvância, ocorreu *downstaging* axilar (N1 ou 2 passou a N0), baseado em alguns estudos dentre os quais Sentina trial, ACOSOG Z71 e estudo italiano do IEO, a pesquisa do linfonodo sentinela está indicada.

Em resumo, a biópsia de linfonodo sentinela deve ser preconizada em todas as pacientes com carcinoma invasivo de mama com a axila clinicamente negativa mesmo após tratamento neoadjuvante. Esse procedimento também deve ser realizado naquelas pacientes com carcinoma ductal *in situ* (CDIS) submetidas à mastectomia ou então naquelas pacientes com CDIS que serão submetidas a tratamento conservador, mas apresentam alto risco de subestimação de doença na biópsia e alto risco de carcinoma invasivo na peça cirúrgica (**Figura 29.4**).

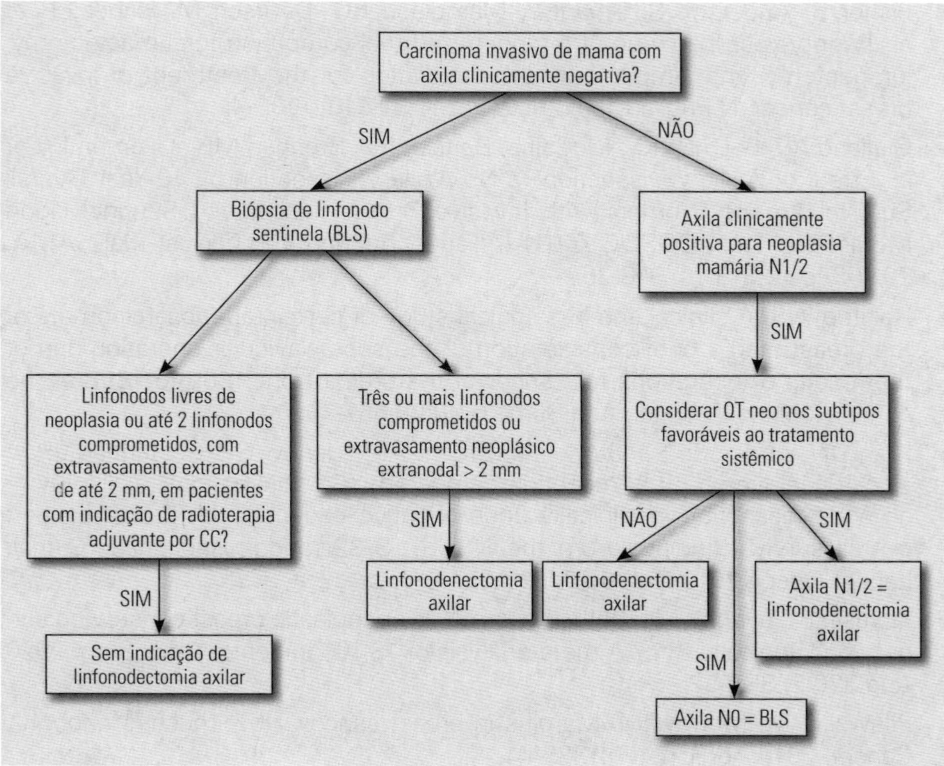

Figura 29.4. *Fluxograma da abordagem cirúrgica da axila nos casos de carcinoma de mama invasivos.*

Conclusão

O tratamento cirúrgico do câncer de mama é extremamente importante. Sempre que possível, a cirurgia é o tratamento de escolha, assim como a pesquisa do linfonodo sentinela. Quando houver necessidade de mastectomia, a preservação do CAP está indicada, não havendo contraindicação assim como a reconstrução imediata. Os casos devem ser individualizados, levando-se em consideração o tamanho tumoral, a relação volume tumor/mama, a forma e o volume das mamas, o subtipo histológico e as particularidades de cada paciente.

Leitura sugerida

- Bartels SAL, Donker M, Poncet C, Sauvé N, Straver ME, van de Velde CJH et al. Radiotherapy or Surgery of the Axilla After a Positive Sentinel Node in Breast Cancer: 10-Year Results of the Randomized Controlled EORTC 10981-22023 AMAROS Trial. J Clin Oncol. 2023 Apr 20;41(12):2159-65.

- Fisher B, Anderson S, Bryant J, Margolese RG, Deutsch M, Fisher ER et al. Twenty-year follow-up of a randomized trial comparing total mastectomy, lumpectomy, and lumpectomy plus irradiation for the treatment of invasive breast câncer. N Engl J Med. 2002 Oct 17;347(16):1233-41.
- Giuliano AE, Ballman KV, McCall L, Beitsch PD, Brennan MB, Kelemen PR et al. Effect of Axillary Dissection vs No Axillary Dissection on 10-Year Overall Survival Among Women With Invasive Breast Cancer and Sentinel Node Metastasis: The ACOSOG Z0011 (Alliance) Randomized Clinical Trial. JAMA. 2017 Sep 12;318(10):918-26.
- Halsted WS. A clinical and histological study of certain adenocarcinomata of the breast: and a brief consideration of the supraclavicular operation and of the results of operations for cancer of the breast from 1889 to 1898 at the Johns Hopkins Hospital. Ann Surg. 1898;28:557-76.
- Krag DN, Anderson SJ, Julian TB, Brown AM, Harlow SP, Costantino JP et al. Sentinel-lymph-node resection compared with conventional axillary-lymph-node dissection in clinically node-negative patients with breast cancer: overall survival findings from the NSABP B-32 randomised phase 3 trial. Lancet Oncol. 2010 Oct;11(10):927-33.
- Kosasih S, Tayeh S, Mokbel K, Kasem A. Is oncoplastic breast conserving surgery oncologically safe? A meta-analysis of 18,103 patients. Am J Surg. 2020 Aug;220(2):385-92.
- Pilewskie M, Morrow M. Margins in breast cancer: How much is enough?. Cancer. 2018 Apr 1;124(7):1335-41.
- Veronesi U, Cascinelli N, Mariani L, Greco M, Saccozzi R, Luini A et al. Twenty-year follow-up of a randomized study comparing breast-conserving surgery with radical mastectomy for early breast cancer. N Engl J Med. 2002 Oct 17;347(16):1227-32.

Capítulo 30

Reconstrução mamária

Fábio Bagnoli

Introdução

A reconstrução mamária tem por objetivo reconstruir o órgão que foi removido devido ao tratamento cirúrgico do câncer de mama com finalidade não apenas anatômica, mas também para impactar positivamente na estética da paciente, na aderência ao tratamento, na autoestima, em questões psicossociais e de relacionamento. Não havendo contraindicações oncológicas e clínicas e sendo desejo da paciente, a reconstrução mamária deverá ser realizada de forma imediata, o que já é assegurado pela Lei Federal nº 12.802, de 2013. Diversas são as formas de reconstrução da mama, e hoje, devido à qualidade e segurança dos materiais disponíveis, tempo cirúrgico menor e não necessidade de abordar outras áreas do corpo, os implantes são as primeiras opções.

História

A história moderna da reconstrução mamária tem início em 1906 na Itália, com a utilização da rotação do retalho miocutâneo do grande dorsal (*Latissimus dorsi*) descrita por Igínio Tanzini, inicialmente com o objetivo de fechamento de grandes defeitos torácicos resultantes de mastectomias e, posteriormente, com o objetivo de reconstrução das mamas. Sua maior utilização passa a ser na década de 1970, quando Bostwick publicou sua experiência de reconstrução mamária associando prótese mamária de silicone ao retalho de grande dorsal. Próteses mamárias foram produzidas pela primeira vez em 1962 por Frank Gerow e Thomas Cronin, da empresa norte-americana Dow Corning. Em 1982, Carl Hartrampf descreveu a utilização do retalho músculo-cutâneo do reto abdominal (*transverse rectus abdominis myocutaneous* – TRAM), pediculado nos vasos epigástricos profundos superiores e com ilha de pele transversal infraumbilical, o que constituiu importante avanço na reconstrução mamária, com melhora expressiva dos resultados estéticos, tanto imediatos quanto de longo prazo. Os implantes mamários, sejam próteses definitivas sejam expansores teciduais, evoluíram bastante. Além da qualidade e segurança, hoje há uma oferta muito grande de formas e volumes, o que assegura a escolha do implante ideal para cada paciente. Destaca-se a mudança da técnica de mastectomia, pois hoje, sempre que possível, realiza-se a mastectomia preservadora de pele (MPP, Toth e Lappert, 1991) ou pele e complexo areolopapilar (MPP/CAP) (Freeman, 1962 – inicialmente tumores benignos, posteriormente utilizada com segurança no tratamento do câncer de mama). Dessa forma, os implantes passaram a ser as primeiras opções na maior parte dos serviços nacionais e centros de referências internacionais (Figuras 30.1 a 30.3).

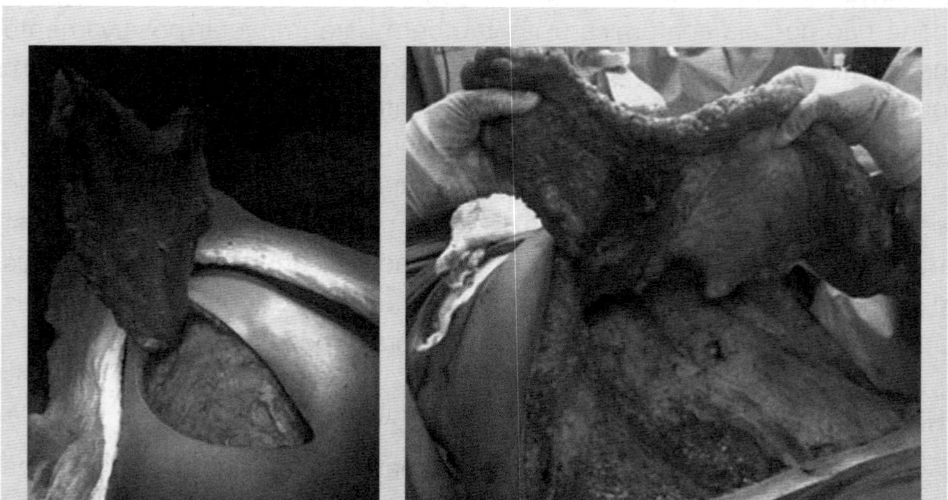

Figura 30.1. A: *Retalho do grande dorsal;* B: *TRAM monopediculado.*

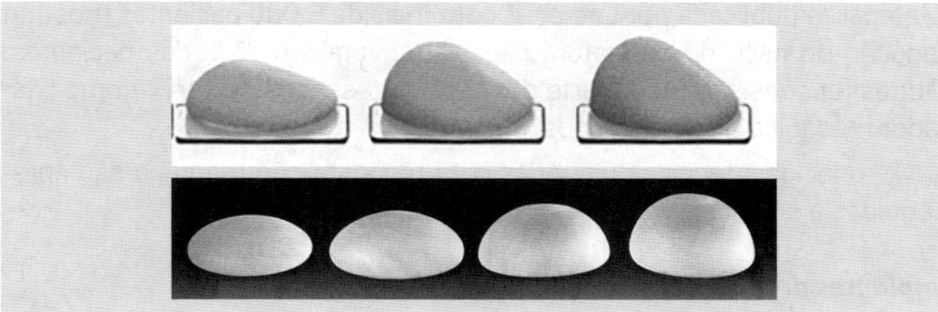

Figura 30.2. *Próteses anatômicas e redondas.*

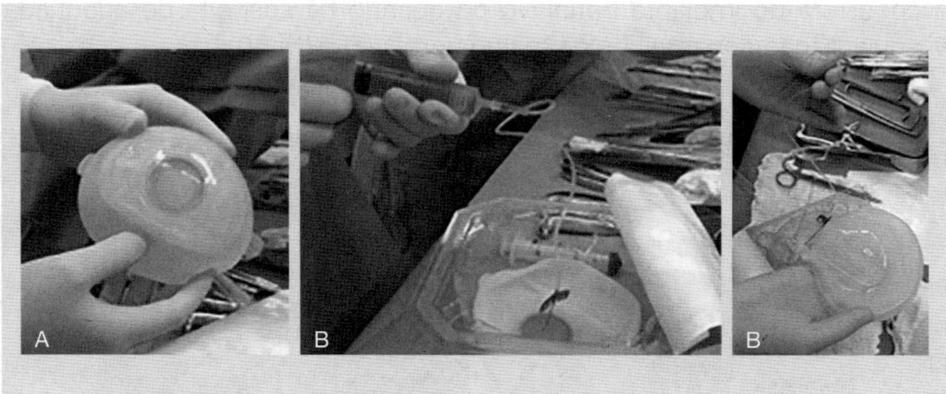

Figura 30.3. *Expansores com válvula inclusa (*A*) e remota (*B*).*

Principais técnicas

Atualmente há novas técnicas e tecnologias que auxiliam na otimização dos resultados, assim como aumentam as alternativas de reconstrução. O enxerto de gordura (lipoenxertia), além de corrigir defeitos pós-cirurgia conservadora, pode ser empregado para aumentar o volume do retalho do grande dorsal, melhorar o plastrão pós-mastectomias, viabilizando em determinados casos a reconstrução com implantes pós-mastectomia e radioterapia, e corrigir contraturas capsulares pós-reconstruções com implantes.

Matrizes são materiais biológicos ou sintéticos empregados nas reconstruções mamárias de pacientes com alto risco de desenvolver contratura capsular, como, por exemplo, pacientes candidatas à MPP ou MMP + CAP e reconstrução com implantes, pós-tratamento conservador prévio (setorectomia e radioterapia). O objetivo das matrizes é estimular a formação de colágeno e, assim, diminuir o risco de contratura capsular.

Metanálise publicada por Lee *et al.* com mais de 6.000 pacientes mostrou redução do risco de contratura capsular severa em 75% das pacientes. Outras funções são repor parte de músculo ressecado e servir como limitador mecânico à migração dos implantes.

As principais técnicas utilizadas para reconstrução mamária são apresentadas a seguir.

Implantes de silicone (próteses definitivas e expansores)

De modo geral, os implantes de silicone são as primeiras escolhas nas reconstruções imediatas, sendo os expansores reservados para quando há ressecção de quantidade de pele na mastectomia que não permite a cobertura do implante definitivo ou quando há suspeita de adequada vascularização dos retalhos da mastectomia (**Figura 30.4**).

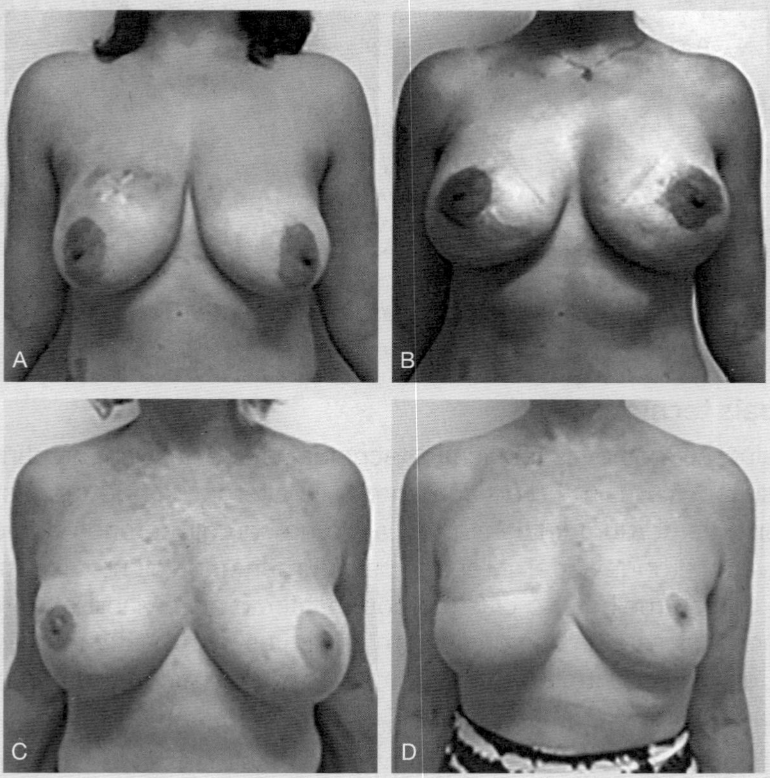

Figura 30.4. A: *Pré-operatório adenectomia bilateral;* B: *Pós-operatório adenectomia bilateral e reconstrução com próteses;* C: *Pré-operatório mastectomia preservadora de pele à direita;* D: *Pós-operatório mastectomia preservadora de pele à direita + reconstrução com expansor + simetrização (mamoplastia).*

Retalhos miocutâneos pediculados (Latíssimo do dorso/Grande dorsal e Reto abdominal)

De modo geral, os retalhos miocutâneos pediculados são a primeira escolha nas reconstruções tardias de pacientes submetidas à mastectomia e radioterapia, mas eles também podem ser utilizados nas reconstruções imediatas. Quando utilizados na reconstrução imediata em pacientes que serão submetidas à radioterapia adjuvante a escolha é pelo Latíssimo do dorso/Grande dorsal, pois estudos mostram que ele é mais resistente à radioterapia. O retalho do Latíssimo do dorso/Grande dorsal se caracteriza por ser um retalho versátil, que pode ser utilizado isoladamente (autólogo), estendido (associado a zonas de gordura do dorso), lipoenxertado ou associado a implantes (próteses ou expansores) (**Figura 30.5**).

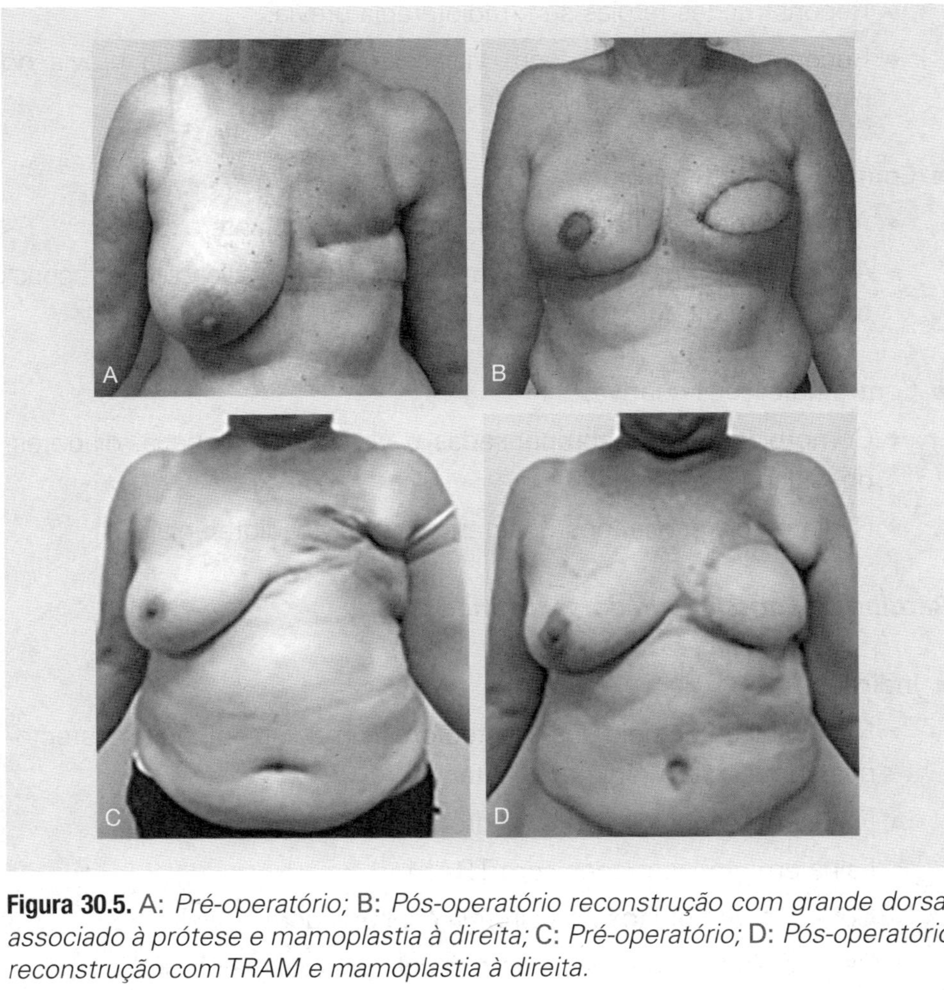

Figura 30.5. A: *Pré-operatório;* B: *Pós-operatório reconstrução com grande dorsal associado à prótese e mamoplastia à direita;* C: *Pré-operatório;* D: *Pós-operatório reconstrução com TRAM e mamoplastia à direita.*

Retalhos livres microcirúrgicos

Em nosso meio, os retalhos livres microcirúrgicos são mais utilizados quando há contraindicações aos implantes e aos retalhos miocutâneos pediculados.

Indicações e contraindicações

Implantes definitivos e expansores

- Indicações
  - Reconstruções imediatas.
  - Retalho de mastectomia (preservadora de pele ou pele e CAP) viável para recobrir o implante.
  - Reconstruções tardias sem radioterapia prévia.
  - Reconstruções tardias com viabilidade de lipoenxertia prévia do plastrão da mastectomia (casos selecionados).

- Contraindicações absolutas
  - Ausência de pele (retalhos) para recobrir o implante/expansor.
  - Ausência do músculo peitoral maior quando há indicação de reconstrução subpeitoral.

- Contraindicações relativas
  - Comorbidades não compensadas e vícios (vasculopatia, diabetes, obesidade e tabagismo).
  - Radioterapia prévia (pós-quadrantectomia e radioterapia).

Retalho do Latíssimo do dorso/Grande dorsal

- Indicações
  - Necessidade de pele pós-mastectomia (imediata) ou pós-mastectomia com ou sem radioterapia (tardia).
  - Falha em reconstruções com próteses.
  - Falha em reconstruções com TRAM.
  - Correção de defeitos pós-cirurgia conservadora.
  - Ressecção total ou parcial do músculo peitoral maior.

- Contraindicações absolutas
  - Ausência congênita do músculo grande dorsal.
  - Toracotomia prévia com secção do músculo homolateral.
  - Lesão do pedículo vascular toracodorsal.
- Contraindicações relativas
  - Comorbidades não compensadas e vícios (vasculopatia, diabetes, obesidade e tabagismo).
  - Linfedema em membro superior homolateral à reconstrução.
  - Radioterapia axilar.
  - Esportistas de alto rendimento (escaladoras/alpinistas, nadadoras – em especial estilo borboleta –, tenistas, esqui de fundo).

Retalho do Reto abdominal (TRAM)

- Indicações
  - Defeito extenso pós-mastectomia.
  - Falhas em reconstruções com próteses ou outros retalhos.
  - Radioterapia prévia.
  - Abdome saliente.
- Contraindicações absolutas
  - Cirurgia abdominal prévia no abdome superior com lesão dos pedículos vasculares.
  - Cirurgia abdominal que provoque lesão dos vasos perfurantes do retalho (abdominoplastia e lipoaspiração extensa).
  - Área doadora insuficiente.
  - Pacientes que desejam engravidar.
  - Obesidade mórbida e comorbidades importantes.
- Contraindicações relativas
  - Algumas comorbidades e vícios (vasculopatia, diabetes, colagenases, obesidade e tabagismo).
  - Praticantes de esportes ou ocupação que necessite de emprego de força física.
  - Doenças crônicas debilitantes.
  - Incapacidade de longo período de afastamento de suas atividades (recuperação).

Complicações

Quanto maior o porte cirúrgico maior o risco de complicações, e dentre as complicações agudas destacam-se hematoma, seroma, infecção e trombose. Sobrepeso, obesidade, diabetes, hipertensão arterial sistêmica e tabagismo aumentam os riscos. Nas reconstruções com implantes a perda do implante em média varia entre 2% e 6%. Já a contratura capsular, que pode ser leve, mas também pode gerar deformidade da mama, assimetria e dor, pode acontecer de 15% a 60% das pacientes. Vários são os fatores de risco para desenvolvimento de contratura, mas o principal é a radioterapia. Uma complicação tardia é a formação de *rippling* (ondulações na mama devido a dobras dos implantes).

Complicações da reconstrução com Latíssimo do Dorso/Grande dorsal não são muito frequentes. A mais comum é a formação de seroma na região doadora do dorso, que pode exigir múltiplas punções até a resolução. Complicações agudas como hematoma, infecção e necrose são pouco frequentes (menos de 1% dos casos). Necrose da área doadora pode ser mais frequente nos casos de grande dorsal autólogo (estendido) e nas pacientes portadoras das comorbidades listadas acima. Como complicação tardia, as mais frequentes são alargamento da cicatriz do dorso, seroma tardio, dor crônica e limitação do movimento do braço, que é facilmente prevenida com a realização de fisioterapia pós-operatória. Defeito na área doadora também pode acontecer.

Nas reconstruções com TRAM as complicações relacionadas ao retalho são deiscência, hematoma, necrose gordurosa e necroses parciais ou totais. De modo geral, a perda total do retalho é baixa, atingindo em média 1,1% a 2% dos casos.

Com relação à área doadora, complicações imediatas como deiscência de ferida, necrose da parede abdominal e umbigo podem ocorrer, apesar de serem raras. Complicações tardias incluem hérnia (1% a 2%) e enfraquecimento da parede abdominal com abaulamento da mesma (*bulging*), que ocorre em média em 8% dos casos.

Fluxograma de conduta

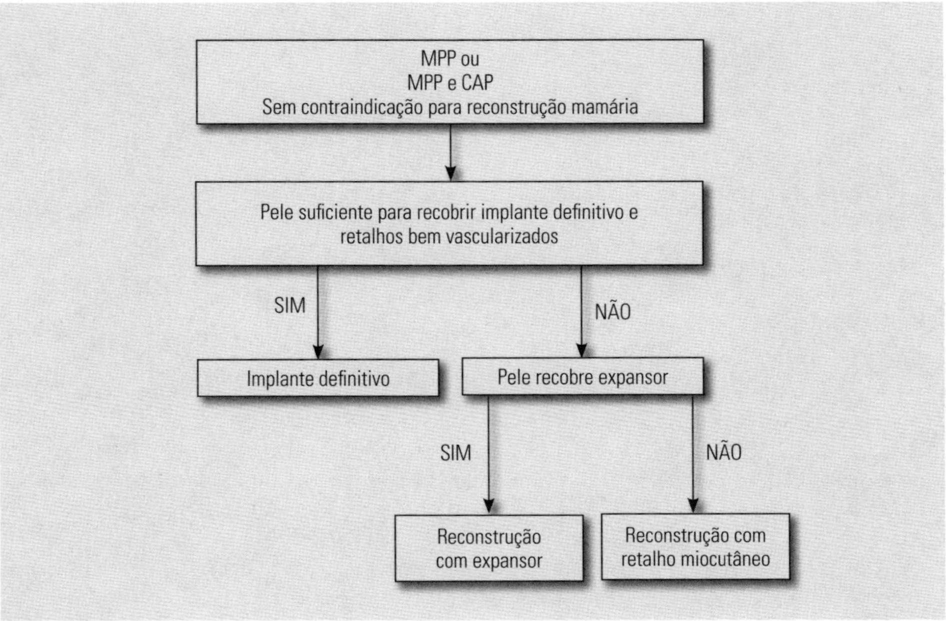

Figura 30.6. *Reconstrução imediata.*

Leitura sugerida

- Brondi RS, de Oliveira VM, Bagnoli F, Mateus EF, Rinaldi JF. Autologous breast reconstruction with the latissimus dorsi muscle with immediate fat grafting: long-term results and patient satisfaction. Ann Plast Surg. 2019 Feb;82(2):152-7.
- Noguchi M, Miinami M, Earashi M, Taniya T, Miyazaki I, Nishigima H et al. Oncologic and cosmetic outcome in patients with breast cancer treated with wide excision, transposition of adipose tissue with latissimus dorsi muscle, and auxiliary dissection followed by radiotherapy. Breast Cancer Res Treat. 1995;35: 163-71.
- O'Donnell JPM, Murphy D, Ryan EJ, Gasior SA, Sugrue R, O'Neill BL et al. Optimal reconstructive strategies in the setting of post-mastectomy radiotherapy – A systematic review and network meta-analysis. Eur J Surg Oncol. 2021 Nov;47(11):2797-806.
- Petit JY, Gentilini O, Rotmensz N, Rey P, Rietjens M, Garusi C et al. Oncological results of immediate breast reconstruction: long term follow-up of a large series at a single institution. Breast Cancer Res Treat. 2008:112(3):545-9.
- Seth AK, Cordeiro PG. Stability of Long-Term Outcomes in Implant-Based Breast Reconstruction: An Evaluation of 12-Year Surgeon- and Patient-Reported Outcomes in 3489 Nonirradiated and Irradiated Implants. Plast Reconstr Surg. 2020 Sep;146(3):474-84.

Capítulo 31

Tratamento medicamentoso e radioterápico do câncer de mama

André Mattar

Definição

O tratamento medicamentoso do câncer de mama é fundamental para diminuir as taxas de recorrência tanto local quanto sistêmica, enquanto o tratamento radioterápico tem função na diminuição das recidivas locais. Vários fatores, como o estágio da doença, características tumorais, perfil hormonal, estado de saúde geral da paciente e preferências individuais, influenciam na decisão de qual tratamento será realizado.

Histórico

Ao longo dos anos o tratamento quimioterápico do câncer de mama passou por avanços significativos, tanto em termos de medicamentos disponíveis quanto na compreensão da doença e da individualização do tratamento. Esses avanços tiveram como objetivo principal melhorar os resultados do tratamento, aumentando as taxas de sobrevida e reduzindo os efeitos colaterais. Um dos marcos importantes na história da quimioterapia do câncer de mama foi a identificação dos subtipos moleculares da doença. A descoberta de que o câncer de mama não é uma doença única, mas sim uma doença heterogênea com diferentes características moleculares, permitiu o desenvolvimento de tratamentos mais direcionados. Os subtipos mais comuns incluem os tumores positivos para receptor de estrogênio e/ou progesterona (também conhecidos como luminais), os positivos para HER2 e os triplo-negativos.

A década de 1970 foi um marco importante no uso da quimioterapia para o câncer de mama. Foi nessa época que a terapia adjuvante (pós-cirúrgica) começou a ganhar reconhecimento como estratégia eficaz para reduzir o risco de recorrência e melhorar a sobrevida.

A quimioterapia com ciclofosfamida, metotrexato e fluorouracil (CMF) foi um regime de tratamento para o câncer de mama amplamente utilizado no passado.

O regime CMF era administrado em ciclos de tratamento, geralmente a cada 3 semanas, por 6 ciclos, e foi utilizado tanto no tratamento adjuvante quanto no tratamento de câncer de mama metastático.

Esse regime se mostrou eficaz na redução do risco de recorrência e na melhoria da sobrevida em pacientes com câncer de mama, mas, com o avanço da pesquisa e com o desenvolvimento de novos medicamentos e combinações, ele gradualmente perdeu espaço para terapias mais modernas e eficazes. Novos regimes quimioterápicos, como AC-T (doxorrubicina e ciclofosfamida seguidas de paclitaxel) e regimes baseados em taxanos TC (docetaxel e ciclofosfamida), demonstraram melhores resultados em termos de eficácia e toxicidade.

Além disso, a pesquisa continua a explorar novas combinações de medicamentos quimioterápicos, bem como o uso de terapias imunológicas, como os inibidores de *checkpoints* imunológicos, para melhorar os resultados do tratamento e aumentar a resposta imunológica contra as células cancerígenas.

Desde sua introdução, na década de 1970, o tamoxifeno tem sido um marco no tratamento hormonal do câncer de mama. Como um modulador seletivo do receptor de estrogênio (SERM), ele age competindo com o estrogênio pelos receptores de estrogênio nas células cancerígenas da mama e bloqueia a ação do estrogênio nessas células, inibindo seu crescimento e divisão. O tamoxifeno tem sido amplamente utilizado como terapia adjuvante após a cirurgia, para reduzir o risco de recorrência e melhorar a sobrevida em mulheres com câncer de mama positivo para receptor de estrogênio.

Nos anos seguintes surgiram estudos clínicos significativos que avaliaram o uso de inibidores de aromatase no tratamento do câncer de mama. Esses inibidores são medicamentos que bloqueiam a enzima aromatase, responsável pela conversão de andrógenos em estrogênio nos tecidos periféricos. Ao bloquear essa enzima, os níveis de estrogênio são significativamente reduzidos, o que inibe o crescimento de células cancerígenas positivas para receptor de estrogênio. Os inibidores de aromatase, como o anastrozol, o letrozol e o exemestano, demonstraram ser mais eficazes do que o tamoxifeno em mulheres pós-menopáusicas com câncer de mama positivo para receptor de estrogênio.

Estudos clínicos como o BIG 1-98 e o ATAC compararam diretamente o tamoxifeno com os inibidores de aromatase e forneceram evidências robustas sobre a superioridade deles em termos de redução do risco de recorrência e melhora da sobrevida livre de doença. Como resultado, os inibidores de aromatase têm se tornado cada vez mais utilizados como terapia adjuvante inicial em mulheres pós-menopáusicas com câncer de mama positivo para receptor de estrogênio.

No entanto, é importante destacar que o tamoxifeno ainda tem um papel importante no tratamento hormonal do câncer de mama. Em certos casos, como em mulheres pré-menopáusicas ou em mulheres que apresentam riscos específicos, é possível preferir por ele em vez dos inibidores de aromatase, e ambos podem ser associados a bloqueio do eixo hipofisário (gosserelina, por exemplo).

A radioterapia tem sido um componente essencial no tratamento do câncer de mama há várias décadas. Ao longo do tempo houve avanços significativos na técnica e no seu uso, o que melhorou a eficácia do tratamento e reduziu os efeitos colaterais.

Na década de 1920 a radioterapia foi introduzida como uma opção de tratamento para o câncer de mama. Naquela época, as técnicas de radioterapia eram rudimentares, e os equipamentos utilizados eram menos precisos em termos de dose e planejamento de irradiação. A radioterapia frequentemente era administrada de forma muito agressiva, o que resultava em efeitos colaterais significativos, como queimaduras na pele.

Durante as década de 1940 e 1950 ocorreram avanços significativos no campo da radioterapia, incluindo o desenvolvimento de máquinas de radioterapia mais sofisticadas e técnicas de fracionamento da dose. Esse fracionamento envolve a administração da radiação em doses menores, divididas ao longo de várias semanas, o que ajuda a minimizar os efeitos colaterais agudos.

Na década de 1970 a radioterapia conservadora da mama começou a ganhar popularidade. Em vez de irradiar toda a mama, a técnica se concentrava na irradiação apenas da área afetada pelo tumor, preservando o máximo possível de tecido mamário saudável. Isso resultou em melhores resultados estéticos e menor impacto na qualidade de vida das pacientes.

Na década de 1990 a técnica de radioterapia acelerada parcial da mama (APBI) foi introduzida como uma opção para algumas pacientes selecionadas com câncer de mama de baixo risco. Nela a radiação é administrada apenas na área ao redor do leito tumoral, em vez de irradiar toda a mama. Isso permite uma redução no tempo total de tratamento, que pode ser concluído em alguns dias, em comparação com as várias semanas das técnicas anteriores.

Na década de 2000 houve avanços significativos na tecnologia de radioterapia, como a introdução da radioterapia conformada tridimensional (3D-CRT) e da radioterapia de intensidade modulada (IMRT). Essas técnicas permitem uma melhor conformação da dose de radiação ao leito tumoral, minimizando a dose nos tecidos normais circundantes, reduzindo, assim, os efeitos colaterais.

Na década de 2010 a radioterapia intraoperatória (IORT) emergiu como uma opção adicional para algumas pacientes com câncer de mama. Nessa técnica a radiação é administrada durante a cirurgia, direcionando diretamente o leito tumoral. Isso pode reduzir a necessidade de sessões de radioterapia externa após a cirurgia.

Atualmente a radioterapia é uma parte padrão no tratamento do câncer de mama, sendo utilizada tanto na abordagem conservadora quanto na mastectomia em pacientes de alto risco de recorrência. As técnicas de planejamento e administração da radioterapia continuam a evoluir, com foco na precisão e minimização dos efeitos colaterais. A radioterapia desempenha um papel fundamental na redução do risco de recorrência local e melhora da sobrevida em pacientes com câncer de mama.

Esquemas

A quimioterapia pode ser utilizada de forma adjuvante, ou seja, após a cirurgia, nos casos em que o risco de recidiva é maior ou o tumor é mais agressivo, ou ainda de forma neoajuvante, isso é, antes da cirugia, com o intuito de diminuir o tumor ou mesmo avaliar a resposta *in vivo* do tratamento, permitindo muitas vezes cirurgias menores, além de eventualmente mudar a conduta do tratamento adjuvante, podendo adicionar tratamentos. A **Tabela 31.1** lista os principais esquemas.

Todas as pacientes com receptor hormonal positivo devem receber hormonioterapia adjuvante. Vários esquemas foram testados em estudos controlados (**Figura 31.1**), e atualmente o tratamento segue o risco individual e o *status* menopausal (**Tabela 31.2**). A adição de bloqueador

Tabela 31.1. *Esquemas de quimioterapia neo/adjuvante mais utilizados*

Subtipo de câncer de mama	Principais esquema de quimioterapia	Terapias-alvo associada
RH+ HER-2 -	AC-T sequencial[1] TC	
HER-2 +	AC-T sequencial[2] T Carboplatina[3]	Trastuzumabe ± Pertuzumabe (1 ano)
TNBC	AC + T Carboplatina[4]	Pembrolizumabe (T > 2,0 cm e/ou axila comprometida)

[1]Adriamicina/Ciclofosfamida por 4 ciclos, seguido de Paclitaxel semanal por 12 ciclos ou Docetaxel a cada 21 dias por 4 ciclos.
[2]Docetaxel/Ciclofosfamida a cada 21 dias por 4 a 6 ciclos.
[3]Docetaxel/Carboplatina a cada 21 dias por 6 ciclos.
[4]Adriamicina/Ciclofosfamida por 4 ciclos, seguido de Docetaxel/Carboplatina a cada 21 dias por 4 ciclos.

do eixo hipofisário mostrou aumento da sobrevida para as pacientes na pré-menopausa com maior risco de recorrência. O uso de um inibidor de ciclina (abemaciclibe) por dois anos, associado a hormonioterapia em pacientes de alto risco, foi capaz de reduzir a recidiva.

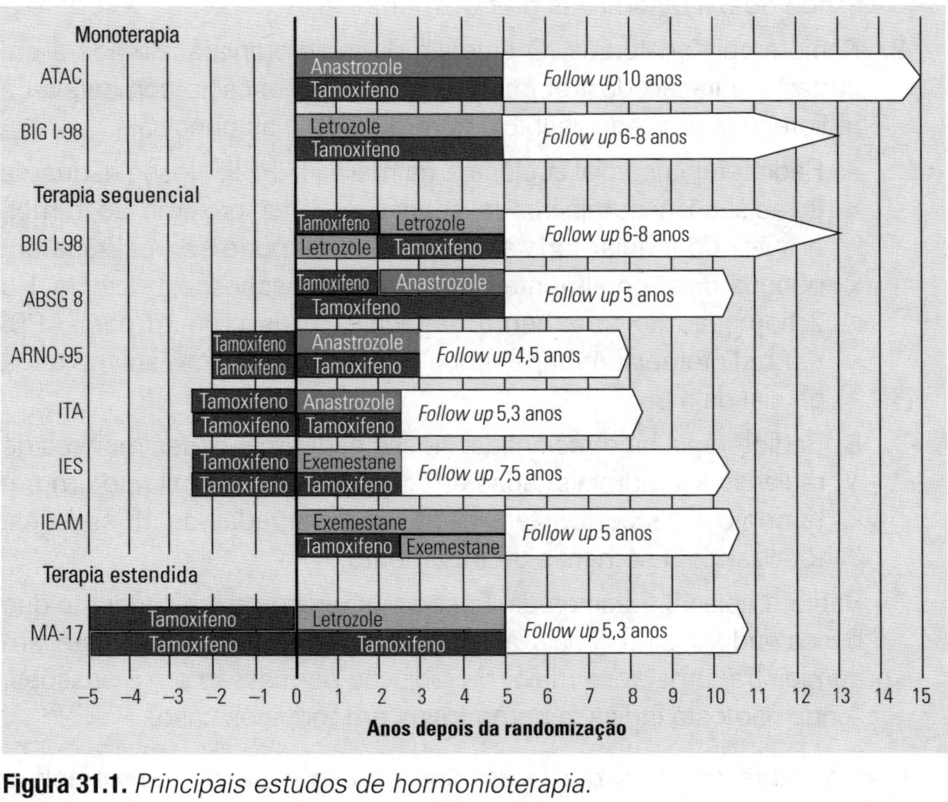

Figura 31.1. *Principais estudos de hormonioterapia.*
Fonte: Adaptada de Ryden, L et al. The Breast. 2016;26:106-14.

Tabela 31.2. *Principais esquemas de hormonioterapia*

Medicamento	Dose
Tamoxifeno • Administrar por 5-10 anos	20 mg/dia
Anastrozol, Letrozol ou Examestano • Administrar por 5 a 7 anos	1 mg/2,5 mg/25 mg
Tamoxifeno por 2-3 anos seguido de Anastrozol, Letrozol ou Examestano por 2-3 anos	20 mg/dia 1 mg/2,5 mg/25 mg
Gosserelina • Associar em pacientes de alto risco na pré-menopausa	3,6 mg SC a cada 28 dias
Abemaciclibe • Associar em pacientes de alto risco por 2 anos	150 mg 2x ao dia

Com relação à radioterapia adjuvante, vários esquemas foram estudados e podem ser realizados com resultados semelhantes:

1. Radioterapia convencional: Esquema tradicional de radioterapia, no qual são administradas sessões diárias de radioterapia de segunda a sexta-feira. Normalmente são realizadas 25 a 30 sessões, totalizando de 5 a 6 semanas de tratamento.
2. Radioterapia acelerada: O objetivo da radioterapia acelerada é encurtar a duração do tratamento, mantendo eficácia comparável à radioterapia convencional. Existem duas formas principais:
   A) Radioterapia parcial acelerada da mama (APBI): Nesse esquema a radiação é administrada apenas na área próxima ao tumor, em vez de irradiar toda a mama. A APBI pode ser realizada em poucos dias, geralmente entre 5 e 10 sessões, totalizando 1 a 2 semanas de tratamento. A técnica mais comum para APBI é a radioterapia intraoperatória (IORT) ou a radioterapia externa parcial da mama.
   B) Radioterapia hipofracionada: Nesse esquema, doses maiores de radiação são administradas em cada sessão, permitindo um tratamento mais curto. Geralmente são realizadas de 15 sessões, totalizando 3 semanas de tratamento.
3. Radioterapia ultra-acelerada: Esse é um esquema mais recente que busca reduzir ainda mais a duração do tratamento. Consiste em administrar uma dose maior de radiação por sessão em 5 sessões. Ainda não está indicada como rotina em todos os casos.

É importante ressaltar que a escolha do esquema de radioterapia é baseada em várias questões, como o estágio do câncer, características individuais da paciente, recomendações das diretrizes clínicas e discussões com a equipe multidisciplinar. O objetivo é sempre fornecer o melhor tratamento possível com o mínimo de efeitos colaterais e impacto na qualidade de vida da paciente.

Indicações

Quimioterapia adjuvante

A quimioterapia adjuvante é frequentemente indicada no tratamento do câncer de mama para reduzir o risco de recorrência da doença e melhorar as taxas de sobrevida. As indicações para a quimioterapia adjuvante podem variar de acordo com fatores como o estágio do câncer, características do tumor e características da paciente. Algumas indicações comuns para a quimioterapia adjuvante na mama incluem:

1. Tumores invasivos de alto risco: A quimioterapia adjuvante é geralmente recomendada para pacientes com tumores de mama invasivos de alto risco, independentemente do *status* dos linfonodos. Isso inclui tumores grandes, tumores com envolvimento linfonodal, tumores com características agressivas ao exame patológico (como grau histológico alto), receptores hormonais negativos e/ou receptor HER2 positivo.
2. Envolvimento dos linfonodos: Se os linfonodos axilares estão comprometidos com células cancerígenas, a quimioterapia adjuvante é geralmente recomendada para reduzir o risco de recorrência da doença em outras partes do corpo.
3. Tumores HER2 positivos: Tumores de mama que apresentam superexpressão ou amplificação do receptor HER2 são considerados de alto risco e geralmente requerem quimioterapia adjuvante. Além da quimioterapia convencional, a terapia-alvo direcionada ao HER2, como o trastuzumabe, também é administrada para melhorar os resultados.
4. Tumores triplo-negativos: Os tumores de mama triplo-negativos, ou seja, aqueles que não expressam os receptores hormonais de estrogênio e progesterona e não possuem superexpressão do HER2, geralmente têm maior probabilidade de responder à quimioterapia adjuvante. A quimioterapia é uma parte importante do tratamento nesses casos.

Muitas vezes a decisão de se fazer quimioterapia adjuvante em pacientes luminais não é tão simples, e atualmente as assinaturas genéticas têm ajudado nessa decisão. Esses testes genéticos permitem uma análise mais detalhada das características moleculares do tumor, identificando marcadores genéticos específicos que podem predizer a resposta a determinadas terapias.

A utilização de assinaturas genéticas auxilia na identificação de pacientes que têm maior probabilidade de responder positivamente a um determinado tratamento, evitando assim terapias desnecessárias que podem ter efeitos colaterais significativos. Além disso, também pode ajudar a identificar pacientes que têm maior risco de recorrência da doença, permitindo uma intervenção terapêutica mais agressiva.

O teste Oncotype DX, por exemplo, analisa a expressão de 21 genes e fornece um escore de recorrência, que pode ser usado para determinar a probabilidade de recorrência da doença e a resposta potencial à quimioterapia. Isso permite que médicos e pacientes tomem decisões informadas sobre a necessidade de quimioterapia adjuvante após a cirurgia.

A assinatura genética MammaPrint, que analisa a atividade de 70 genes, classifica as pacientes em grupos de alto ou baixo risco de recorrência. Essa informação é valiosa para orientar a decisão sobre a necessidade de quimioterapia e a intensidade do tratamento adjuvante.

O teste EndoPredict, por sua vez, analisa a expressão de 12 genes e fornece informações sobre o risco de recorrência em longo prazo e a resposta potencial à terapia hormonal. A associação desse teste com fatores clínicos (EPclin) classifica pacientes em baixo ou alto risco e auxilia na tomada de decisões sobre o tratamento com quimioterapia e duração do tratamento hormonal.

Essas assinaturas genéticas não substituem a avaliação clínica e patológica tradicional, mas fornecem informações adicionais importantes para orientar as decisões terapêuticas.

Hormonioterpia adjuvante

Toda paciente que apresentar receptor hormonal positivo maior que 1% terá indicação do uso de hormonioterapia adjuvante. A duração e o esquema dependem do risco de recorrência e do quadro clínico, uma vez que os medicamentos utilizados possuem diferentes efeitos colaterais.

Radioterapia adjuvante

A radioterapia adjuvante é recomendada em várias situações no tratamento do câncer de mama. As indicações mais comuns incluem:

1. Cirurgia conservadora da mama: Após a remoção cirúrgica do tumor da mama, a radioterapia adjuvante é frequentemente recomendada para diminuir o risco de recorrência local. Estudos em que a radioterapia não foi realizada em tumores iniciais de bom prognóstico mostraram aumento da recidiva local sem impacto na mortalidade.
2. Mastectomia: Após a mastectomia a radioterapia adjuvante pode ser recomendada para reduzir o risco de recorrência local em tumores maiores que 5 cm, tumores T4 (comprometimento de pele ou parede torácica) ou ainda envolvimento dos linfonodos.

É importante ressaltar que a decisão de recomendar a radioterapia adjuvante é baseada em uma avaliação individualizada de cada paciente, levando em consideração o estágio do câncer, características tumorais, envolvimento dos linfonodos, idade, saúde geral da paciente e preferências pessoais.

Efeitos colaterais

Os efeitos colaterais mais importantes da quimioterapia, hormonioterapia e terapia-alvo estão listados na Tabela 31.3.

Tabela 31.3. *Principais efeitos colaterais da quimioterapia, hormonioterapia e terapia-alvo*

Efeitos Colaterais (Quimioterapia)	**Porcentagem**
Náuseas e vômitos	50 a 80
Alopécia	65 a 100
Fadiga	70 a 100
Supressão da medula óssea	30 a 50
Diarreia	20 a 30
Mucosite	40 a 75
Neuropatia Periférica	30 a 40
Infertilidade	30 a 60
Efeitos Colaterais (Hormonioterapia)	**Porcentagem**
Fogachos	50 a 80
Alterações de humor	**Variável**
Secura vaginal	30 a 50
Ganho de peso	**Variável**
Osteoporose	20 a 30
TVP	5 a 10
Efeitos Colaterais (Terapia Alvo)	
ICC	2 a 5

Com relação à radioterapia, os efeitos colaterais, que variam de leves a moderados, podem ocorrer tanto durante o tratamento quanto após o seu término. É importante ressaltar que nem todas as pacientes experimentam os mesmos efeitos colaterais, e sua gravidade pode variar de pessoa para pessoa. Alguns dos principais efeitos colaterais da radioterapia na mama incluem:

1. Fadiga.
2. Irritação cutânea.
3. Alterações na mama: a mama tratada pode ficar mais rígida e menos elástica.
4. Edema.
5. Dor.
6. Alterações de pigmentação.
7. Pneumonite actínica.
8. Cardiotoxicidade.
9. Linfedema.

Contraindicações

Existem algumas contraindicações relativas e absolutas para os tratamentos do câncer de mama.

Quimioterapia

- Função da medula óssea comprometida, como anemia grave, diminuição significativa das células sanguíneas ou risco aumentado de infecções graves.
- Insuficiência cardíaca grave ou doença cardíaca não controlada.
- Insuficiência hepática ou renal grave.
- Gravidez.
- Outras condições médicas graves que tornam o tratamento com quimioterapia muito arriscado.

Terapia hormonal

- Gravidez.
- Distúrbios tromboembólicos ativos ou recentes, como trombose venosa profunda ou embolia pulmonar.

- Condições médicas graves, como doença hepática avançada ou histórico de câncer de endométrio.

Terapia-alvo

- Reações alérgicas graves ou intolerância conhecida aos medicamentos direcionados específicos.
- Disfunção cardíaca significativa ou insuficiência cardíaca congestiva grave.
- Insuficiência hepática ou renal grave.

Tratamento radioterápico

- Gravidez.
- Condições médicas que tornam a exposição à radiação muito arriscada ou que interferem na capacidade da paciente de receber o tratamento radioterápico, como mutações que aumentam o risco de tumores radioinduzidos.

É importante ressaltar que as contraindicações são avaliadas individualmente para cada paciente, levando em consideração a relação risco-benefício do tratamento.

Leitura sugerida

- Burstein HJ, Lacchetti C, Anderson H, Buchholz TA, Davidson NE, Gelmon KA et al. Adjuvant Endocrine Therapy for Women With Hormone Receptor-Positive Breast Cancer: ASCO Clinical Practice Guideline Focused Update. J Clin Oncol. 2019;37(5):423-38.
- Cardoso F, van't Veer LJ, Bogaerts J, Slaets L, Viale G, Delaloge S et al. 70-Gene Signature as an Aid to Treatment Decisions in Early-Stage Breast Cancer. N Engl J Med. 2016;375(8):717-29.
- Castaneda SA, Strasser J. Updates in the Treatment of Breast Cancer with Radiotherapy. Surg Oncol Clin N Am. 2017;26(3):371-82.
- Dubsky PC, Singer CF, Egle D, Wette V, Petru E, Balic M et al. The EndoPredict score predicts response to neoadjuvant chemotherapy and neoendocrine therapy in hormone receptor-positive, human epidermal growth factor receptor 2-negative breast cancer patients from the ABCSG-34 trial. Eur J Cancer. 2020;134:99-106.
- Feng K, Meng X, Liu J, Xing Z, Zhang M, Wang X et al. Update on intraoperative radiotherapy for early-stage breast cancer. Am J Cancer Res. 2020;10(7):2032-42.

- Piccart M, van 't Veer LJ, Poncet C, Lopes Cardozo JMN, Delalcge S, Pierga JY et al. 70-gene signature as an aid for treatment decisions in early breast cancer: updated results of the phase 3 randomised MINDACT trial with an exploratory analysis by age. Lancet Oncol. 2021;22(4):476-88.
- Sparano JA, Gray RJ, Makower DF, Pritchard KI, Albain KS, Hayes DF et al. Adjuvant Chemotherapy Guided by a 21-Gene Expression Assay in Breast Cancer. N Engl J Med. 2018;379(2):111-21.

Capítulo 32

Seguimento após o câncer de mama

André Mattar

Definição

No Brasil e no mundo o câncer de mama é a neoplasia maligna mais comum entre as mulheres, excetuando-se o câncer de pele não melanoma. Segundo estimativa do Instituto Nacional do Câncer (INCA), no ano de 2023 serão diagnosticados, no Brasil, 73.610 novos casos, o que gera um risco de 41,89 casos para cada 100.000 mulheres. No estado de São Paulo, particularmente, serão 18.280 casos, com um risco de 78,19 casos para cada 100.000 mulheres. Em 2022, no Brasil, a mortalidade por carcinoma de mama foi de 11,84 para cada 100.000 mulheres, e no estado de São Paulo foi de 1.246 para cada 100.000 mulheres. O carcinoma de mama foi a neoplasia maligna mais incidente no mundo em 2020, com uma estimativa 2,261 milhões (24,5%) de novos casos e 684.996 mortes (15,3%), sendo a principal causa de morte por câncer em mulheres naquele ano.

Globalmente, 1 a cada 20 mulheres irá desenvolver essa neoplasia ao longo da vida. A chance de desenvolver câncer de mama é maior em regiões economicamente desenvolvidas (1 em cada 10 mulheres), como EUA, Europa Ocidental e Austrália, e menor (1 em cada 50 mulheres) em regiões economicamente subdesenvolvidas, como África e algumas partes da Ásia.

Desde a década de 1990 observa-se uma redução significativa da mortalidade por carcinoma de mama tanto nos Estados Unidos (EUA) quanto em outros países. Tal redução se deve, pelo menos em parte, à implantação de seu rastreamento, com a mamografia em intervalos regulares, e ao desenvolvimento e administração de terapias adjuvantes, como quimioterapia, terapia endócrina, radioterapia e terapia-alvo. Com o maior número de pacientes curadas, o acompanhamento após o tratamento passou a ganhar mais importância, e o termo "*survivorship*" passou a ser utilizado com mais frequência. Esse termo amplia a atenção dada à paciente, incluindo acompanhamento dos efeitos físicos, mentais, emocionais, sociais e financeiros, que pode perdurar mesmo após a alta médica e se refere à fase após o tratamento do câncer de mama, quando a pessoa está em remissão ou livre da doença. Assim, o seguimento após o câncer de mama é o acompanhamento regular de pacientes que foram tratadas para a doença, com o objetivo de detectar precocemente recorrências, monitorar os efeitos colaterais do tratamento e fornecer suporte emocional e cuidados de saúde contínuos.

Objetivo

A sobrevivência ao câncer de mama é um processo contínuo que envolve monitoramento médico regular, cuidados de acompanhamento, gerenciamento de efeitos colaterais ao tratamento tardios e enfrentamento das preocupações com a recorrência. O acompanhamento também inclui a busca de uma vida saudável, tanto física quanto emocionalmente, com a adoção de um estilo de vida saudável e o gerenciamento do impacto psicológico da doença. Durante o período, as sobreviventes do câncer de mama podem se beneficiar de apoio contínuo, educação sobre como manter a saúde e prevenir recorrências, acompanhamento médico regular, reabilitação física e emocional, apoio psicossocial e recursos de suporte, como grupos de apoio e programas de estilo de vida saudável. Os principais objetivos do seguimento após o câncer de mama incluem:

- Detectar recorrências do câncer de mama precocemente.
- Monitorar e tratar os efeitos colaterais do tratamento.
- Avaliar a resposta ao tratamento e a recuperação física.
- Fornecer suporte emocional e cuidados de saúde contínuos.
- Promover a saúde geral e prevenir outras doenças.

Acompanhamento

O seguimento após o câncer de mama envolve um acompanhamento regular com o mastologista e o oncologista como especialistas e outros profissionais médicos (como ginecologistas e clínicos) e não médicos (como fisioterapeutas, psicólogos e nutricionistas). Com relação ao acompanhamento, os seguintes aspectos são importantes:

1. Exame clínico das mamas: acompanhamento mais importante após o câncer de mama, o exame físico pode detectar qualquer anormalidade, como nódulos ou alterações na pele.
2. Mamografia: a mamografia geralmente é recomendada anualmente para rastreamento mamário. Após cirurgia conservadora, uma mamografia após 6 meses deve ser realizada, e depois disso, o exame deve ser feito anualmente. Esse é o único exame nível de evidência A. Para as pacientes mastectomizadas é recomendada a mamografia na mama contralateral anual, e, para os casos de adenectomias, exame clínico e eventualmente mamografia e ultrassonografia anuais podem ser indicadas. Em alguns casos pode ser recomendada ainda a complementação com outros exames de imagem, como ultrassonografia ou ressonância magnética, dependendo das características do câncer original, risco individual e tratamento realizado.
3. Para pacientes assintomáticas não há evidências na literatura de qualquer exame de rastreamento de metástases.
4. Nas pacientes sintomáticas a queixa específica deve ser investigada com exames de imagem adicionais. Assim, tomografia computadorizada, cintilografia ou até Pet-Scan são exames que podem auxiliar na detecção de recorrências ou metástases.
5. Exames laboratoriais: Exames de sangue, como hemograma completo, função hepática e marcadores tumorais específicos, podem ser solicitados periodicamente para monitorar a saúde geral e detectar possíveis alterações. Esses exames são importantes no controle dos possíveis efeitos adversos dos medicamentos utilizados de maneira adjuvante, como hormonioterapia, por exemplo.

A periodicidade dos exames de rastreamento e consultas médicas varia de acordo com o estágio do câncer, o tipo de tratamento realizado e as características individuais da paciente. Assim pacientes com maior risco de recorrência podem ser seguidas de maneira mais próxima, e na presença de queixas sugestivas de recidiva a investigação com exames de imagem deve ser realizada.

Principais efeitos colaterais do tratamento

O tratamento adequado do câncer de mama é muito importante para a cura da doença, e, apesar de ser bastante efetivo, alguns efeitos adversos são esperados e devem ser comunicados às pacientes.

Efeitos cirúrgicos adversos

Os tratamentos cirúrgicos para o câncer de mama podem ter vários efeitos colaterais, embora a natureza e a gravidade deles possam variar de acordo com o tipo específico de cirurgia realizada e as características individuais da paciente. Os efeitos colaterais comuns estão descritos na Tabela 32.1.

Tabela 32.1. *Efeitos cirúrgicos adversos*

Precoces
• Dor
• Edema
• Seroma
• Hematoma
• Infeção
Tardios
• Cicatrização inadequada
• Alterações de sensibilidade
• Restrição de Movimento
• Alterações Emocionais
• Assimetrias Pós-cirúrgicas

■ Efeitos precoces

1. Dor: é comum sentir dor ou desconforto após a cirurgia. Isso pode ser controlado com medicação e tende a melhorar com a recuperação cirúrgica.
2. Edema: após a cirurgia pode ocorrer edema, dependendo do tipo de cirurgia e da sensibilidade individual. No longo prazo a drenagem linfática pode ser afetada, resultando em linfedema, que é o inchaço do braço ou da mão do lado operado.
3. Seroma: após a cirurgia podemos ter um acúmulo de fluido na região cirúrgica, principalmente nas cirurgias com grandes descolamentos em que o dreno foi dispensado. O seroma geralmente é reabsorvido, porém, em pacientes sintomáticas ou com seromas de grandes volumes, a punção por agulha fina seriada pode ser uma boa opção.

4. Hematomas: o tecido mamário é extremamente vascularizado, o que pode levar ao aparecimento de hematomas. Pacientes com cirurgias maiores ou com grande descolamento tecidual, associados ou não à utilização de implantes, se beneficiam do uso de dreno a vácuo como medida para diminuir o risco de hematomas ou seromas. Habitualmente o período do dreno é de cerca de 5 a 10 dias e depende do débito para a retirada. Débitos menores que 15 mL a 20 mL em 24 horas são absorvidos pelo próprio organismo, tornando a retirada do dreno uma boa opção.
5. Infecção: embora raro, existe o risco de infecção após a cirurgia. É importante monitorar os sinais de infecção, como vermelhidão, inchaço, dor intensa, febre e secreção no local da incisão. Nessas situações o uso de antibiótico é importante, assim como medidas de suporte, como analgésicos e anti-inflamatórios.

■ Efeitos tardios

1. Cicatrização inadequada: dependendo do tipo de cirurgia e predisposição individual, podem ocorrer cicatrizes visíveis hipertróficas ou ainda queloidianas. Pacientes de pele negra e orientais têm risco aumentado. A correta identificação dessa alteração é importante para que medidas de prevenção e tratamento, como betaterapia, sejam precocemente iniciadas.
2. Alterações na sensibilidade: após a cirurgia algumas mulheres podem experimentar alterações na sensibilidade da mama, incluindo aumento, diminuição ou perda de sensação.
3. Restrição de movimento: sempre após uma cirurgia, sendo ela unilateral ou bilateral, com ou sem avaliação axilar e com ou sem a presença de reconstrução mamária, é possível haver restrição dos movimentos do braço do lado operado. Fisioterapia e exercícios específicos podem ajudar a restaurar a amplitude de movimento.
4. Alterações emocionais: o diagnóstico e o tratamento do câncer de mama podem desencadear uma variedade de emoções, como ansiedade, depressão e medo. Esses eventos são mais frequentes principalmente em pacientes submetidas a cirurgias radicais sem reconstrução, a qual é assegurada por lei e deve ser estimulada, como método de diminuição desses sentimentos.
5. Assimetrias pós-cirúrgicas: dependendo do tipo de cirurgia e da extensão do tecido mamário removido pode haver alterações na aparência

da mama. Em algumas cirurgias conservadoras as técnicas de oncoplastia são fundamentais para garantir simetria e prevenção de assimetrias no longo prazo.

Efeitos adversos da quimioterapia

Os efeitos adversos da quimioterapia dependem do tipo empregado e da duração do tratamento, e os mais comuns são:

- Náuseas e vômitos.
- Queda de cabelo.
- Fadiga.
- Supressão da medula óssea, levando à diminuição das células sanguíneas e maior risco de infecções, anemia e hemorragias.
- Diarreia ou constipação.
- Perda de apetite.
- Mucosite.
- Neuropatia periférica.
- Alterações na função cardíaca.
- Menopausa precoce, irregularidades menstruais e infertilidade.
- Aumento do risco de desenvolver outros tipos de câncer, como mielodisplasia e leucemias.
- Aumento do risco de infeções oportunistas.

Efeitos adversos da hormonioterapia

A hormonioterapia é utilizada para bloquear os receptores hormonais ou para diminuir ou impedir a produção de hormônios femininos. Assim, os principais efeitos adversos estão relacionados a essa deprivação hormonal. Os principais efeitos colaterais são:

- Fogachos.
- Alterações do humor.
- Secura vaginal e diminuição da libido.
- Ganho de peso.
- Hipercolesterolemia, principalmente para usuárias de inibidores de aromatase.
- Aumento do risco de osteoporose, principalmente para inibidores de aromatase.

- Risco aumentado de trombose venosa profunda, principalmente para usuárias de tamoxifeno.
- Risco aumentado para câncer de endométrio em pacientes na pós-menopausa em uso de tamoxifeno.

Efeitos adversos da terapia-alvo e imunoterapia

Em subtipos específicos de câncer de mama, como os HER2 positivos, a terapia anti-HER é indicada, assim como para os triplo-negativos maiores que 2 cm ou com axila comprometida o uso de quimioterapia associada à imunoterapia é indicada. Esses tratamentos podem levar a efeitos adversos específicos:

- ■ Terapias anti-HER2
- Cardiotoxicidade.
- Reações cutâneas, como erupções cutâneas, vermelhidão e coceira.
- Diarreia.
- Fadiga

Habitualmente esses efeitos são reversíveis.

- ■ Imunoterapia

As principais imunoterapias utilizadas no câncer de mama são o pembrolizumabe e o atezolizumabe, e ambos podem levar à ativação excessiva do sistema imunológico, resultando em reações autoimunes. Alguns exemplos dessas reações incluem colite, hepatite, dermatite e endocrinopatias como hipertireoidismo e hipotireoidismo. Em casos mais raros podemos ter nefrites autoimunes, miocardite e encefalite.

Efeitos adversos da radioterapia

Os efeitos adversos da radioterapia podem ser divididos em agudos e crônicos e são descritos na Tabela 32.2.

É importante ressaltar que nem todas as pacientes experimentarão os mesmos efeitos colaterais, e a intensidade dos sintomas pode variar. A equipe médica trabalhará em estreita colaboração com a paciente para gerenciar e controlar os efeitos colaterais, por meio de estratégias como medicação para alívio dos sintomas, terapia de suporte e ajustes na dosagem do tratamento, quando necessário. É essencial que a paciente comunique todos os sintomas à equipe médica, para que eles possam fornecer o suporte adequado durante o tratamento.

Tabela 32.2. *Efeitos adversos da radioterapia*

Agudos
• Radiodermite
• Dor
• Fadiga
Crônicos
• Alterações de coloração da pele
• Alteração de textura
• Esteatonecrose
• Linfedema
• Contratura capsular
• Pneumornite
• Risco de cardiopatia

Estratégia para melhora da qualidade de vida

Para melhorar a qualidade de vida das pacientes após o câncer de mama é essencial adotar uma abordagem abrangente que trate não apenas os aspectos médicos, mas também os psicossociais e emocionais. As principais estratégias para melhorar a qualidade de vida das pacientes são:

1. Suporte psicológico e emocional: O diagnóstico e tratamento do câncer de mama podem ter um impacto significativo na saúde mental e emocional das pacientes. Oferecer suporte psicológico por meio de psicólogos, terapeutas ou grupos de apoio pode ajudá-las pacientes a lidar com o estresse, a ansiedade, a depressão e outros desafios emocionais. Essas intervenções devem fornecer um espaço seguro para compartilhar experiências, receber apoio de outras pessoas que passaram pela mesma situação e aprender estratégias de enfrentamento.
2. Estilo de vida saudável: Adotar hábitos saudáveis é fundamental para melhorar a qualidade de vida após o tratamento do câncer de mama. Isso inclui manter uma dieta equilibrada e nutritiva, praticar exercícios físicos regularmente, manter um peso saudável e evitar o consumo excessivo de álcool, além da suspensão do tabagismo. Essas medidas podem contribuir para a redução do risco de recorrência do câncer, melhorar a saúde geral e promover o bem-estar físico e emocional.

3. Reabilitação física e fisioterapia: Após o tratamento do câncer de mama algumas pacientes podem apresentar efeitos colaterais físicos, como fadiga, dor, limitações de movimento e linfedema. A reabilitação física, incluindo a fisioterapia, pode ajudar a restaurar a função física, melhorar a mobilidade e aliviar os sintomas. Os exercícios específicos e técnicas de terapia manual podem ser prescritos para cada paciente, com o objetivo de melhorar a qualidade de vida e promover a independência.
4. Acompanhamento médico regular: Manter um acompanhamento médico contínuo é fundamental para monitorar a saúde das pacientes após o tratamento do câncer de mama. Isso inclui consultas regulares. Além disso, as pacientes devem receber informações claras sobre quais sintomas devem ser relatados imediatamente à equipe médica, a fim de receber uma intervenção oportuna, se necessário.
5. Promoção do autocuidado: Encorajar as pacientes a cuidarem de si mesmas e dedicarem tempo para atividades que tragam prazer e bem-estar a elas é fundamental para melhorar a qualidade de vida. Isso pode incluir a prática de técnicas de relaxamento, como meditação e ioga, envolvimento em hobbies, participação em grupos de suporte ou atividades sociais e a busca de um equilíbrio saudável entre trabalho, vida pessoal e descanso.

É importante lembrar que cada paciente é única e pode ter diferentes necessidades e desafios. Portanto, a abordagem para melhorar a qualidade de vida deve ser personalizada, levando em consideração as preferências individuais, o suporte disponível e as características específicas de cada paciente. A equipe médica, incluindo médicos, enfermeiros, psicólogos e fisioterapeutas, desempenha um papel fundamental na orientação e no suporte contínuo das pacientes durante o processo de recuperação e seguimento após o câncer de mama.

Leitura sugerida

- Blum JL, Flynn PJ, Yothers G, Asmar L, Geyer Jr. CE, Jacobs SA et al. Anthracyclines in Early Breast Cancer: The ABC Trials–USOR 06-090, NSABP B-46-I/USOR 07132, and NSABP B-49 (NRG Oncology). J Clin Oncol. 2017;35(23):2647-55.
- Harris L, Fritsche H, Mennel R, Norton L, Ravdin P, Taube S et al. American Society of Clinical Oncology 2007 update of recommendations for the use of tumor markers in breast cancer. J Clin Oncol. 2007;25(33):5287-312.

- Hazard-Jenkins HW. Breast Cancer Survivorship-Mitigating Treatment Effects on Quality of Life and Improving Survival. Obstet Gynecol Clin North Am. 2022;49(1):209-18.
- Jones S, Holmes FA, O'Shaughnessy J, Blum JL, Vukelja SV, McIntyre K et al. Docetaxel With Cyclophosphamide Is Associated With an Overall Survival Benefit Compared With Doxorubicin and Cyclophosphamide: 7-Year Follow-Up of US Oncology Research Trial 9735. J Clin Oncol. 2009;27(8):1177-83.
- Lovelace DL, McDaniel LR, Golden D. Long-Term Effects of Breast Cancer Surgery, Treatment, and Survivor Care. J Midwifery Womens Health. 2019;64(6):713-24.
- Nardin S, Mora E, Varughese FM, D'Avanzo F, Vachanaram AR, Rossi V et al. Breast Cancer Survivorship, Quality of Life, and Late Toxicities. Front Oncol. 2020;10:864.
- Schmid P, Cortes J, Pusztai L, McArthur H, Kümmel S, Bergh J et al. Pembrolizumab for Early Triple-Negative Breast Cancer. N Engl J Med. 2020;382(9):810-21.
- Trapani D, Ginsburg O, Fadelu T, Lin NU, Hassett M, Ilbawi A et al. Global challenges and policy solutions in breast cancer control. Cancer Treat Rev. 2022;104:102339.
- Venturini M, Del Mastro L, Aitini E, Baldini E, Caroti C, Contu A et al. Dose-dense adjuvant chemotherapy in early breast cancer patients: results from a randomized trial. J Natl Cancer Inst. 2005;97(23):1724-33.
- Vriens IJH, Ter Welle-Butalid EM, de Boer M, de Die-Smulders CEM, Derhaag JG, Geurts SME et al. Preserving fertility in young women undergoing chemotherapy for early breast cancer; the Maastricht experience. Breast Cancer Res Treat. 2020;181(1):77-86.

Capítulo 33

Câncer de mama na gravidez

Guilherme Novita

Introdução

O câncer de mama associado à gestação é definido pelo aparecimento da doença durante a gravidez ou no primeiro ano de puerpério.

Trata-se de uma situação desafiadora, pois a gestação pode limitar alguns tratamentos, e o tratamento oncológico pode prejudicar o desenvolvimento do embrião.

Epidemiologia e fisiopatologia

O câncer de mama é a segunda neoplasia mais comum em mulheres grávidas, ocorrendo em 0,03% a 0,0001% do total de gestações. Observa-se discreto aumento na incidência dessa situação ao longo do tempo, provavelmente decorrente do crescimento de gestações em idades mais tardias.

O câncer de mama associado à gestação ocorre em mulheres com faixa etária mais jovem que a média habitual das populações com a doença. Isso se reflete na maior proporção de tumores mais agressivos, com mais casos de tumores com receptores hormonais negativos e grau elevado.

Apesar da crença de que o tumor durante a gestação teria pior prognóstico devido aos elevados níveis hormonais característicos do período, os estudos clínicos não corroboram essa teoria. Análises observacionais mostram que as mulheres que tiveram câncer de mama durante a gestação tiveram prognóstico melhor que a população geral. Todavia, aquelas que tiveram a doença no primeiro ano após o parto apresentaram piores taxas de cura (**Figura 33.1**).

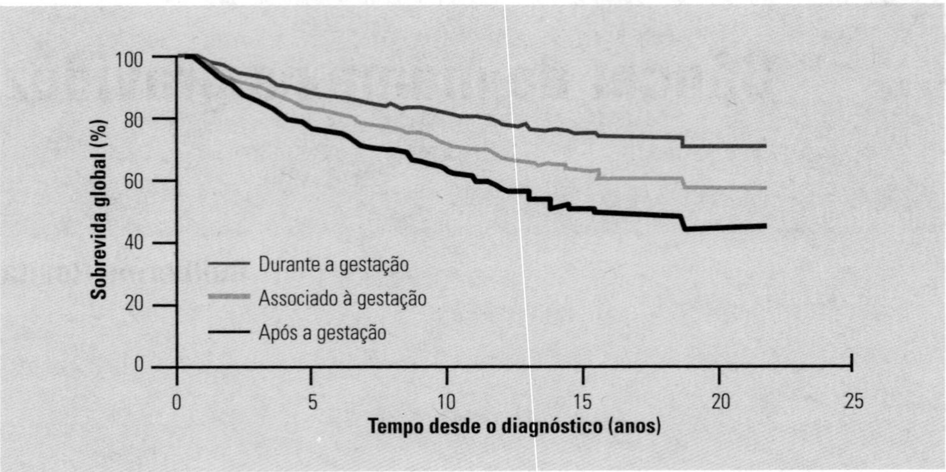

Figura 33.1. *Prognóstico do câncer de mama em relação ao período da gestação demonstra melhor prognóstico durante a gravidez e pior prognóstico no puerpério.*

Fonte: Adaptada de Amant F et al. Lancet Oncol. 2021 June;22(6): 753-4.

Esses resultados demonstram que não existe necessidade de interrupção da gestação para o tratamento da doença, porém, conforme será demonstrado a seguir, algumas medicações não podem ser usadas durante da gravidez.

Sendo assim, a discussão sobre a continuidade da gestação pode ser individualizada, seguindo a legislação de cada local.

Diagnóstico

Não se recomenda que mulheres gestantes assintomáticas façam mamografia de rotina. Sendo assim, o diagnóstico do câncer de mama durante a gravidez geralmente ocorre devido à queixa clínica, sendo nódulo palpável a mais comum.

O primeiro passo da propedêutica nesse caso deve ser a realização de ultrassonografia dirigida. Em caso de imagem suspeita, recomenda-se a avaliação histológica por biópsia com agulha grossa, pois os hormônios gestacionais podem interferir na interpretação do exame citológico (punção com agulha fina).

Apesar de a maioria dos exames que utilizam radiação ionizante ser segura na gestação, seu uso deve ser evitado antes da confirmação de malignidade. A toxicidade da radiação está comprovada para doses fetais maiores que 0,1 Gy, independentemente da idade gestacional, dose não atingida pelos exames habituais (Tabela 33.1).

Tabela 33.1. *Dose de radiação de acordo com o exame imagenológico*

Exame	Dose de radiação
Mamografia	0,00001-0,0001 Gy
Tc de tórax	0,0001-0,0066 Gy
Cintilografia óssea	0,004-0,005 Gy
Tc de abdome	0,0013-0,0035 Gy
Tc de pelve	0,01-0,05 Gy
PET-CT	0,01-0,05 Gy

Fonte: Adaptada de Diretriz sobre imagem durante a gestação, ACOG Committee Opinion 723, 2017.

Após a confirmação do câncer, recomenda-se avaliação da mama por mamografia. O uso de ressonância magnética é restrito devido ao risco de teratogenicidade do contraste habitual (gadolíneo). Apesar de existirem contrastes seguros (gadobenato ou gadoterato), a disponibilidade deles no cotidiano é baixa.

A pesquisa de metástases a distância deve ser feita com alternativas que concentrem menores doses de radiação. Sendo assim, recomenda-se substituir as tomografias por ultrassom ou radiografia, e a cintilografia óssea por ressonância magnética do esqueleto (sem contraste).

Os exames de medicina nuclear (PET-CT e cintilografia) devem ser evitados. Caso sejam indispensáveis, sugere-se associação de medidas paliativas, como sondagem vesical, para evitar acúmulo de contraste radioativo na bexiga.

Cirurgia

Os procedimentos cirúrgicos e anestésicos são relativamente seguros e podem ser realizados em qualquer fase da gestação. A monitorização dos batimentos cardíacos fetais durante o procedimento é recomendada nos casos em que já exista viabilidade fetal (a partir de 20-24 semanas).

A analgesia deve ser cuidadosa, uma vez que as prostagladinas podem causar contrações uterinas e trabalho de parto prematuro. Outro ponto importante é o cuidado com a anticoagulação, gestantes têm maior risco de trombose.

O tratamento cirúrgico do câncer deve seguir os mesmos princípios oncológicos habituais, mas existem detalhes que devem ser considerados.

A mastectomia foi considerada durante anos como o tratamento padrão do câncer de mama associado à gestação, pois os casos de cirurgia conservadora demandavam radioterapia mamária complementar, que não poderia ser realizada durante a gravidez. A realidade atual é diferente, visto que a maioria das pacientes faz quimioterapia complementar (antes ou após a cirurgia) e consegue postergar a radioterapia para o puerpério.

A biópsia de linfonodo sentinela com uso de radiocoloide (tecnécio-99m) pode ser realizada com segurança, pois as doses de radiação são insignificantes. Já o uso de corantes, como o azul patente, deve ser evitado, devido ao risco teratogênico.

As reconstruções mamárias estão autorizadas, mas as modificações mamárias devido ao ciclo gravídico-puerperal dificultam a análise correta sobre o tamanho e volume das mamas. Sendo assim, o uso de implantes expansores é uma boa alternativa, pois permite adequação da reconstrução posteriormente. O uso de retalhos miocutâneos deve ser evitado na gestação.

Riscos fetais devido ao tratamento

Os tratamentos do câncer de mama envolvem uso de medicações e radioterapia que podem causar danos graves ao desenvolvimento fetal, os quais variam de acordo com o tipo e a dose de cada tratamento.

Os problemas no desenvolvimento do embrião e feto dependem da idade gestacional em que ocorreu a agressão (**Figura 33.2**).

Radioterapia

Existem inúmeros relatos de mulheres grávidas que receberam radioterapia que mostram efeitos adversos no concepto em cerca de 10% dos casos.

Estudos clínicos já demonstraram que existe risco significante de complicações quando a exposição do útero supera 0,1 Gy.

Apesar de a quantidade de radiação que chega na região pélvica ser menor que a dose tóxica (**Figura 33.3**), a maioria das diretrizes sugere evitar o tratamento ionizante durante a gravidez.

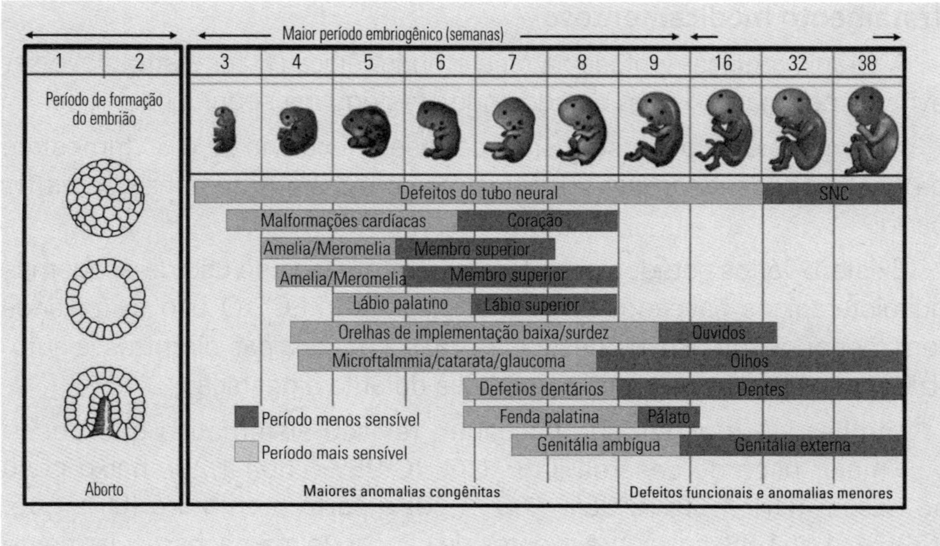

Figura 33.2. *Fases do desenvolvimento fetal e potenciais riscos relacionados em cada período.*

Fonte: Adaptada de https://awach.org/we-witness-miracles-everyday/.

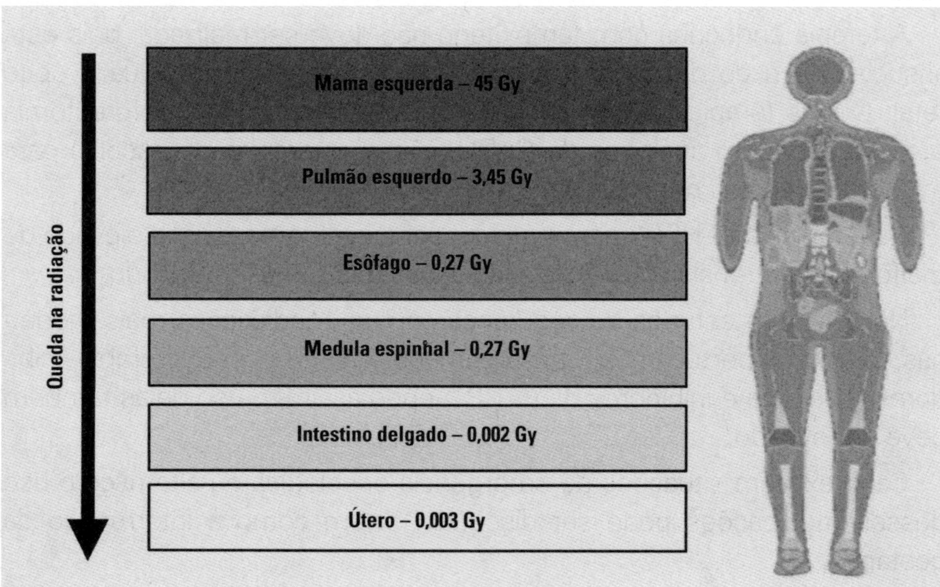

Figura 33.3. *Dose de radiação que chega ao feto em uma simulação de radioterapia mamária.*

Fonte: Adaptada de Suwanbut P et al. Life. 2022;12(1): 84.

Tratamento medicamentoso

A terapia medicamentosa na fase embriogênica (1° trimestre) deve ser evitada, pois não existem estudos que atestem sua segurança.

A quimioterapia pode ser usada com segurança no 2° e 3° trimestres da gestação, devendo ser suspensa cerca de 2 a 4 semanas antes do parto.

Existem vários estudos que atestam a segurança do uso de esquemas quimioterápicos baseados em antraciclina (AC/FEC). O uso de taxanos tem menor quantidade de pesquisas, mas a maioria das diretrizes já autoriza o uso dessa classe medicamentosa durante a gestação.

Lambertini *et al.* (2021) publicaram revisão sistemática que observou maior risco de cesárea (OR: 1,14; IC 95%: 1,04-1,25), baixo peso ao nascer (OR: 1,50; IC 95%: 1,31-1,73) e parto prematuro (OR: 1,45; IC 95%: 1,11-1,88) nas sobreviventes de câncer de mama, particularmente naquelas expostas previamente à quimioterapia.

A prescrição de bisfosfonatos não é liberada para gestantes, pois pode causar alterações ósseas e hipocalcemia. Apesar de alguns relatos do uso dessa substância sem efeitos colaterais, ela é contraindicada.

A terapia endócrina com tamoxifeno não deve ser realizada, pois está associada a risco de alterações craniofaciais, genitália ambígua e óbito fetal. Outras terapias, como os inibidores de aromatase, a ooforectomia e o bloqueio com análogos de GnRH, não são terapias de escolha para mulheres antes da menopausa.

As terapias anti-HER2 com trastuzumabe apresentam risco elevado de malformações renais e são contraindicadas durante esse período.

Não existem estudos de segurança com as medicações mais modernas, tais como pertuzumabe, trastuzumabe entansina, imunoterapia, inibidores de ciclina e inibidores da PARP. Sendo assim, o uso delas também deve ser evitado.

Caso existam situações de emergência oncológica ou alto risco o uso dessas medicações pode ser discutido, assim como a interrupção da gestação.

Efeitos no desenvolvimento infantil

Aparentemente, crianças expostas aos tratamentos do câncer de mama durante a vida intrauterina têm o mesmo desenvolvimento da população geral. Amant *et al.* (2012) analisaram 70 crianças nessa situação com seguimento médio de 18 meses de vida e relataram que o desenvolvimento cognitivo, a função cardíaca e a audição eram normais. Outras séries também atestam esse fato e relacionam os eventuais problemas relatados com a prematuridade. Portanto, a abreviação iatrogênica da gestação sempre deve ser evitada.

Conclusão

Apesar de desafiador, o câncer de mama associado à gestação tem as mesmas chances de cura e permite o uso das principais medicações.

O diagnóstico e a cirurgia podem ser realizados em qualquer fase da gestação, mas a quimioterapia, somente após o 2° trimestre. A radioterapia e outras medicações devem ser postergadas para depois do parto (Figura 33.4).

A principal complicação relacionada ao câncer de mama durante a gestação é o parto prematuro, geralmente indicado pela equipe médica. Os demais tratamentos causam poucos efeitos colaterais.

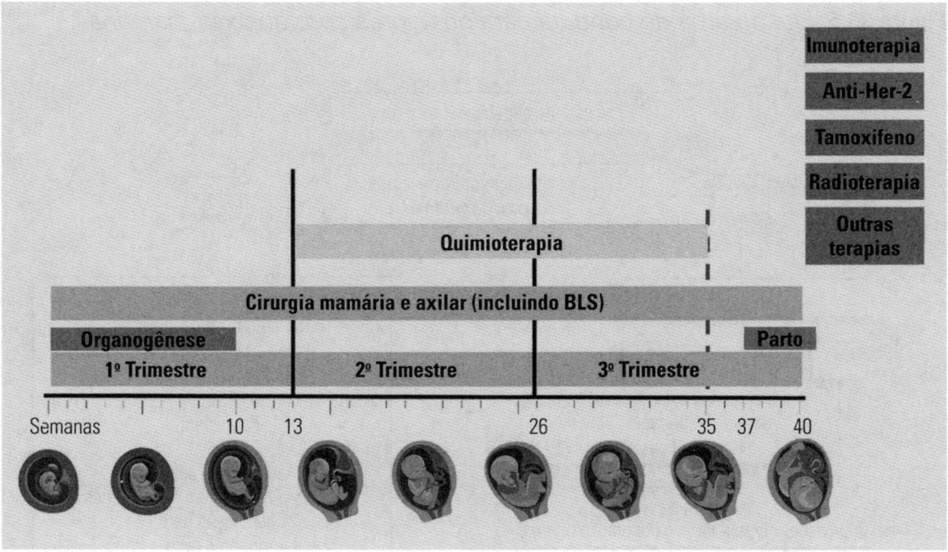

Figura 33.4. *Recomendações de tratamentos durante da gravidez.*

Fonte: Adaptada de Alfasi A, Ben-Aharon I. Cancers, 2019;11:1669.

Fluxogramas de conduta

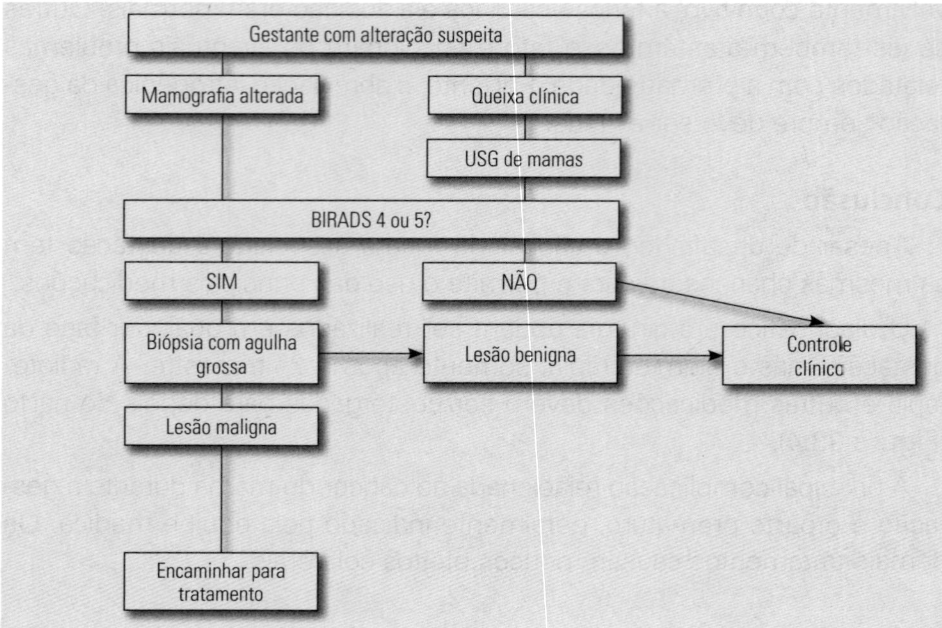

Figura 33.5. *Fluxograma de conduta para gestantes com queixas mamárias.*

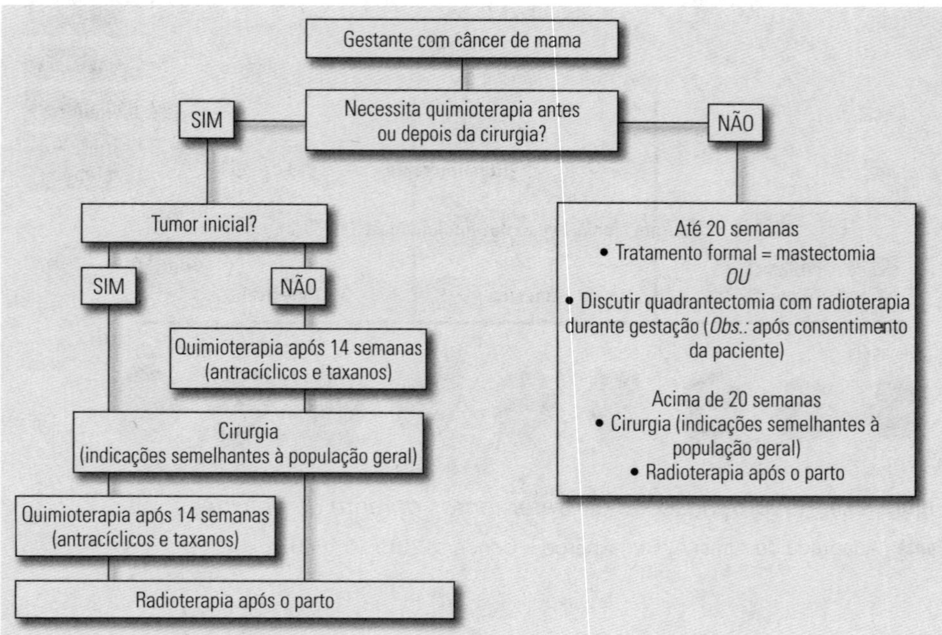

Figura 33.6. *Fluxograma de conduta para o tratamento do câncer de mama durante a gestação. Obs: Tumores de alto risco que necessitem de terapias não liberadas durante a gestação devem ter a conduta individualizada.*

Leitura sugerida

- Amant F, Lefrère H, Borges VF, Cardonick E, Lambertini M, Loibl S et al. The definition of pregnancy-associated breast cancer is outdated and should no longer be used. Lancet Oncol. 2021 Jun;22(6):753-4.
- Lambertini M, Blondeaux E, Bruzzone M, Perachino M, Anderson RA, de Azambuja E et al. Pregnancy After Breast Cancer: A Systematic Review and Meta-Analysis. J Clin Oncol. 2021 Oct 10;39(29):3293-305.
- Macdonald HR. Pregnancy associated breast cancer. Breast J. 2020 Jan;26(1):81-5.
- Shachar SS, Gallagher K, McGuire K, Zagar TM, Faso A, Muss HB et al. Multidisciplinary Management of Breast Cancer During Pregnancy. Oncologist. 2017 Mar;22(3):324-34.
- Tesarova P, Pavlista D, Parizek A. Is It Possible to Personalize the Diagnosis and Treatment of Breast Cancer during Pregnancy? J Pers Med. 2020 Dec 28;11(1):18.

Índice remissivo

F

G

H

I

Q

R

S

U

V

Impressão e acabamento:
Geográfica editora